现代血液病

诊断实践

XIANDAI XUEYEBING ZHENDUAN SHIJIAN

主编 王庆玲 倪 军 胡桂芳

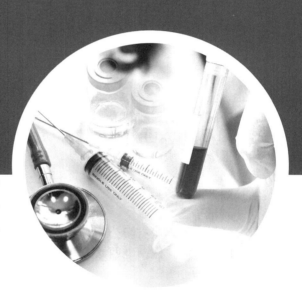

 中国出版集团有限公司

 世界图书出版公司

广州·上海·西安·北京

图书在版编目（CIP）数据

现代血液病诊断实践 / 王庆玲, 倪军, 胡桂芳主编. —
广州：世界图书出版广东有限公司，2023.12
ISBN 978-7-5232-1015-4

Ⅰ.①现… Ⅱ.①王… ②倪… ③胡… Ⅲ.①血液病—
诊疗 Ⅳ.①R552

中国国家版本馆CIP数据核字(2024)第010413号

书　　名	现代血液病诊断实践	
	XIANDAI XUEYEBING ZHENDUAN SHIJIAN	
主　　编	王庆玲　倪　军　胡桂芳	
责任编辑	刘　旭	
责任技编	刘上锦	
装帧设计	品雅传媒	
出版发行	世界图书出版有限公司　世界图书出版广东有限公司	
地　　址	广州市海珠区新港西路大江冲25号	
邮　　编	510300	
电　　话	（020）84460408	
网　　址	http://www.gdst.com.cn/	
邮　　箱	wpc_gdst@163.com	
经　　销	新华书店	
印　　刷	深圳市福圣印刷有限公司	
开　　本	889 mm × 1 194 mm　1/16	
印　　张	12	
字　　数	362千字	
版　　次	2023年12月第1版　2023年12月第1次印刷	
国际书号	ISBN 978-7-5232-1015-4	
定　　价	138.00元	

编 委 会

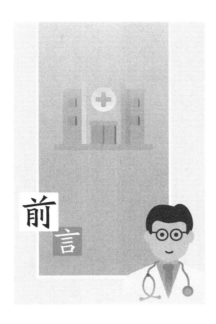

前言

血液系统疾病是严重危害人类生命健康的疾病。近年来，血液疾病在发病机制、分子标记、靶向药物等方向均取得了长足的进步乃至重大突破，血液内科内容正在不断拓展和延伸，新的治疗手段和措施不断更新和完善，对血液内科疾病的治疗也从化学治疗、放射治疗、支持治疗发展到诱导分化治疗、免疫治疗、分子靶向治疗、基因治疗及造血干细胞移植治疗等现代综合治疗手段和方法。

本书以现代血液病的相关基础、发病机制、疾病诊断和临床治疗为主线展开，内容主要包括贫血、出凝血疾病、白血病淋巴瘤等。本书的编写力求定义准确、概念清晰、布局合理、重点突出，全书内容翔实、资料新颖，体现科学性，突出实用性，既可为血液科医务工作者处理相关问题提供参考，也可作为医学院校学生和基层医生学习之用。

编者在本书编写过程中力求精益求精，但由于承担着繁重的临床工作，精力有限，书中若有疏漏和不足之处，望广大读者提出宝贵的意见和建议，以便再版时完善。

编　者

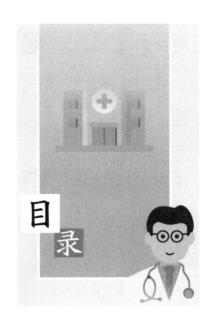

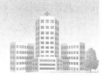

第一章

血液和骨髓检查

第一节　血细胞定量检查

近年来由于血液学分析仪器的广泛应用，血液常规检测的项目增多，其中血液定量检查包括血红蛋白测定，红细胞计数、红细胞平均值测定，白细胞计数及分类计数，血小板计数、血小板平均值测定。

一、红细胞的检测和血红蛋白测定

（一）参考值

健康人群血红蛋白和红细胞数参数值见表 1 - 1。

表 1 - 1　健康人群血红蛋白和红细胞数参考值

人 群	参考值	
	血红蛋白（g/L）	红细胞数（$\times 10^{12}$/L）
成年男性	120 ~ 160	4.0 ~ 5.5
成年女性	110 ~ 150	3.5 ~ 5.0
新生儿	170 ~ 200	6.0 ~ 7.0

（二）临床意义

1. 红细胞及血红蛋白增多　指单位容积血液中红细胞数及血红蛋白量高于参考值高限。多次检查成年男性红细胞大于 6.0×10^{12}/L，血红蛋白大于 170 g/L；成年女性红细胞大于 5.5×10^{12}/L，血红蛋白大于 160 g/L 时即认为增多。可再分为相对性增多和绝对性增多两类。

（1）相对性增多：是因血浆容量减少，使红细胞容量相对性增加。见于严重呕吐、腹泻、大量出汗、大面积烧伤、慢性肾上腺皮质功能减退、尿崩症、甲状腺功能亢进危象、糖尿病酮症酸中毒。

（2）绝对性增多：临床上称为"红细胞增多症"，按发病原因可分为继发性和原发性两类，后者称为真性红细胞增多症。

1）继发性红细胞增多症：血中红细胞生成素增多所致。

红细胞生成素代偿性增加：血氧饱和度降低所引起。红细胞增多的程度与缺氧程度成正比。生理性红细胞生成素代偿性增加见于胎儿及新生儿、高原地区居民。病理性增加则见于严重的慢性心、肺疾患如阻塞性肺气肿、肺源性心脏病、发绀型先天性心脏病，以及携氧能力低的异常血红蛋白病等。

红细胞生成素非代偿性增加：红细胞生成素增加是与某些肿瘤或肾脏疾患有关，如肾癌、肝细胞癌、卵巢癌、肾胚胎瘤、子宫肌瘤以及肾盂积水、多囊肾等。

2）真性红细胞增多症（polycythemia vera，PV）：是一种原因未明的以红细胞增多为主的骨髓增生性疾病，目前认为是多能造血干细胞受累所致。其特点为红细胞持续性显著增多，可高达（7～10）×10^{12}/L，血红蛋白达 180～240 g/L，全身总血容量也增加，白细胞和血小板也不同程度增多。本病属慢性和良性增多，部分患者可转变为白血病等。

2. 红细胞及血红蛋白减少

（1）生理性减少：婴幼儿及 15 岁以前的儿童，红细胞及血红蛋白一般比正常成人低 10%～20%；部分老年人，妊娠中、晚期均可使红细胞数及血红蛋白减少。

（2）病理性减少：见于营养性贫血、再生障碍性贫血、溶血性贫血、血液系统恶性疾病、大量失血后、慢性感染、尿毒症、肝脏疾病、胃肠道恶性肿瘤以及免疫性疾病等。

二、白细胞的检测

（一）白细胞计数

1. 参考值　成人：（4～10）×10^9/L；新生儿：（15～20）×10^9/L；6 个月～2 岁：（11～12）×10^9/L。

2. 临床意义　白细胞总数高于正常值（成人正常值为 $4×10^9$/L）称为"白细胞增多"，低于正常值称为"白细胞减少"。白细胞总数的增多或减少主要受中性粒细胞数量的影响，淋巴细胞等数量上的改变也会引起白细胞总数的变化。

（1）白细胞数增多

1）生理性增多：见于新生儿、剧烈运动、妊娠与分娩、极度恐惧与疼痛。

2）病理性增高：见于细菌性感染、严重的组织损伤或大量血细胞破坏、急性大出血、急性中毒、手术后、传染性单核细胞增多症、恶性肿瘤以及某些白血病等。

（2）白细胞减少

1）假性白细胞减少：粒细胞分布异常，如运动时循环池内的粒细胞迁移至边缘池，粒细胞计数减少，运动后粒细胞从边缘池进入循环池，计数恢复正常。

2）病理性减少：见于病毒性感染、伤寒、副伤寒、疟疾、再生障碍性贫血、放疗、化疗、非白血性白血病、电离辐射、系统性红斑狼疮、各种原因所致的脾脏肿大等。部分患者周期性中性粒细胞减少症病程迁延多年，血中中性粒细胞周期性减少，常间隔平均 21 天（15～45 天）发作 1 次，每次持续约 1 周，发作时全身不适，头痛、发热，伴有咽部或其他部位感染。

外周血涂片经 Wright 染色后观察其形态，白细胞可分为 5 种类型，即中性粒细胞、嗜酸性粒细胞、嗜碱性粒细胞、淋巴细胞和单核细胞，各种类型白细胞的特点及其变化的临床意义叙述如下。

（二）白细胞的分类计数

五种白细胞正常百分数和绝对值见表 1 - 2。

表1－2 五种白细胞正常百分数和绝对值

细胞类型	百分数（%）	绝对值（$\times 10^9$/L）
中性粒细胞（N）		
杆状核（st）	0～5	0.04～0.05
分叶核（sg）	50～70	2～7
嗜酸性粒细胞（E）	0.5～5	0.05～0.5
嗜碱性粒细胞（B）	0～1	0～0.1
淋巴细胞（L）	20～40	0.8～4
单核细胞（M）	3～8	0.12～0.8

1. 中性粒细胞（neutrophil，N） 在外周血中可分中性杆状核粒细胞（neutrophilic stab granulocyte，Nst）和中性分叶核粒细胞（neutrophilic segmented granulocyte，Nsg）两类。

（1）参考值：见表1－2。

（2）临床意义

1）中性粒细胞增多：中性粒细胞增多常伴随白细胞总数的增多。在生理情况下，外周血白细胞及中性粒细胞一天内存在着变化，下午较早晨为高。妊娠后期及分娩时，剧烈运动或劳动后，饱餐或淋浴后，高温或严寒等均可使其暂时性升高。病理性增多见于以下情况。

急性感染：特别是化脓性球菌（如金黄色葡萄球菌、溶血性链球菌、肺炎链球菌等）感染为最常见的原因。应注意，在某些极重度感染时，白细胞总数不但不高，反而减低。

严重的组织损伤及大量血细胞破坏：严重外伤，较大手术后，大面积烧伤，急性心肌梗死及严重的血管内溶血后12～36小时，白细胞总数及中性粒细胞可增多。

急性大出血：在急性大出血后1～2小时内，周围血中的血红蛋白的含量及红细胞数尚未下降，而白细胞数及中性粒细胞却明显增多，特别是内出血时，白细胞可高达20×10^9/L。

急性中毒：代谢紊乱所致的代谢性中毒，如糖尿病酮症酸中毒、尿毒症和妊娠中毒症；急性化学药物中毒，如急性铅、汞中毒及安眠药中毒等；生物性中毒，如昆虫毒、蛇毒、毒蕈中毒等。白细胞及中性粒细胞均可增多。

白血病、骨髓增生性疾病及恶性肿瘤：大多数白血病患者外周血中白细胞数量呈不同程度的增多，可达数万甚至数十万，急性或慢性粒细胞白血病时，还出现中性粒细胞增多，并伴外周血中细胞质量改变。真性红细胞增多症、原发性血小板增多症和骨髓纤维化等骨髓增生性疾病均可有中性粒细胞增多。各类恶性肿瘤，特别是消化道恶性肿瘤，如肝癌、胃癌，可引起白细胞及中性粒细胞增多。

某些激素的应用：糖皮质激素对血液和造血系统有影响，可以刺激骨髓的造血功能，刺激骨髓中的中性粒细胞释放入血而使中性粒细胞数增多。肾上腺皮质激素可以促进边缘池的粒细胞释放到循环池中，也可以引起中性粒细胞升高。

2）中性粒细胞减少：当中性粒细胞绝对值低于1.5×10^9/L，称为"粒细胞减少症"，低于0.5×10^9/L时称为"粒细胞缺乏症"。引起中性粒细胞减少的原因如下：

感染：特别是革兰氏阴性杆菌感染，如伤寒、副伤寒杆菌感染时，白细胞及中性粒细胞均减少。某些病毒感染性疾病，如流感、病毒性肝炎、水痘、风疹、巨细胞病毒感染时，白细胞亦常减低。某些原虫感染，如疟疾、黑热病时，白细胞亦可减少。

血液系统疾病：再生障碍性贫血、非白血性白血病、恶性组织细胞病、巨幼细胞贫血、严重缺铁性贫血、阵发性睡眠性血红蛋白尿以及骨髓转移癌等，白细胞减少同时常伴血小板及红细胞减少。

物理、化学因素损伤：X线、γ射线、放射性核素等物理因素，化学物质，如氯霉素、磺胺类药、抗肿瘤药、糖尿病及抗甲状腺药物等均可引起白细胞及中性粒细胞减少。

单核－吞噬细胞系统功能亢进：各种原因引起的脾脏肿大及其功能亢进，如门脉性肝硬化、淋巴瘤、戈谢病（Gaucher病）、尼曼－匹克病（Niemann－Pick病）常见白细胞及中性粒细胞减少。

自身免疫性疾病：如系统性红斑狼疮、干燥综合征、类风湿关节炎等，产生自身抗体导致白细胞及中性粒细胞减少。

3）中性粒细胞的核象变化：病理情况下，中性粒细胞核象可发生变化，出现核左移或核右移现象（图1－1）。

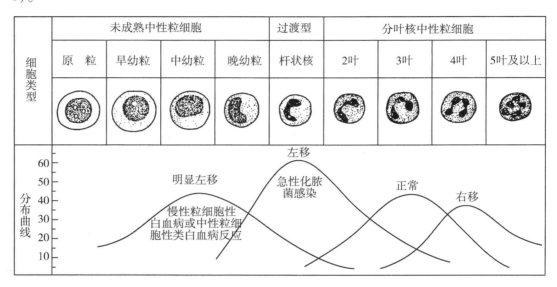

图1－1 中性粒细胞的核象变化

核左移：周围血中出现不分叶核粒细胞（包括杆状核粒细胞、晚幼粒、中幼粒或早幼粒细胞等）的百分率增高（超过5%）时，称为"核左移"。常见于感染，特别是急性化脓性感染、急性失血、急性中毒及急性溶血反应等。白血病和类白血病反应出现极度左移现象。

核右移：周围血中若中性粒细胞核出现5叶或更多分叶，其百分率超过3%者，称为"核右移"，主要见于巨幼细胞贫血及造血功能减退，也可见于应用抗代谢药物，如阿糖胞苷或巯嘌呤等。在炎症的恢复期可出现一过性核右移。如出现在疾病进展期突然出现核右移的变化，则表示预后不良。

2. 嗜酸性粒细胞（eosinophil，E）

（1）参考值：参考值为0.5%～5%；绝对值为（0.005～0.5）×10^9/L。

（2）临床意义

1）嗜酸性粒细胞增多。①过敏性疾病：支气管哮喘、药物过敏、荨麻疹、食物过敏、血管神经性水肿，血清病等外周血嗜酸性粒细胞增多可达10%以上。②寄生虫病：血吸虫病、蛔虫病、钩虫病等血中嗜酸性粒细胞增多，常达10%或更多。某些寄生虫感染患者嗜酸性粒细胞明显增多，导致白细胞总数高达10×10^9/L以上，90%以上为嗜酸性粒细胞，为嗜酸性粒细胞型类白血病反应。③皮肤病：如湿疹、剥脱性皮炎、天疱疮、银屑病等可见外周血嗜酸性粒细胞轻、中度增高。④血液病：如慢性粒细胞白血病、嗜酸性粒细胞白血病、淋巴瘤、多发性骨髓瘤、嗜酸性粒细胞肉芽肿等，外周血嗜酸性粒细胞可有不同程度增高，有的可伴幼稚嗜酸性粒细胞增多。⑤某些恶性肿瘤：某些上皮肿瘤如肺癌等可引起嗜酸性粒细胞增高。⑥某些传染病：急性传染病时，嗜酸性粒细胞大多减少，但猩红热时可引起嗜酸性粒细胞增多。⑦其他：风湿性疾病、脑腺垂体功能减低症、肾上腺皮质功能减低症、过敏性间质性肾炎等也常伴有嗜酸性粒细胞增多。

2）嗜酸性粒细胞减少：常见于伤寒、副伤寒初期，大手术、烧伤等应激状态，或长期应用肾上腺皮质激素后，其临床意义甚小。

3. 嗜碱性粒细胞（basophil，B）

（1）参考值：参考值为 0 ~ 1%；绝对值为（0 ~ 0.1）× 10^9/L。

（2）临床意义

1）嗜碱性粒细胞增多。①过敏性疾病：过敏性结肠炎、药物、食物、吸入物超敏反应、红斑狼疮及类风湿关节炎等嗜碱性粒细胞增多。②血液病：慢性粒细胞白血病、嗜碱性粒细胞白血病以及骨髓纤维化等均可见嗜碱性粒细胞增多。③恶性肿瘤：特别是转移癌时嗜碱性粒细胞增多，其机制不清楚。④其他：如糖尿病，传染病如水痘、流感、天花、结核等，均可见嗜碱性粒细胞增多。

2）嗜碱性粒细胞减少：无临床意义。

4. 淋巴细胞（lymphocyte，L） 淋巴细胞可分为大淋巴细胞与小淋巴细胞，前者直径在 10 ~ 15 μm，占 10%；后者直径为 6 ~ 10 μm，占 90%。

（1）参考值：参考值为 20% ~ 40%；绝对值为（0.8 ~ 4）× 10^9/L。

（2）临床意义

1）淋巴细胞增多：儿童期淋巴细胞较高，婴儿出生时淋巴细胞约占 35%，粒细胞占 65%。4 ~ 5 天后淋巴细胞可达 50%，与粒细胞比例大致相等。4 ~ 6 岁后，淋巴细胞比例逐渐减低，粒细胞比例增加，逐渐达正常成人水平。此为儿童期的淋巴细胞生理性增多。病理性淋巴细胞增多见于以下疾病。①感染性疾病：主要为病毒感染，如麻疹、风疹、水痘、流行性腮腺炎、传染性单核细胞增多症、传染性淋巴细胞增多症、病毒性肝炎、流行性出血热以及柯萨奇（coxsackie）病毒、腺病毒、巨细胞病毒等感染，也可见于百日咳杆菌、结核分枝杆菌、布鲁菌、梅毒螺旋体、弓形虫等的感染。②心血管系统疾病：心肌梗死、急性心力衰竭等。③肿瘤性疾病：急性和慢性淋巴细胞白血病、淋巴瘤、乳腺癌、胸腺瘤等。④急性传染病的恢复期。⑤移植排斥反应：见于移植物抗宿主反应（GVHR）或移植物抗宿主病（GVHD）。

再生障碍性贫血、粒细胞减少症和粒细胞缺乏症时中性粒细胞减少，故淋巴细胞比例相对增高，但淋巴细胞的绝对值并不增高。

2）淋巴细胞减少：主要见于传染病急性期、肝炎、流感、活动性结核病、烧伤、锌缺乏、乙醇中毒，应用肾上腺皮质激素、烷化剂、抗淋巴细胞球蛋白等的治疗以及放射线损伤、免疫缺陷疾病和丙种球蛋白缺乏症等。

5. 单核细胞（monocyte，M）

（1）参考值：参考值为 3% ~ 8%；绝对值为（0.12 ~ 0.8）× 10^9/L。

（2）临床意义

1）单核细胞增多：婴幼儿及儿童单核细胞可增多，属生理性增多。

病理性增多见于以下情况：①某些感染，如感染性心内膜炎、疟疾、黑热病、急性感染的恢复期、活动性肺结核等，单核细胞明显增多。②某些血液病，如单核细胞白血病、粒细胞缺乏症恢复期、多发性骨髓瘤、恶性组织细胞病、淋巴瘤、骨髓增生异常综合征等，也可见单核细胞增多。

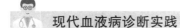

2）单核细胞减少（monocytopenia）：无临床意义。

三、血小板的检测

（一）血小板计数

1. 参考值　（100～300）×10^9/L。

2. 临床意义

（1）血小板减少：低于100×10^9/L称为血小板减少。

1）血小板的生成障碍：见于再生障碍性贫血、巨幼细胞贫血、急性白血病、骨髓纤维化晚期、多发性骨髓瘤、骨髓增生异常综合征（MDS）、放射性损伤等。

2）血小板破坏或消耗增多：见于原发性血小板减少性紫癜（ITP）、系统性红斑狼疮（SLE）、恶性淋巴瘤、上呼吸道感染、风疹、新生儿血小板减少症、输血后血小板减少症、弥散性血管内凝血（DIC）、血栓性血小板减少性紫癜（TTP）、先天性血小板减少症。

3）血小板分布异常：如脾大（肝硬化、Banti综合征）、血液被稀释（输入大量库存血或大量血浆）等。

（2）血小板增多：血小板超过400×10^9/L为血小板增多。

1）原发性增多：见于骨髓增生性肿瘤，如真性红细胞增多症和原发性血小板增多症、骨髓纤维化早期及慢性粒细胞白血病等。

2）反应性增多：见于急性感染、急性溶血、缺铁性贫血、急性失血、某些炎症、某些癌症患者，这种增多时轻度的多在500×10^9/L。另外，剧烈运动、分娩亦可出现血小板增多。

（二）血小板平均容积和血小板分布宽度测定

1. 参考值　血小板平均容积（mean platelet volume，MPV）为7～11 fl，血小板分布宽度（platelet distribution width，PDW）为15%～17%。

2. 临床意义

（1）MPV：代表单个血小板的平均容积。

1）增加见于：①血小板破坏增加而骨髓代偿功能良好者。②造血功能抑制解除后，MPV增加是造血功能恢复的首要表现。

2）减低见于：①骨髓造血功能不良，血小板生成减少。②有半数白血病患者MPV减低。③MPV随血小板数而持续下降，是骨髓造血功能衰竭的指标之一。

（2）PDW：反映血小板容积大小的分散度，用所测单个血小板容积大小的变易系数（CV%）表示。PDW减少表明血小板的均一性高。PDW增高表明血小板大小悬殊，见于急性髓系白血病、巨幼细胞贫血、慢性粒细胞白血病、脾切除、巨大血小板综合征、血栓性疾病等。

四、网织红细胞的检测

网织红细胞是晚幼红细胞脱核后胞质残留核糖核酸（RNA）的阶段，经过24～48小时后，RNA完全消失，成熟为红细胞。网织红细胞较成熟红细胞稍大，直径为8～9.5 μm，是Wright染色血涂片中的嗜多色性红细胞。根据活体染色后胞质中网织状蓝绿色沉淀物质的多少，可将网织红细胞分为丝球型、网型、破网型、点粒型四类。

（一）网织红细胞测定

1. 参考值 参考值为 0.5% ~ 1.5%；绝对值为（24 ~ 84）×10⁹/L。

2. 临床意义

（1）网织红细胞增多：表示骨髓红细胞系增生旺盛，常见于溶血性贫血、急性失血；缺铁性贫血、巨幼细胞贫血及某些贫血患者治疗后，如补充铁或维生素 B₁₂ 及叶酸后。

（2）网织红细胞减少：表示骨髓造血功能减低，常见于再生障碍性贫血，在骨髓病性贫血（如急性白血病等）时，骨髓中异常细胞大量浸润，使红细胞增生受到抑制，网织红细胞也减少。

（二）网织红细胞生成指数

由于网织红细胞百分数可受贫血程度（血细胞比容）及网织红细胞在外周血中变成成熟红细胞的时间长短等影响，Finch 提出贫血时用计算网织红细胞生成指数（reticulocyte production index，RPI）来纠正这些影响。RPI 代表网织红细胞的生成相当于正常人的多少倍。其计算方法如下：RPI =（患者网织红细胞%/患者网织红细胞成熟时间）×（患者血细胞比容/正常人血细胞比容）。

注：患者网织红细胞成熟时间通常定为 2 天，正常人血细胞比容男性成人为 45%，女性成人为 40%。

1. 参考值 正常人 RPI 为 1。

2. 临床意义 正常值 =1，升高不够或减少表明骨髓增生低下或红细胞系成熟障碍。

（1）贫血时，若红细胞增生正常：RPI 升高 3 ~ 7 倍。

（2）贫血时，若红细胞增生不足：RPI 上升与贫血程度不一致，升高 <2 倍。

（3）若 RPI 降低，则可能骨髓造血能力低下或原料严重缺乏，若同时骨髓中增生活跃，含有许多有核红细胞，则可能有无效红细胞生成。

五、红细胞沉降率测定

红细胞沉降率（erythrocyte sedimentation rate，ESR）是指红细胞在一定条件下沉降的速率，通常以红细胞在第一小时末下沉的距离来表示红细胞的沉降速度，简称"血沉"。它受多种因素影响：①血浆中各种蛋白的比例改变，如血浆中纤维蛋白原或球蛋白增加或清蛋白减少。②红细胞数量和形状，如红细胞减少时血沉加快，球形红细胞增多血沉减慢。

1. 参考值 男性为 0 ~ 15 mm/1h；女性为 0 ~ 20 mm/1h。

2. 临床意义

（1）血沉增快

1）生理性增快。12 岁以下的儿童、60 岁以上的高龄者，妇女月经期、妊娠 3 个月以上血沉可加快，其增快可能与生理性贫血或纤维蛋白原含量增加有关。

2）病理性增快。①各种炎症性疾病：急性细菌性炎症时，炎症发生后 2 ~ 3 天即可见血沉增快。风湿热、结核病时，因纤维蛋白原及免疫球蛋白增加，血沉明显加快。②组织损伤及坏死：如急性心肌梗死时血沉增快，而心绞痛时则无改变。③恶性肿瘤：增长迅速的恶性肿瘤血沉增快，可能与肿瘤细胞分泌糖蛋白（属球蛋白）、肿瘤组织坏死、继发性感染或贫血等因素有关。④各种原因导致血浆球蛋白相对或绝对增高时，血沉均可增快，如慢性肾炎、肝硬化、多发性骨髓瘤、巨球蛋白血症、淋巴瘤、系统性红斑狼疮、亚急性感染性心内膜炎、黑热病等。⑤其他：部分贫血患者，血沉可轻度增快。动脉粥样硬化、糖尿病、肾病综合征、黏液水肿等患者，血中胆固醇高，血沉亦见增快。

（2）血沉减慢：一般临床意义较小。严重贫血、球形红细胞增多症和纤维蛋白原含量重度缺乏者，血沉可减慢。

六、血细胞比容测定和红细胞有关参数的应用

（一）血细胞比容测定

血细胞比容（hematocrit，HCT）又称"血细胞压积"（packed cell volume，PCV），是指血细胞在血液中所占容积的比值。将抗凝剂加入血中，在一定条件下离心沉淀即可测得。

1. 手工法　包括温氏法（Wintrobe 法）、微量法，是将抗凝血置于孔径统一的温氏管或毛细玻管中，以一定转速离心一定时间后，计算红细胞层占全血的体积比。

2. 血液分析仪法　原理是当细胞通过计数小孔时，形成相应大小的脉冲，脉冲的多少即为细胞数量，脉冲高度为细胞体积，通过平均红细胞体积（mean corpuscular volume，MCV）和红细胞计数（RBC）即求得血细胞比容，HCT = MCV × RBC。

（1）参考值

1）温氏法：男性 0.40 ~ 0.50，平均 0.45；女性 0.37 ~ 0.48，平均 0.40。

2）微量法：男性 0.47 ± 0.04；女性 0.42 ± 0.05。

（2）临床意义：血细胞比容测定可反映红细胞的增多或减少，但受血浆容量改变的影响，同时也受红细胞体积大小的影响。

1）血细胞比容增高：各种原因所致的血液浓缩，血细胞比容常达 0.50 以上。临床上测定脱水患者的血细胞比容，作为计算补液量的参考。各种原因所致的红细胞绝对值增多时，血细胞比容均增加，如真性红细胞增多症可高达 0.60 以上，甚至达 0.80。

2）血细胞比容减低：见于各种贫血。由于贫血类型不同，红细胞体积也有不同，血细胞比容的减少与红细胞数减少并不一定成正比。因此，必须将红细胞数、血红蛋白量和血细胞比容三者结合起来，计算红细胞各项平均值才更有参考意义。

（二）红细胞平均值的计算

将同一份血液标本同时测得的红细胞数、血红蛋白量和血细胞比容 3 项数据，按以下公式可以计算出红细胞的 3 种平均值。

1. 平均红细胞体积（MCV）　系指每个红细胞的平均体积，以飞升（fl）为单位。计算公式如下：

$$MCV = HCT/RBC（L）\times 10^{15}（fl）$$

其中 HCT 为血细胞比容，即红细胞在血液中所占容积的比值。

参考值：80 ~ 100fl。

2. 平均红细胞血红蛋白量（mean corpuscular hemoglobin，MCH）　系指每个红细胞内所含血红蛋白的平均值（MCH = 血红蛋白含量/红细胞百万数），以皮克（pg）为单位。换算公式如下：

$$1 g = 10^{12} pg$$

参考值：27 ~ 34 pg。

3. 平均红细胞血红蛋白浓度（mean corpuscular hemoglobin concentration，MCHC）　系指每升血液中平均所含血红蛋白浓度（MCHC = MCH/MCV = Hb/HCT），以 g/L 表示。

（1）参考值：320~360 g/L。

（2）临床意义：根据上述三项红细胞平均值可进行贫血的形态学分类，见表1-3。

表1-3　贫血的形态学分类

形态学分类	MCV	MCH	MCHC	病　因
正常细胞性贫血	80~100	27~34	320~360	再生障碍性贫血、急性失血性贫血、多数溶血性贫血、骨髓病性贫血如白血病等
大细胞性贫血	>100	>34	320~360	巨幼细胞贫血及恶性贫血
小细胞低色素性	<80	<27	<320	缺铁性贫血、珠蛋白生成障碍性贫血、铁幼粒细胞贫血
单纯小细胞性贫血	<80	<27	320~360	慢性感染、炎症、肝病、尿毒症、恶性肿瘤、风湿性疾病等所致的贫血

（王庆玲）

第二节　血液的形态学检查

目前血液常规检测的项目中，血液学形态学检查主要包括红细胞形态、白细胞形态学（白细胞五分类的形态学）、血小板形态。

一、红细胞形态

正常红细胞呈双凹圆盘形，在血涂片中见到为圆形，大小较一致，直径6~9 μm，平均7.5 μm。红细胞的厚度边缘部约2 μm，中央约1 μm，染色后四周呈浅橘红色，而中央呈淡染区（又称"中央苍白区"），大小约相当于细胞直径的1/3~2/5。病理情况下外周血中常见的红细胞形态异常有以下几种（图1-2）：

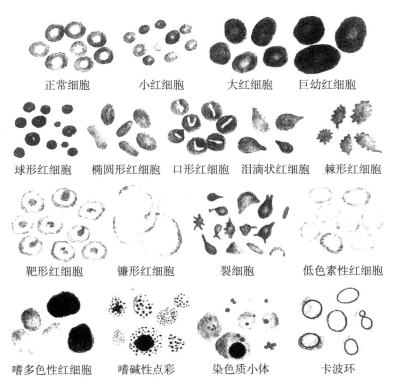

正常细胞　　小红细胞　　大红细胞　　巨幼红细胞

球形红细胞　椭圆形红细胞　口形红细胞　泪滴状红细胞　棘形红细胞

靶形红细胞　镰形红细胞　裂细胞　低色素性红细胞

嗜多色性红细胞　嗜碱性点彩　染色质小体　卡波环

图1-2　正常及异常红细胞形态

1. 大小异常

（1）小红细胞：红细胞直径小于 6 μm。见于低色素性贫血，如缺铁性贫血。红细胞体积可变小，中央淡染区扩大，红细胞呈小细胞低色素性。球形细胞的直径也小于 6 μm，但其厚度增加，血红蛋白充盈好，细胞着色深，中央淡染区消失。

（2）大红细胞：直径大于 10 μm。见于溶血性贫血，急性失血性贫血，也可见于巨幼细胞性贫血。

（3）巨幼红细胞：直径大于 15 μm。常见于叶酸或（和）维生素 B_{12} 缺乏所致的巨幼细胞性贫血。巨幼红细胞常呈椭圆形，内含血红蛋白量高，中央淡染区常消失。

（4）红细胞大小不均：红细胞大小悬殊，直径可相差 1 倍以上。这种现象见于病理造血，反映骨髓中红细胞系增生明显旺盛。在增生性贫血如缺铁性贫血、溶血性贫血、失血性贫血等贫血达中度以上时，均可见某种程度的红细胞大小不均，而在巨幼细胞性贫血时尤为明显。

2. 形态异常

（1）球形红细胞：直径小于 6 μm，厚度增加大于 2.9 μm。细胞体积小，圆球形，着色深，中央淡染区消失。主要见于遗传性球形细胞增多症，也可见于自身免疫性溶血性贫血。涂片中此种细胞约占 20% 以上时才有诊断参考价值。

（2）椭圆形红细胞：红细胞的横径/长径 <0.78，呈卵圆形，或两端钝圆的长柱状。正常人血涂片中约 1% 椭圆形细胞。遗传性椭圆形细胞增多症患者有严重贫血时可达 15% 以上，一般高于 25% ~ 50% 才有诊断价值。巨幼细胞性贫血时可见到巨椭圆形红细胞。

（3）口形红细胞：红细胞中央淡染区呈扁平裂缝状，宛如微张口的嘴形或鱼口状。正常人涂片中偶见，如多达 10% 以上，常见于遗传性口红细胞增多症。少量可见于弥散性血管内凝血（DIC）及乙醇中毒时。

（4）泪滴状红细胞：细胞呈泪滴状或手镜状，见于骨髓纤维化，也可见于珠蛋白生成障碍性贫血、溶血性贫血等。

（5）棘形红细胞及刺细胞：棘细胞外周呈钝锯齿状突起，刺细胞外周呈不规则、不匀称的棘刺状突起。见于棘形细胞增多症（先天性无 β 脂蛋白血症），也可见于脾切除后、乙醇中毒性肝病、尿毒症等。

（6）靶形红细胞：此种细胞的中央淡染区扩大，中心部位又有部分色素存留而深染，状似射击靶标。有的中心深染区像从红细胞边缘延伸出的半岛状或柄状。珠蛋白生成障碍性贫血、异常血红蛋白病，靶形细胞常占 20% 以上。少量也可见于缺铁性贫血、其他溶血性贫血以及黄疸或脾切除后的病例。

（7）镰形红细胞：形如镰刀状，见于镰状细胞贫血（HbS 病）。

（8）裂细胞：又称红细胞形态不整、红细胞异形症，指红细胞发生各种明显的形态学异常改变。红细胞可呈梨形、泪滴形、新月形、长圆形、哑铃形、逗点形、三角形、盔形、球形以及靶形等。见于红细胞因机械或物理因素所致的破坏，为微血管病性溶血的表现，如弥散性血管内凝血、血栓性血小板减少性紫癜、溶血性尿毒症综合征、恶性高血压以及心血管创伤性溶血性贫血等，也可见于严重烧伤患者。

（9）红细胞缗钱状形成：涂片中红细胞呈串状叠连似缗钱状。常见于多发性骨髓瘤、原发性巨球蛋白血症等。

3. 染色反应异常

（1）低色素性红细胞：红细胞染色过浅，中央苍白区扩大，提示血红蛋白含量明显减少。常见于缺铁性贫血、珠蛋白生成障碍性贫血、铁幼粒细胞贫血，也可见于某些血红蛋白病。

（2）高色素性红细胞：红细胞着色深，淡染区消失，其平均血红蛋白含量增高。常见于巨幼细胞性贫血，球形细胞也呈高色素性。

（3）嗜多色性（多染色性）红细胞：红细胞呈淡灰蓝色或紫灰色，是一种刚脱核的红细胞，体积较正常红细胞稍大，称嗜多色性红细胞或多染色性红细胞。正常人外周血中约占1%。其增多反映骨髓造血功能活跃，红细胞系增生旺盛。见于增生性贫血，尤以溶血性贫血时为最多见。

4. 结构异常

（1）嗜碱性点彩：红细胞内含有嗜碱性点状物质，是核糖体凝集而成的。有时与嗜多色性并存，也可发现于有核红细胞胞质内。大量增多并呈粗颗粒状点彩，多见于铅中毒，也可见于骨髓增生旺盛的其他贫血如巨幼细胞性贫血等。

（2）染色质小体（Howell – Jolly 小体）：红细胞内含有圆形紫红色小体，直径 $0.5 \sim 1\ \mu m$，1个或数个，是核的残余物质，亦可出现于晚幼红细胞中，此小体多见于溶血性贫血、巨幼细胞贫血、红白血病及其他增生性贫血。

（3）卡波环（Cabot 环）：成熟红细胞内出现一条很细的淡紫红色线状体呈环形或"8"字形，曾认为是核膜的残余物。目前认为可能是纺锤体的残余物或是胞质中脂蛋白变性所致。提示严重溶血、溶血性贫血、巨幼细胞贫血、铅中毒及白血病等。

（4）有核红细胞：正常成人有核红细胞均存在于骨髓之中，外周血涂片中除在新生儿可见到有核红细胞外，成人如出现有核红细胞，均属病理现象。主要见于：①各种溶血性贫血。②红白血病。③髓外造血，如骨髓纤维化。④其他，如骨髓转移癌、严重缺氧等。

二、白细胞形态学

（一）中性粒细胞

正常中性粒细胞呈圆形，直径为 $10 \sim 13\mu m$。胞质丰富，呈粉红染色，含较多细小均匀的淡粉红色中性颗粒。胞核为深紫红色，染色质紧密呈块状，核形弯曲呈杆状者称"杆状核"，有时核弯曲盘旋而呈 C 形、S 形、V 形或不规则形，而核呈分叶状称分叶核，通常为 $2 \sim 5$ 叶，叶与叶之间经细丝相连，一般以 $2 \sim 3$ 叶居多，病理情况下分叶可达 10 叶。病理情况下外周血中的中性粒细胞形态异常有以下几种。

1. 中性粒细胞的中毒性改变　在严重传染性疾病（如猩红热）、各种化脓性感染、败血症、恶性肿瘤、中毒及大面积烧伤等病理性情况下，中性粒细胞可发生下列中毒性和退行性变化。下列改变可单独出现，亦可同时出现。①细胞大小不均：表现为细胞体增大，细胞大小悬殊，见于病程较长的化脓性炎症或慢性感染时，可能是骨髓幼稚中性粒细胞受内毒素等影响发生不规则分裂增殖所致。②中毒颗粒：中性粒细胞胞质中出现粗大颗粒，大小不等，分布不均，染色呈深紫红色或紫黑色，称之为"中毒颗粒"，中性粒细胞碱性磷酸酶（NAP）活性显著增高。③空泡形成：中性粒细胞胞质或胞核中可见单个或多个大小不等的空泡，可能是细胞质发生脂肪变性所致。④杜勒小体（dohle bodies）：是中性粒细胞胞质中毒性变化而保留的局部嗜碱性区域，圆形或梨形呈云雾状天蓝色或蓝黑色，直径 $1 \sim 2\ \mu m$。杜勒小体亦可在单核细胞胞质中出现。⑤核变性：是中性粒细胞核出现固缩、溶解及碎裂的现象。

2. 巨多分叶核中性粒细胞　细胞胞体较大，直径达 $16 \sim 25\ \mu m$，核分叶过多，常超过5叶，甚至

10 叶以上，核染色质疏松。多见于巨幼细胞贫血或应用抗代谢药物治疗后。

3. 棒状小体　为白细胞胞质中出现红色细杆状物质，一个或数个，长 1~6 μm，故称为"棒状小体"，又称为"Auer 小体"。Auer 小体一旦出现在细胞中，就可拟诊为急性白血病。Auer 小体在鉴别急性白血病类型时有重要价值。急性淋巴细胞白血病无此种小体，而在急性粒细胞白血病和急性单核细胞白血病时则可见到，尤其是急性早幼粒细胞白血病胞浆内可见到柴捆状 Auer 小体（图 1-3）。

4. 其他　系与遗传有关的异常：形态变化。①Pelger - Huet 畸形：也称"家族性粒细胞异常"，表现为成熟中性粒细胞核先天性分叶异常，核畸形，如肾形、哑铃形、夹鼻眼镜形、花生形等，常为常染色体显性遗传性疾病，也可发生于某些感染、白血病和骨髓增生异常综合征等。②Chediak - Higashi 畸形：是常染色体隐性遗传性疾病，骨髓和血涂片的各期粒细胞中含有数个至数十个直径为 2~5 μm 的包涵体，呈淡紫红色或蓝紫色颗粒，在淋巴细胞和单核细胞胞浆内也可以见到，临床上患者易感染，常伴白化病。③Alder - Reilly 畸形：其特点是在中性粒细胞内含有巨大深染嗜天青颗粒，在淋巴细胞和单核细胞液可以见到此种包涵体。患者常伴有脂肪软骨营养不良或遗传性黏多糖代谢障碍。④May - Hegglin 畸形：患者粒细胞终身含有淡蓝色包涵体，形态与杜勒小体相似，但常较大而圆；除中性粒细胞外，其他粒细胞（嗜酸性、嗜碱性粒细胞），甚至巨核细胞中也能见到。

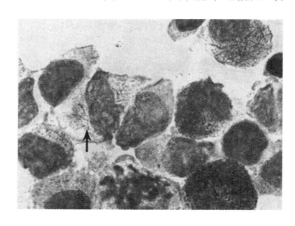

图 1-3　柴捆状 Auer 小体

（二）嗜酸性粒细胞

正常的嗜酸性细胞呈圆形，直径为 13~15 μm。胞质内充满粗大、整齐、均匀、紧密排列的砖红色或鲜红色嗜酸性颗粒，折光性强。胞核多为两叶，呈眼镜状，深紫色。嗜酸性粒细胞容易破碎，颗粒可分散于细胞周围。

异常形态的嗜酸性粒细胞：颗粒粗大，分布不均，有些颗粒嗜碱性强，胞浆呈空泡，核分叶过多或不分叶。在慢性嗜酸细胞白血病或者某些急性髓细胞白血病（AML - M_4E_0）可以见到。

（三）嗜碱性粒细胞

正常嗜碱性粒细胞胞体呈圆形，直径 10~12 μm。胞质紫红色内有少量粗大但大小不均、排列不规则的黑蓝色嗜碱性颗粒，常覆盖于核面上。胞核一般为 2~3 叶，因被颗粒遮盖，核着色较浅，而使分叶有模糊不清感。

（四）淋巴细胞

正常淋巴细胞可分为大淋巴细胞与小淋巴细胞，前者直径 10~15 μm，占 10%；后者直径为

6～10 μm，占90%。胞体呈圆形或椭圆形。大淋巴细胞的胞质丰富，呈蔚蓝色，内含少量紫红色嗜天青颗粒；小淋巴细胞胞质很少，甚至完全不见，呈深蓝色。胞核均呈圆形或椭圆形，偶见凹陷，深紫色，染色质聚集成块状。

外周血中有时可见到形态变异的不典型淋巴细胞，称为"异形淋巴细胞"（abnormal lymphocyte）（图1-4）。Downey 根据细胞形态学特点将其分为3型。

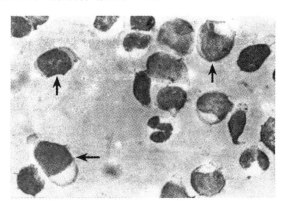

图1-4　外周血出现大量异形淋巴细胞

1. Ⅰ型（泡沫型）　胞体较淋巴细胞稍大，呈圆形或椭圆形，部分为不规则形。核偏位，呈圆形、肾形或不规则形，核染质呈粗网状或小块状、无核仁。胞质丰富，呈深蓝色，含有大小不等的空泡，使胞质呈泡沫状，无颗粒或有少数颗粒。通常以此型最为多见。

2. Ⅱ型（不规则型）　胞体较Ⅰ型大，细胞外形常不规则，似单核细胞，故也称为"单核细胞型"。胞质丰富，呈淡蓝色或淡蓝灰色，可有少量嗜天青颗粒，一般无空泡。核形与Ⅰ型相似，但核染质较Ⅰ型细致，亦呈网状，核仁不明显。

3. Ⅲ型（幼稚型）　胞体大，直径15～18 μm，呈圆形或椭圆形，胞质量多，蓝色或深蓝色，一般无颗粒，有时有少许小空泡。核圆形或椭圆形，核染质呈纤细网状，可见1～2个核仁。

异形淋巴细胞在正常人外周血中偶可见到，但不超过2%。异形淋巴增多可见于以下情况。①感染性疾病：引起淋巴细胞增多的病毒性疾病均可出现异形淋巴细胞，尤其是传染性单核细胞增多症、流行性出血热等疾病，可高达10%以上，疾病恢复后异形淋巴细胞仍可在外周血中持续数周或数月才逐渐消失。②也可见于某些细菌性感染、螺旋体病、立克次体病或原虫感染（如疟疾）等疾病。③药物过敏、输血、血液透析或体外循环术后，可能与细胞肥大病毒感染有关。④其他疾病，如免疫性疾病、粒细胞缺乏症、放射治疗等也可出现异形淋巴细胞。

（五）单核细胞

正常单核细胞胞体大，直径为14～20 μm，呈圆形或不规则形。胞质较多，染淡蓝色或灰蓝色，内含较多的细小、灰尘样的紫红色颗粒。细胞核大，核形不规则，呈肾形、马蹄形等，常折腾扭曲，淡紫红色，染色质细致、疏松如网状。

成熟单核细胞形态异常较多，空泡增多较为常见，可见单核细胞吞噬血细胞，如血小板、红细胞。

三、血小板形态

正常血小板胞体为圆形、椭圆形或不规则形，直径为2～3μm。胞质淡蓝色或淡红色，中央含细小的嗜天青颗粒。中型血小板占44.3%~49%，小型占33%~47%，大型占8%~16%，巨型占0.7%~2%。血小板形态变化的意义如下。

1. 大小的变化　大小异常包括巨大血小板、血小板大小不一、超巨大血小板。血小板明显的大小不均，巨大的血小板直径可以大至20~50 μm，主要见于原发性血小板减少性紫癜（idiopathic thrombocytopenic purpura，ITP）、粒细胞白血病及某些反应性骨髓增生旺盛的疾病。

2. 形态的变化　形态异常包括灰色血小板、空泡血小板、巨核细胞胞质碎片，畸形血小板。异常血小板的比值超过10%时才考虑有临床意义。正常幼稚型增多见于急性失血后，病理性幼稚型增多见于特发性和反应性血小板疾病。当骨髓巨核细胞增生旺盛时，尤其是ITP出现血小板减少危象和粒细胞白血病时，可以见到大量蓝色、巨大的血小板。

（王庆玲）

第三节　骨髓穿刺

骨髓穿刺是指用穿刺针进入骨髓腔抽取部分骨髓进行细胞学检查、病原学检查、病理检查、免疫学检查、基因检测等检查的技术，以辅助诊断再生障碍性贫血、缺铁性贫血、白血病等血液系统疾病，指导临床诊断。

一、骨髓检查指征

临床上骨髓常规检查主要应用于：①诊断或协助诊断血液系统疾病，可以确诊的疾病包括各种白血病、再生障碍性贫血、巨幼细胞性贫血、尼曼－匹克病、戈谢病、多发性骨髓瘤、骨髓转移癌等，协助诊断的包括缺铁性贫血、溶血性贫血、特发性血小板减少性紫癜、恶性淋巴瘤骨髓浸润、骨髓增生异常综合征等，并可提高某些疾病的诊断率，如疟疾、黑热病等。②血液系统疾病的疗效观察及病情判断，通过复查可作出骨髓完全缓解、部分缓解、改善、复发、退步等意见。

二、骨髓穿刺术方法

（一）穿刺部位的选择

常用的骨髓穿刺部位为髂骨上棘（包括髂前上棘、髂后上棘），其他穿刺部位包括胸骨、胫骨（适用于新生儿、小婴儿及个别幼儿）等。

（二）骨髓穿刺步骤

1. 用碘附、75%乙醇常规消毒穿刺部位及周围皮肤。

2. 打开已消毒的骨髓穿刺包，带上无菌手套，对准穿刺部位铺上包内的孔巾。

3. 用2%的利多卡因溶液进行局部麻醉。先在皮肤上打个皮丘，然后与骨面垂直进针，边进针边注射麻醉药，直至麻醉到骨膜，其中充分麻醉骨膜最重要。

4. 从穿刺包中取出骨髓穿刺针，套上针芯，将骨髓穿刺针与骨面垂直进针。

5. 穿刺针进入髓腔"固定"后，取出针芯，接干燥注射器的针筒，迅速抽吸骨髓液0.2 mL左右，抽吸完毕后取下针筒并迅速插回针芯，并将针筒内的骨髓液注射在玻片上。

6. 取玻片上骨髓小粒丰富的骨髓液部分做骨髓涂片，动作要迅速，避免骨髓液凝固，影响涂片中细胞形态的观察，因此推片最好由助手完成。

7. 拔出穿刺针，局部消毒后，敷以无菌纱布，用胶布固定。

（王庆玲）

第四节 骨髓活检

骨髓活体组织检查术简称骨髓活检，就是用一个特殊的穿刺针取一小块 0.5～1 cm 长的圆柱形骨髓组织来作病理学检查。骨髓活检不但能了解骨髓细胞的成分及原始细胞分布状况，而且能观察细胞形态，便于做出病理诊断。

一、正常骨髓的组织形态结构

正常骨髓切片内包括造血组织、骨质及间质等三大类组织形态结构。

（一）造血组织

在骨髓切片的细胞组分中，网状—巨噬细胞以及形成网眼的网状纤维支架，外加脂肪组织共同构成骨髓间质，造血细胞散布于网眼及血管外间隙内。幼红细胞岛或簇定位于小梁间区内静脉窦窦壁四周，内层的幼红细胞较外层的更为幼稚。粒系细胞主要位于远离静脉窦之造血条索状组织深部。原始、原粒与早幼粒等前体细胞常单个地（少数可两个）分布于小梁旁区或间区之血管四周，于此处构成了粒系细胞的生发区。倘若切片发现了三个以上的原粒与早幼粒细胞聚集成簇，位于小梁间区和旁区，即称为"幼稚前体细胞异常定位"（atypical localization of immature progenitor，ALIP），3～5 个为小簇，多于 5 个为大簇，它是 MDS 的骨髓组织病理学特征。

由于巨核细胞是正常骨髓切片中最大的细胞，直径 12～150 μm，且伴特异的多叶核，故易于识别，一般聚集于静脉窦窦壁外。淋巴细胞和单核细胞常定位于间质小动脉四周，不同发育阶段的淋巴细胞在切片内也有群集成簇或小结的倾向。

（二）骨质

切片内的骨质有皮质骨和网状骨质两种构形。成熟骨小梁是一种复层结构，层板间有蓝色或棕色接合线，边缘有休止线。骨小梁之骨质由骨细胞、胶原纤维和骨间质等组分构成。骨小梁四周的成骨细胞常排列成行。在切片内，某些成骨细胞处于静止状态；反之，另一些则活跃呈骰子状，与纤维丝及血管连接。破骨细胞常定位于骨小梁表面。

（三）间质

骨髓活检片内的脂肪细胞、血管系统、神经纤维、结缔组织、间充质、网状纤维支架以及网状－巨噬细胞实体等共同构成造血组织周围的间质。它不仅起着骨髓造血细胞支架的作用，且在造血的调控、造血诱导微环境以及血细胞从主质穿透进入外周血液（即骨髓－血液屏障，BMB）的控制中均发挥重要作用。

二、骨髓组织形态测量与分类计数技术

（一）切片内单位面积计算法

与骨髓涂片不同，活检切片内常需进行单位面积（1 mm^2 或 10 mm^2）巨核细胞数、肥大细胞数和

间接分裂细胞数的测定。这时，可在显微镜的高倍物镜（×400），于接目镜镜管中部环隔上安装入10×10规格之网形目镜测微器（刻线面朝下），就可算出每平方毫米面积的网形测微器视野数。

（二）网形测微器计点法

于目镜环隔上装入10×10规格之网形测微器，切片以目测法分为小梁旁区（骨小梁旁50 μm以内之区域）和小梁间区，于400倍放大下，于小梁旁区和间区的不同部位，随机选择16个视野，观察与记录每个视野内100个点所击中之目标。交接点击中造血或脂肪组织（或骨小梁）即记录为1点；如击中造血组织或脂肪组织边界，记为1/2点；共观察1 600个点。按公式算出造血组织、脂肪组织和骨小梁的容量百分率。

（三）骨髓增生程度判定标准

骨髓切片内的细胞成分有两大类：一是造血细胞成分，即红髓，是由红系、粒系和巨核系细胞，外加淋巴细胞、浆细胞、单核细胞、肥大细胞和网状－巨噬细胞所组成的混合体；二是脂肪组织，即黄髓。活检组织切片与骨髓涂片不同，抽吸骨髓涂片常混有一定量的血液而致增生度偏低。例如，在"干抽"病例，一种可能是伴有骨髓纤维化，另一种可能是真正增生减低（如再生障碍性贫血）；而骨髓涂片不能很好地反映造血程度。在某些增生极度活跃的骨髓，如急、慢性白血病，这时白血病细胞紧密塞实，不易被抽出，骨髓涂片易误认为增生减低，而骨髓活检判定增生程度就有明显优越性。

骨髓增生程度分级见表1－4：

表1－4　骨髓增生程度分级

级别	增生度	成熟红细胞/有核细胞	常见原因
I	增生极度活跃	1～2/1	白血病
II	增生明显活跃	10/1	白血病、增生性贫血
III	增生活跃	20～30/1	正常骨髓或某些贫血
IV	增生减低	50/1	造血功能低下
V	增生严重减低	300/1	再生障碍性贫血

三、骨髓活检适应证及禁忌证

（一）适应证

1. 多次骨髓穿刺抽吸骨髓液失败。

2. 全面衡量骨髓造血组织增生程度及其各组织的比例。

3. 急性白血病的诊断和疗效判断，骨髓移植前、后动态观察。

4. 怀疑再生障碍性贫血、骨髓纤维化、骨髓增生异常综合征、低增生性白血病、毛细胞性白血病、原因不明髓样化生、真性红细胞增多症、原发性血小板增多症、淋巴瘤累及骨髓、多发性骨髓瘤、淀粉样变性、肉芽肿病、骨髓转移癌等。

5. 骨病本身和某些骨髓疾患，例如囊状纤维性骨炎、骨纤维发育异常症、变应性骨炎（Paget病）、骨软化症、骨质疏松症和骨髓腔真菌感染等的诊断，骨髓活检也能提供有意义的资料。

6. 了解骨髓铁储存、骨小梁变化、血管栓塞、骨髓坏死等骨组织的病变。

（二）禁忌证

与骨髓穿刺的禁忌证相似。除血友病外，即使在血小板减少和其他许多出血性疾患时，进行此项操作也比较安全，只要注意活检局部的压迫止血和患者术后的卧床休息，一般不致发生局部血肿等并发症。

四、骨髓活检的步骤

（一）骨髓活检的取材

1. 术前准备　消毒的骨髓活检包，术前先准备一小玻瓶，内装 Bouin 固定液 3～4 mL；写好姓名、床位，贴于小玻瓶上；准备洁净载玻片 8～12 片；填好骨髓活组织检查申请单。

2. 活检部位　常选择髂后上棘和髂前上棘，但一般习惯于髂后上棘。

3. 操作　骨髓活检术与骨髓穿刺术基本相似。基本步骤：常规消毒后，用2% 利多卡因局部麻醉，将骨髓活检针与骨面垂直进针，当针进入骨皮质固定后，拔出连手柄的针芯，套入接柱，再将针芯套回，将针按一定方向旋转退针，然后包扎伤口。由于套入接柱，1 cm 长的圆柱形骨髓组织留在活检针内，将骨髓组织用针芯推出，并立刻放入装有固定液的小瓶中进行固定，和骨髓活检申请单一起送至病理科。

（二）骨髓活组织切片检查

1. 组织切片的制备及染色　通常采用塑料包埋技术，半薄切片能明显改善细胞结构的清晰程度，提高某些酶活性的保存效果，并可在同一活检块的切片上同步进行常规染色、组织化学染色和免疫组织化学染色联检，其基本步骤为固定、脱水、塑料包埋、切片与制片、染色。

2. 常规染色切片的观察内容　骨髓有核细胞增生程度，骨髓中增生细胞的主要成分、骨髓组织结构有无异常、细胞形态有无异常、间质及其他变化、骨膜、骨皮质和骨小梁。

五、骨髓活检报告

对每份骨髓切片常规进行下列诸种染色。

1. 苏木精 - 吉姆萨 - 酸性品红染色（haematoxylin giemsa acid fuchsin，HGF）三色染色及（或）迈格吉染色（May - Grunwald giemsa，MGG）染色（2～3μm 厚）。

2. Gomori 网硬蛋白纤维染色（5 μm 厚）。

3. 贫血患者常规进行铁染色（5 μm 厚）。

对任何一例已作骨髓活检的患者，仍不可忽视外周血与骨髓涂片的检查。只有三者的密切配合，必要时还得结合涂片、印片或切片内酶和标记物的检测，外加其他临床资料进行综合分析，才能得出更为正确的诊断结论。

六、常见血液病的骨髓活检病理表现

（一）贫血的骨髓病理表现

1. 再生障碍性贫血

（1）造血主质减少而致增生重度减退，主要组分由脂肪细胞所构成，常伴不同程度的脂肪细胞液性坏死现象。

（2）红系生成组织和窦状隙均减少，典型病例可见残存的孤立性幼红细胞岛（簇），即所谓"热点"，常局限于静脉窦附近。

（3）实质内可见散在性、灶性粒系细胞增生现象。

（4）间质水肿，间质内可见坏死细胞、毛细血管和窦状隙坏死与破裂以及各种炎性细胞浸润，包括淋巴细胞、浆细胞、肥大细胞和巨噬细胞。巨噬细胞内含铁血黄素负荷增多。

（5）骨小梁容量减少，即所谓骨质减少，可能与骨滋养血管的萎缩有关。

（6）单位面积内巨核细胞数量显著减少。

（7）肥大细胞数明显增多。

（8）Gomori 染色阴性。

2. 纯红细胞再生障碍性贫血

（1）切片内正常造血区与脂肪区交织存在，脂肪细胞仅轻至中度增加。

（2）典型的幼红细胞岛消失，可检出孤立性单个，偶尔两三个幼红细胞散布于实质内，但粒系细胞、浆细胞和肥大细胞生成基本正常。

（3）巨核细胞形态与数量无明显改变。

（4）可见局限性淋巴细胞浸润，或检出淋巴细胞集簇。

（5）铁染色示基质细胞内含铁血黄素沉积，Gomori 染色正常。

3. 缺铁性贫血

（1）增生明显活跃，主质中以不同发育阶段的红系细胞增生为主。

（2）幼红细胞岛是髓内红系生成的解剖学单位。一个或两个巨噬细胞定位于岛之中央，周围绕以不同成熟阶段的幼稚红细胞，通常与静脉窦密接。它是实质内一种较为脆弱的结构，骨髓抽吸操作时，由于负压的作用而易于解体。缺铁时，切片内幼红细胞岛丰富。

（3）粒系和巨核系细胞之计数和定位均无明显异常。

（4）骨髓切片铁染色较之骨髓涂片更能反映体内实际铁贮存情况。

（5）Gomori 染色正常。

（二）骨髓增生异常综合征（MDS）的骨髓病理表现

1. 呈增生明显或极度活跃，活检可除外骨髓呈局灶性增生的再生障碍性贫血，约15% MDS 病例属增生减退型。

2. 切片内除可检出红系病态造血外，多数尚可检出巨核系病态造血现象。如果涂片内仅一种细胞系显示病态，而活检切片有两种细胞系检出发育异常的形态特征时，应以病理活检为准。

3. 高危组 MDS 易出现幼稚前体细胞异常定位（ALIP），即3～5个以上原始与早幼粒细胞聚集成簇位于小梁间区和小梁旁区，对诊断和预后判断有较大作用。

4. 切片内可见红系前体细胞成熟障碍，易检出处于同一发育阶段的幼红细胞簇（同期红细胞造血岛），且可定位于小梁旁区。

5. 巨核细胞病态在切片上较涂片更易查出，因涂片巨核细胞数量少（与网状纤维增多等因素有关），而切片巨核细胞较丰富有关。MDS 的骨髓组织学特征之一是切片内检出不典型微巨核细胞。

6. 多数 MDS 患者切片内 Gomori 染色示网硬蛋白纤维有不同程度的增多，少数显著增多，并常因此致干抽。但 Masson 三色染色阴性，提示为网硬蛋白型的纤维组织增生。

（三）急性白血病的骨髓病理表现

1. 增生程度　部分 AL 病例因白血病细胞极度致密塞实，或者合并显著的骨髓纤维化，这些均能导致"干抽"或"骨髓稀释"。而 AL 的活检切片就能正确判断增生程度，进而为正确治疗提供依据。

（1）增生活跃型：髓内结构破坏，脂肪细胞几近消失，髓腔被白血性原始细胞的单形性片状塞实浸润所占据。另一些增生活跃型病例间质也可呈非单形性浸润，白血性原、幼细胞排列较松散，切片内非白血性的残存造血细胞 >10%，使主质内白血病细胞和残余正常造血细胞混合相间出现。

（2）增生减退型：主要见于老年患者，发生率约占 AL 病例数的 5%。白血性原始细胞簇常散在性斑片状分布于脂肪空泡间。倘若刚抽出此斑状区的白血病细胞灶，会诊断为 AL；反之，由于技术因素而抽出非病变的间质区，就能误判为 MDS。

2. 间质改变

（1）部分 AL 病例可显示不同程度的纤维增生现象，凡骨髓网状纤维增多的 AL 患者，其对化疗的反应及预后较差。治疗缓解后，网状纤维部分或全部消退，白血病再发时复现。

（3）部分 AL 病例骨小梁体积减小、溶解破坏，可能与白血病细胞诱生的骨质吸收因子有关。同时间质内静脉窦扩张、破裂崩解。

（四）恶性淋巴瘤的骨髓病理表现

骨髓切片对查出非霍奇金淋巴瘤（non – Hodgkin's lymphoma，NHL）骨髓侵犯较涂片显著为优，NHL 活检阳性是淋巴瘤分期的重要依据。骨髓阳性活检率为 16% ~ 75%。在淋巴结活检已确诊为霍奇金病（Hodgkin disease，HD）的患者中，多数病例骨髓活检阴性，仅显示某种非特异性骨髓反应。

七、骨髓活检与骨髓穿刺的关系

骨髓穿刺会受到穿刺技术和抽吸力量过大而可能混血，影响正确的判断。而骨髓活检则是取一条骨髓组织，可以比较全面地了解骨髓特点。骨髓穿刺涂片和骨髓活检反映骨髓增生程度的差异具有显著性，骨髓活检比骨髓涂片能更准确地反映骨髓增生程度，以及发现骨髓浸润；而骨髓穿刺涂片由于没有进行脱蜡、固定、包埋等，能很好地反映细胞形态，两者联合检查可以提高诊断的准确性。可见骨髓穿刺和骨髓活检各具优缺点，互为补充，联合检查可以提高对血液系统疾病诊断的准确性。

（倪　军）

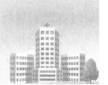

第二章 贫血

第一节 缺铁性贫血

缺铁性贫血是指由于体内贮存铁消耗殆尽、不能满足正常红细胞生成的需要时发生的贫血。在红细胞的产生受到限制之前，体内的铁贮存已耗尽，但还没有贫血，此时称为"缺铁"。缺铁性贫血的特点是骨髓及其他组织中缺乏可染铁，血清铁蛋白及转铁蛋白饱和度均降低，呈现小细胞低色素性贫血。

一、铁的代谢

铁是人体必需的微量元素，存在于所有细胞内。铁在体内除主要参与血红蛋白的合成和与氧的输送有关外，还参加体内的一些生物化学过程，包括线粒体的电子传递、儿茶酚胺代谢及 DNA 的合成。此外，约半数参加三羧酸循环的酶和辅酶均含有铁或需铁的存在。如铁缺乏，将会影响细胞及组织的氧化还原功能，造成人体多方面的功能紊乱。

（一）铁的分布

人体内铁的分布如表 2 - 1。

表 2 - 1 正常人体内铁的分布

铁存在的部位	铁含量/mg	占全部铁/%
血红素铁	2 000	62.1
贮存铁（铁蛋白及含铁血黄素）	1 000（男）	31.0
	400（女）	
肌红蛋白铁	130	4.0
易变池铁	80	2.5
组织铁	8	0.3
转运铁	4	0.1
全身	3 222（男）	100
	2 622（女）	

正常人体内铁的总量为 3 ~ 5 g（男性约为 50 mg/kg，女性约为 40 mg/kg）。其中近 2/3 为血红素铁。血红蛋白内的铁占血红蛋白重量的 0.34%。肌红蛋白、各种酶和辅酶因子中含的铁（组织铁）和血浆中运输的铁是执行生理功能的铁。

1. 血红素铁 血红素铁约占全部铁的 62.1%。血红素的功能是参与血红蛋白的功能，在肺内与氧结合，将氧运送到体内各组织中。

2. 贮存铁 包括铁蛋白和含铁血黄素，其功能是贮存体内多余的铁。当身体需要时，铁蛋白内的铁仍可动用为功能铁。

3. 肌红蛋白铁 肌红蛋白铁约占全部铁的 4%。肌红蛋白的结构类似血红蛋白，见于所有的骨骼肌和心肌。肌红蛋白可作为氧贮存所，以保护细胞对缺氧的损伤。

4. 易变池铁 易变池铁指铁离开血浆进入组织或细胞间，短暂结合于细胞膜或细胞间蛋白的铁容量。正常人易变池中铁的含量为 80~90 mg，约占全部铁的 2.5%。

5. 各种酶及辅酶因子中的铁（组织铁） 包括细胞色素 C、细胞色素 C 氧化酶、过氧化氢酶、过氧化物酶、色氨酸吡咯酶、脂氧化酶等血红素蛋白类以及铁黄素蛋白类，如细胞色素 C 还原酶、NADH 脱氢酶、黄嘌呤氧化酶、琥珀酸脱氢酶和酰基辅酶 A 脱氢酶等。这部分铁虽然仅 6~8 mg，含量极少，其功能大多是可逆的转运或接受电子，对每一个细胞的代谢至关重要，是维持生命所需的重要物质。

6. 转运铁 转运中的铁是量最少（总量为 4 mg）然而也是最活跃的部分。转铁蛋白（Tf）每天在 24 小时内至少转运 8~10 次。转铁蛋白是由肝细胞及单核 - 巨噬细胞合成的 β_1 球蛋白，分子量约为 75 000~80 000 kD，678 个氨基酸序列已被阐明，基因位于 3 号染色体上。每个转铁蛋白可结合 2 个铁原子（Fe^{3+}）。正常情况下，仅 1/3 转铁蛋白的铁结合点被占据。血浆中所有转铁蛋白结合点构成血浆总铁结合力（TIBC）。转铁蛋白的功能是将铁输送到全身各组织，将暂不用的铁送到贮存铁处。

铁蛋白为水溶性的氢氧化铁磷酸化合物与去铁蛋白结合而成。其内部可容纳 2 000 个铁原子。当铁最大饱和时，其重量约为 800 kD。去铁蛋白单体分重（H）型和轻（L）型两种。H 型单体摄取铁较 L 型为快，但保留较少。在肝及脾内的去铁蛋白主要是由 L 型单体组成。目前，人类铁蛋白的 H 型单体和 L 型单体的氨基酸序列均已被确定，其染色体位置分别在 11 号染色体及 19 号染色体上，铁蛋白的基因 DNA 位置亦已阐明。

含铁血黄素是变性式聚合的铁蛋白，亦为水溶性，含铁量占其重量的 25%~30%。含铁血黄素主要存在于单核 - 巨噬细胞中。如果含铁血黄素大量堆积于体内其他的组织内，会损伤各系统组织的功能。含铁血黄素在显微镜下呈金黄色折光的颗粒或团块状，亦可用瑞氏或普鲁士蓝染色。

（二）铁的吸收

正常情况下，人体铁主要来源于食物。多数食物中都含有铁，以海带、木耳、香菇、肝、肉类、血制品及豆类中较丰富。成年人每天应从食物中摄取 1~2 mg 铁（食物铁的含量应为 10~20 mg）。铁的吸收部位主要在十二指肠和空肠上段的黏膜。当缺铁时，空肠远端也可以吸收。

铁经肠黏膜上皮的吸收是主动的细胞内运转。但当口服大量铁剂时，铁亦可被动地弥散进入肠黏膜。故在误服大量铁剂时，肠道对铁的吸收会失去控制而发生急性铁中毒。极少量的肌红蛋白铁或血红素铁可被直接吸收。大部分的血红蛋白须先经血红素加氧酶分解成铁及四吡咯后才被吸收。非血红素铁以二价的铁离子（Fe^{2+}）形式或与铁螯合物结合（防止铁变成不易溶解的沉淀）而被吸收。这种与铁螯合物结合的铁在进入碱性环境中会重新离解出来而被吸收。

食物进入肠道后，肠道黏膜细胞内的转铁蛋白分泌至肠腔内与食物中的铁结合。铁与转铁蛋白结合后，再与肠黏膜微绒毛上的受体结合而进入肠黏膜细胞。在黏膜细胞内，Fe^{2+} 被铜蓝蛋白及其他亚铁氧

化酶氧化为 Fe^{3+} 后，与细胞内的转铁蛋白结合，越过细胞膜进入毛细血管网，剩余部分铁与细胞内的去铁蛋白结合形成铁蛋白，存留于细胞中，3~5 天后随肠黏膜细胞的更新脱落而排出体外。（图 2-1）

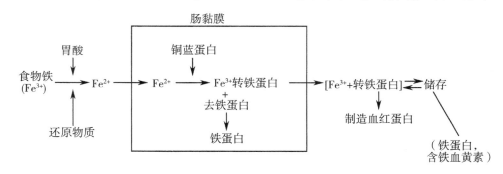

图 2-1　铁代谢示意图

影响铁吸收的因素有：

1. 体内铁贮存量　当铁的贮存量多时，血浆铁的运转率降低，铁的吸收减少。当铁缺乏时则相反，铁的吸收量增加。当红细胞生成的速度加快时，铁吸收亦增加。体内铁贮存量对肠黏膜的调节机制尚不清楚。

2. 胃肠道的分泌　铁在酸性环境中易于保持游离状态，利于被吸收。胃酸有利于食物中铁的游离。胃肠道分泌的黏蛋白及胆汁对铁有稳定和促进吸收的作用。碱性的胰腺分泌液中的碳酸氢盐可与铁形成不易溶解的复合物，不利于铁的吸收。但胰腺分泌的蛋白酶可使铁与蛋白分离，易被吸收。

3. 食物的组成　肉类食物中的肌红蛋白、血红蛋白经蛋白酶消化后，游离出的血红素铁可以直接进入肠黏膜细胞。蛋白质类食物分解后的氨基酸、酰胺及胺类均可与铁形成易于溶解的亚铁（Fe^{2+}）螯合物，使铁易被吸收。而蔬菜及谷类食物中的铁多为高铁（Fe^{3+}），易与植物中的植酸、草酸、磷酸等结合形成不溶解的铁复合物，不易被吸收。故在食谱中应有一定量的肉类，以利于铁的吸收。

4. 药物的影响　还原剂如维生素 C、枸橼酸、乳酸、丙酸及琥珀酸等均可使 Fe^{3+} 还原成 Fe^{2+} 以利于吸收。氧化剂、磷酸盐、碳酸盐及某些金属制剂（如铜、镓、镁）均可延缓铁的吸收。

（三）铁的运转

进入血浆中的铁，与转铁蛋白结合后被带到骨髓及其他组织中去。血浆转铁蛋白是由肝细胞合成的 β_1 球蛋白，在血浆中的半衰期为 8~10.4 天。血中浓度为 2.5 g/L。转铁蛋白在氨基酸及碳酸盐的协同作用下，当 pH > 7 时才能与铁结合。每个转铁蛋白有两个结合铁的位点，可结合 1 个或 2 个铁离子（Fe^{3+}）。带高铁的转铁蛋白在幼红细胞表面与转铁蛋白受体（TfR）结合，通过胞饮作用进入细胞内。在 pH 条件改变成酸性（pH = 5）时，再度还原成 Fe^{2+}，与转铁蛋白分离。Fe^{2+} 在线粒体上与原卟啉、珠蛋白合成血红蛋白、多余的铁以铁蛋白形式存于细胞内，可用亚铁氰化钾染成蓝色，这类幼红细胞称为"铁粒幼细胞"。与铁分离后的转铁蛋白及转铁蛋白受体接着被排出细胞外（图 2-2）。转铁蛋白回到血浆后可再度行使转运铁的功能。转铁蛋白携带的是单铁或双铁，钙离子、细胞的磷酸化、细胞膜的胆固醇含量均可影响转铁蛋白与转铁蛋白受体的结合。

转铁蛋白受体（TfR）是一种细胞膜受体，在调节细胞铁的摄取中发挥着关键的作用。正常人 80% 以上的 TfR 存在于骨髓红系细胞上，红系各阶段细胞所表达的 TfR 数各不相同。原红细胞上可有 800 000 个 TfR，到网织红细胞逐渐减少到每个细胞上只有 100 000 个，成熟红细胞上则无 TfR。TfR 是由二硫键连接的双链跨膜糖蛋白，分子量约为 18 kD。其基因位于第 3 号染色体的长臂。TfR 与转铁蛋白的亲和力，与转铁蛋白所结合的铁原子数量和 pH 值有关。当 pH 为 7.0 时，转铁蛋白结合两个铁原子时，TfR 对转铁蛋白的亲和力最大。

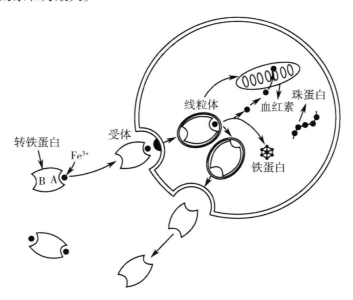

图 2 - 2 幼红细胞与铁结合及形成血红蛋白示意图

目前已知参与对 TfR 调节的因素有：

1. 细胞的分化状态 干细胞较少表达 TfR。BFU - E 和 CFU - E 所表达的 TfR 均较少，而 CFU - E 的 TfR 较 BFU - E 为多。在细胞内出现血红蛋白合成后，TfR 明显增多，到红细胞成熟后，就全部消失。

2. 细胞内的血红素含量 在细胞内游离血红素含量增高时，可抑制 TfR 的表达。反之，则 TfR 的表达增加。

3. 细胞内的铁代谢 细胞内的铁调节蛋白（包括铁反应元件结合蛋白 IRP - 1、IRP - 2，铁调节因子，铁抑制蛋白和 p90）为 mRNA 结合蛋白，能调节细胞内 TFR、铁蛋白和其他重要铁代谢蛋白。这些蛋白均已被离析、纯化和鉴定，氨基酸序列及基因定位已被确定。

当细胞内铁过多时，胞质内的铁调节因子（IRF）与 TfR mRNA 5′译区的铁反应元素（IRE）亲和力下降，TfR mRNA 的降解增加，细胞内 TfR mRNA 减少，TfR 合成减少，使细胞摄取铁减少；当细胞处于铁缺乏时，IRF 与 IRE 结合增强，使 TfR mRNA 稳定，不被降解，TfR mRNA 数量增加，TfR 合成增多，细胞摄取铁增加。（图 2 - 3）

目前对 IRF 与 IRE 结合后如何稳定 TfR mRNA，避免被降解，以及细胞内铁如何调节 IRF 的机制尚不十分清楚。

当红细胞衰老后，从红细胞中释放出来的铁 80% 以上可被重新再利用。

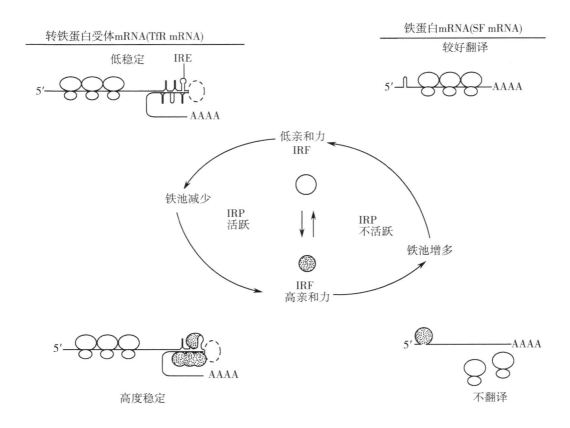

图 2 - 3 细胞内铁代谢的调节示意图

（四）铁吸收及利用的调控

正常成年人每天约产生 2×10^{11} 个红细胞，需要的铁量 > 20 mg。每天从肠道吸收的铁仅 1 ~ 2 mg，远不能满足需要。产生红细胞所需要的铁主要来源于单核 - 吞噬细胞吞噬的衰老红细胞。多年来，对于铁在肠道吸收、储备及利用的调控机制不是太清楚。近年的研究认为，海帕西啶——肝细胞产生的肽类激素，可能是机体铁储备及循环可利用铁的生理调控因子。实验证实海帕西啶可通过调整肠道铁的吸收以控制体内的铁量，并通过影响巨噬细胞内铁的供给以促进红细胞的生成。

（五）铁的贮存

铁以铁蛋白和含铁血黄素的形式贮存在骨髓、肝和脾的单核巨噬细胞中。在铁代谢平衡的情况下，每天进入和离开贮存池的铁量很少。铁蛋白的铁（Fe^{3+}）当机体需要时，先还原成 Fe^{2+}，与络合剂结合后，从铁蛋白中释放出来。当体内铁负荷过多时，则以含铁血黄素的形式存在。含铁血黄素内的铁是以缓慢而不规则的方式重新返回细胞内铁代谢循环。

铁蛋白的合成亦受 IRF 的协调，当体内铁减少时，IRF 与铁蛋白 mRNA 上的 IRE 结合，使铁蛋白 mRNA 停止运转，铁蛋白的合成减少（铁贮存减少），以扩大细胞内铁的利用。反之，当体内铁过多时，铁蛋白的合成增加（图 2 - 3）。

（六）铁的排泄

铁每天主要随胃肠道上皮细胞、胆汁等排出，泌尿生殖道及皮肤、汗液、脱落细胞亦可丢失极少量的铁，总量约为 1 mg。生育年龄妇女平均每天排出的铁为 1.5 ~ 2 mg。

二、缺铁的病因

人体内的铁是呈封闭式循环的。正常情况下，铁的吸收和排泄保持着动态的平衡，人体一般不会缺铁，只在需要增加、铁的摄入不足及慢性失血等情况下造成长期铁的负平衡才致缺铁。

造成缺铁的病因可分为铁摄入不足和丢失过多两大类。

（一）铁摄入不足

最常见的原因是食物中铁的含量不足、偏食或吸收不良。食物中的血红素铁容易被吸收，且不受食物组成及胃酸的影响。非血红素铁则需要先变成 Fe^{2+} 才能被吸收。蔬菜、谷类、茶叶中的磷酸盐、植酸、丹宁酸等可影响铁的吸收。成年人每天铁的需要量为 1～2 mg。男性 1 mg/d 即够，生育年龄的妇女及生长发育的青少年铁的需要增多，应为 1.5～2 mg/d。如膳食中铁含量丰富而体内贮存铁量充足，一般极少会发生缺铁。

造成铁摄入不足的其他原因是药物或胃肠疾病影响了铁的吸收，某些金属如镓、镁的摄入，制酸剂中的碳酸钙和硫酸镁，溃疡病时服用的 H_2 受体抑制剂等，均可抑制铁的吸收。萎缩性胃炎、胃及十二指肠手术后胃酸减少影响铁的吸收等，均是造成铁摄入不足的原因。

（二）铁丢失过多

正常人每天从胃肠道、泌尿道及皮肤上皮细胞中丢失的铁约为 1 mg。妇女在月经期、分娩和哺乳时有较多的铁丢失。临床上铁丢失过多在男性常是由于胃肠道出血，而女性则常是由于月经过多。

胃肠道出血常见原因是膈疝、食管静脉曲张、胃炎（药物及毒素引起）、溃疡病、溃疡性结肠炎、痔、动静脉畸形、息肉、憩室炎、肿瘤及钩虫感染。酗酒、服用阿司匹林及类固醇和非类固醇抗炎药者，以及少见的血管性紫癜、遗传性毛细血管扩张症及维生素 C 缺乏症等，也常会有胃肠道的小量慢性失血。

其他系统的出血，见于泌尿系肿瘤、子宫肌瘤、反复发作的阵发性睡眠性血红蛋白尿症和咯血，止血凝血障碍性疾病或服用抗凝剂等。

此外，妊娠期平均失血 1 300 mL（约 680 mg 铁）需每天补铁 2.5 mg。在妊娠的后 6 个月，每天需要补铁 3～7 mg/d。哺乳期铁的需要量增加 0.5～1 mg/d。如补充不足，会导致铁的负平衡。如多次妊娠，则铁的需要量更要增加。

献血员每次献血 400 mL 约相当于丢失铁 200 mg。约 8% 的男性献血员及 23% 女性献血员的血清铁蛋白降低。如在短期内多次献血，情况会加重。

三、发病机制

铁是人体必需的微量元素，存在于所有生存的细胞内。铁除参与血红蛋白合成外，还参加体内的一些生物化学过程，包括线粒体的电子传递、儿茶酚胺代谢及 DNA 的合成。已知多种酶需要铁，如过氧化物酶、细胞色素 C 还原酶、琥珀酸脱氢酶、核糖核酸还原酶及黄嘌呤氧化酶等蛋白酶及氧化还原酶中都有铁。如缺乏，将影响细胞的氧化还原功能，造成多方面的功能紊乱。

含铁酶的活性下降，影响细胞线粒体的氧化酵解循环。使更新代谢快的上皮细胞角化变性，消化系统黏膜萎缩，胃酸分泌减少。缺铁时，骨骼肌中的 α－磷酸甘油脱氢酶减少，易引起运动后乳酸堆积增多，使肌肉功能及体力下降。含铁的单胺氧化酶对一些神经传导剂（如多巴胺、去甲肾上腺素及 5－羟色胺等）的合成、分解起着重要的作用。缺铁时，单胺氧化酶的活性降低，可使神经的发育及智力受到影响。缺铁时过氧化氢酶和谷胱甘肽过氧化物酶活性降低，易致细胞膜氧化损伤，红细胞的变形性差，寿命缩短。此外，缺铁时血小板的黏附功能降低，抗凝血酶Ⅲ和纤维蛋白裂解物增加，严重时可影响止血功能。

发育中的红细胞需要铁、原卟啉和珠蛋白以合成血红蛋白。血红蛋白合成不足造成低色素性贫血。

关于缺铁与感染的关系，目前尚有不同的看法。缺铁时巨噬细胞功能和脾自然杀伤细胞活性明显有障碍；中性粒细胞的髓过氧化物酶和氧呼吸爆发功能降低；淋巴细胞转化和移动抑制因子的产生受阻，细胞免疫功能下降。但另有人强调铁亦是细菌生长所需，认为缺铁对机体有一定的保护作用。铁丰富时较铁缺乏时更易发生感染。

四、临床表现

缺铁性贫血的临床表现是由贫血、缺铁的特殊表现及造成缺铁的基础疾病所组成的。

（一）症状

贫血的发生是隐伏的。症状进展缓慢，患者常能很好地适应，并能继续从事工作。贫血的常见症状是头晕、头痛、乏力、易倦、心悸、活动后气短、眼花、耳鸣等。

（二）特殊表现

缺铁的特殊表现有口角炎、舌乳突萎缩、舌炎，严重的缺铁可有匙状指甲（反甲），食欲减退、恶心及便秘。欧洲的患者常有吞咽困难、口角炎和舌异常，称为"Plummer – Vinson 综合征"或"Paterson – Kelly 综合征"，这种综合征可能与环境及基因有关。吞咽困难是由于在下咽部和食管交界处有黏膜网形成，偶可围绕管腔形成袖口样的结构，束缚着食管的开口。常需要手术破除这些网或扩张狭窄，单靠铁剂的补充无济于事。

（三）非贫血症状

缺铁的非贫血症状表现是儿童生长发育迟缓或行为异常，表现为烦躁、易怒、上课注意力不集中及学习成绩下降。异食癖是缺铁的特殊表现，也可能是缺铁的原因，其发生的机制不清楚。患者常控制不住地仅进食一种"食物"，如冰块、黏土、淀粉等。铁剂治疗后可消失。

（四）体征

体征除皮肤黏膜苍白、毛发干枯、口唇角化、指甲扁平、失光泽、易碎裂，约18%的患者有反甲，约10%缺铁性贫血患者脾轻度肿大，其原因不清楚，患者脾内未发现特殊的病理改变，在缺铁纠正后可消退。少数严重贫血患者可见视网膜出血及渗出。

五、实验室检查

（一）血常规

呈现典型的小细胞低色素性贫血（MCV < 80fl、MCH < 27 pg、MCHC < 30%）。红细胞指数改变的程度与贫血的时间和程度相关。红细胞宽度分布（RDW）在缺铁性贫血的诊断中意义很难定，正常为13.4% ±1.2%，缺铁性贫血为16.3%（或 >14.5%）特殊性仅为50% ~70%。血片中可见红细胞染色浅淡，中心淡染区扩大，大小不一。网织红细胞大多正常或轻度增多。白细胞计数正常或轻度减少，分类正常。血小板计数在有出血者常偏高，在婴儿及儿童中多偏低。

（二）骨髓象

骨髓检查不一定需要，除非是需要与其他疾病的贫血相鉴别时。骨髓涂片表现增生活跃，幼红细胞明显增生。早幼红及中幼红细胞比例增高，染色质颗粒致密，胞质少，血红蛋白形成差。粒系和巨核细胞系正常。铁粒幼细胞极少或消失。细胞外铁缺如。

（三）生化检查

1. 血清铁测定　血清铁降低［<8.95 μmmol/L（50 μg/dL）］，总铁结合力增高［>64.44 μmmol/L（360 μg/dL）］，故转铁蛋白饱和度降低。由于血清铁的测定波动大，影响因素较多，在判断结果时，应结合临床考虑。在妇女月经前2～3天、妊娠的后3个月，血清铁和总铁结合力均会降低，但不一定表示缺铁。

2. 血清铁蛋白测定　血清铁蛋白低于14 μg/L。但在伴有炎症、肿瘤及感染时可以增高，应结合临床或骨髓铁染色加以判断。缺铁性贫血患者骨髓红系细胞内及细胞外铁染色均减少或缺如。

3. 红细胞游离原卟啉（FEP）测定　FEP增高表示血红素合成有障碍，用它反映缺铁的存在，是较为敏感的方法。但在非缺铁的情况如铅中毒及铁粒幼细胞贫血时，FEP亦会增高。应结合临床及其他生化检查考虑。

4. 红细胞铁蛋白测定　用放射免疫法或酶联免疫法可以测定红细胞碱性铁蛋白，可反映体内铁贮存的状况，如<6.5ag/红细胞，表示铁缺乏。此结果与血清铁蛋白相平行，受炎症、肿瘤及肝病的影响较小是其优点。但操作较复杂，尚不能作为常规使用。

（四）其他检查

为明确贫血的病因或原发病，尚需进行多次大便潜血、尿常规检查，必要时还应进一步查肝肾功能，胃肠X线检查、胃镜检查及相应的生化、免疫学检查等。

六、诊断及鉴别诊断

（一）诊断

仔细询问及分析病史，加上体格检查可以得到诊断缺铁性贫血的线索，确定诊断还须有实验室证实。临床上将缺铁及缺铁性贫血分为：缺铁、缺铁性红细胞生成及缺铁性贫血3个阶段。其诊断标准分别如下。

1. 缺铁或称潜在缺铁　此时仅有体内贮存铁的消耗。符合以下（1）再加上（2）或（3）中任何一条即可诊断。

（1）有明确的缺铁病因和临床表现。

（2）血清铁蛋白<14 μg/L。

（3）骨髓铁染色显示铁粒幼细胞<10%或消失，细胞外铁缺如。

2. 缺铁性红细胞生成　指红细胞摄入铁较正常时减少，但细胞内血红蛋白的减少尚不明显。符合缺铁的诊断标准，同时有以下任何一条者即可诊断。

（1）转铁蛋白饱和度<15%。

（2）红细胞游离原卟啉>0.9 μmmol/L。

3. 缺铁性贫血　红细胞内血红蛋白减少明显，呈现小细胞低色素性贫血。诊断依据是：

（1）符合缺铁及缺铁性红细胞生成的诊断。

（2）小细胞低色素性贫血。

（3）铁剂治疗有效。

（二）鉴别诊断

主要与其他小细胞低色素性贫血相鉴别。

1. 珠蛋白生成障碍性贫血（地中海贫血）　常有家族史，血片中可见多数靶形红细胞，血红蛋白电泳中可见胎儿血红蛋白（HbF）或血红蛋白 A_2（HbA_2）增加。患者的血清铁及转铁蛋白饱和度、骨髓可染铁均增多。

2. 慢性病贫血　血清铁虽然降低，但总铁结合力不会增加或有降低，故转铁蛋白饱和度正常或稍增加。血清铁蛋白常有增高。骨髓中铁粒幼细胞数量减少，巨噬细胞内铁粒及含铁血黄素颗粒明显增多。

3. 铁粒幼细胞贫血　临床上不多见。好发于老年人。主要是由于铁利用障碍。常为小细胞正色素性贫血。血清铁增高而总铁结合力正常，故转铁蛋白饱和度增高。骨髓中铁颗粒及铁粒幼细胞明显增多，可见到多数环状铁粒幼细胞。血清铁蛋白的水平也增高。

七、治疗

（一）病因治疗

应尽可能地去除导致缺铁的病因。单纯的铁剂补充只能使血常规恢复。如对原发病忽视，不能使贫血得到彻底的治疗。

（二）铁剂的补充

铁剂的补充治疗以口服为宜，每天元素铁 150～200 mg 即可。常用的是亚铁制剂（琥珀酸亚铁或富马酸亚铁）。于进餐时或餐后服用，以减少药物对胃肠道的刺激。铁忌与茶同服，否则易与茶叶中的鞣酸结合成不溶解的沉淀，不易被吸收。钙盐及镁盐亦可抑制铁的吸收，应避免同时服用。

患者服铁剂后，自觉症状可以很快地恢复。网织红细胞一般于服后 3～4 天上升，7 天左右达高峰。血红蛋白于 2 周后明显上升，1～2 个月后达正常水平。在血红蛋白恢复正常后，铁剂治疗仍需继续服用，待血清铁蛋白恢复到 50 μg/L 再停药。如果无法用血清铁蛋白监测，则应在血红蛋白恢复正常后，继续服用铁剂 3 个月，以补充体内应有的贮存铁量。

如果患者对口服铁剂不能耐受，不能吸收或失血速度快须及时补充者，可改用胃肠外给药。常用的是右旋糖酐铁或山梨醇铁肌内注射。治疗总剂量的计算方法是：所需补充铁 mg 数 =（150 - 患者 Hb g/L）×3.4（按每 1 000 gHb 中含铁 3.4 g）×体重（kg）×0.065（正常人每 kg 体重的血量约为 65 mL）×1.5（包括补充贮存铁）。上述公式可简化为：所需补充铁的 mg =（150 - 患者 Hb g/L）×体重（kg）×0.33。首次给注射量应为 50 mg，如无不良反应，第 2 次可增加到 100 mg，以后每周注射 2～3 次，直到总剂量用完。有 5%～13% 的患者于注射铁剂后可发生局部肌肉疼痛、淋巴结炎、头痛、头晕、发热、荨麻疹及关节痛等，多为轻度及暂时的。偶尔（约 2.6%）可出现过敏性休克，会有生命危险，故给药时应有急救的设备（肾上腺素、氧气及复苏设备等）。

八、预防

缺铁性贫血大多是可以预防的。主要是重视营养知识教育及妇幼保健工作，如改进婴儿的喂养，提倡母乳喂养和及时添加辅食，妊娠及哺乳期妇女适当补充铁剂等；在钩虫流行区应进行大规模的寄生虫防治工作；及时根治各种慢性消化道出血的疾病等。

九、预后

缺铁性贫血的预后取决于原发病是否能治疗。治疗原发病、纠正饮食习惯及制止出血后，补充铁剂治疗可使血红蛋白较快地恢复正常。如治疗不满意，失败的原因常为：①诊断错误，贫血不是缺铁所致。②并发慢性疾病（如感染、炎症、肿瘤或尿毒症等）干扰了铁剂的治疗。③造成缺铁的病因未消除，铁剂的治疗未能补偿丢失的铁量。④同时合并有叶酸或维生素 B_{12} 缺乏影响血红蛋白的恢复。⑤铁剂治疗中的不恰当（包括每天剂量不足，疗程不够，未注意食物或其他药物对铁吸收的影响等）。

（倪　军）

第二节　慢性病贫血

慢性病贫血（ACD），也被称为"炎症性贫血"（AI），发病率仅次于缺铁性贫血，其特点是血清铁浓度降低、转铁蛋白水平正常或降低，铁蛋白水平正常或升高。ACD 的机制是细胞因子对红细胞生成抑制所致。在这些细胞因子中，IL－6 起着重要作用。IL－6 可增加肝合成铁调节蛋白，阻止铁从巨噬细胞和肝细胞的释放，从而造成红细胞生成障碍。原发病的有效治疗是纠正 ACD 的最主要手段，在原发病无法缓解的情况下，促红细胞生成素（EPO）的治疗可部分纠正 ACD。

早在 19 世纪初期，有学者发现结核病患者常常伴面色苍白，这是有关慢性感染与贫血关系的最早报道，甚至早于血细胞数目的测定。后来红细胞数量的测定证实了炎症与贫血的相关性，首先提出了"感染性贫血"这一名称。随后发现除感染性疾病外，一些结缔组织病及恶性肿瘤也可并发类似的贫血，因此提出"简单慢性贫血"和"慢性病贫血"（ACD）的名称。ACD 被广泛采纳并沿用至今。

临床发现并非所有慢性疾病均并发贫血（如高血压），一些不并发慢性疾病的老年患者也可出现相类似的贫血，而一些急性疾病（尤其是重症）可在短时间内出现原发病无法解释的贫血。目前已了解的 ACD 发病机制是与炎性细胞因子相关，故有学者提出新的名称"炎症性贫血"，一方面解释了 ACD 的病理生理学特点，另一方面包括了上述的老年性贫血及重症患者的急性贫血。

全球范围内感染和慢性炎性疾病的高发，以及发达国家恶性肿瘤的高发，使 ACD 的发病率列贫血的第 2 位，仅次于缺铁性贫血。ACD 是住院患者中最常见的贫血类型，临床上伴发 ACD 的常见病因及发生率见表 2－2。

表 2－2　ACD 常见病因及发生率

ACD 病因	具体疾病	发生率
感染	病毒：如 HIV/AIDS 等	18%～95%
	细菌：如结核、脓肿、感染性心内膜炎、骨髓炎等真菌	
	寄生虫：如疟疾等	
肿瘤	血液系统肿瘤：如多发性骨髓瘤、淋巴瘤等一些实体肿瘤	30%～77%

续 表

ACD 病因	具体疾病	发生率
急性/慢性炎症	自身免疫病：如类风湿关节炎、系统性红斑狼疮、血管炎、结节病、炎性肠病等	8% ~71%
	实体瘤移植后慢性排异反应	
	慢性肾病/透析	
	重症，创伤/烧伤	
细胞因子调节异常	老年人贫血	30% ~40%

一、发病机制

ACD 的发病机制目前并未完全清晰。在慢性疾病过程中，ACD 主要引起机体红细胞生成障碍，不能补偿机体对红细胞的需求。但这种障碍只是轻度的，所以导致的贫血也只是轻到中度。核心的问题是：什么因素导致红细胞生成障碍？铁又是如何被扣留在巨噬细胞和肝细胞中，不能被充分利用？

（一）EPO 分泌相对不足及作用钝化

机体针对贫血、组织氧合功能降低的正常反应是代偿性 EPO 升高及造血增加，一般 EPO 升高（log）及贫血程度（线性）呈半 log 相关性。而 RA 并发 ACD 患者的血清 EPO 水平升高，但是低于 IDA 患者。血液系统肿瘤及实体瘤并发贫血的研究结果与之类似，提示 ACD 患者骨髓反应性代偿不足的一个可能原因就是 EPO 生成相对不足。支持这一假说的实验有：体外实验发现 IL-1、TNF-α 通过产生氧自由基而下调转录因子 GATA-1（EPO 启动子），直接抑制 EPO 表达。小鼠注射脂多糖（LPS）或 IL-1β 后肾脏 EPO mRNA 产生减少、循环 EPO 水平降低，也证实了细胞因子对 EPO 生成的抑制。

但并非所有患者都有 EPO 不足，并且 EPO 减少并不是 AI 主要的机制。如果是，则小剂量的 EPO 治疗即可逆转贫血，然而这并不符合临床治疗的情况，提示体内可能存在红系前体细胞对 EPO 刺激反应不足。处于慢性炎症状态的肾病血清快速反应蛋白 CRP 高于 20 mg/L，所需的 EPO 剂量较单纯肾病未处于炎症状态的患者升高了 80%；另一项研究表示 CRP > 50 mg/L 的患者尽管增加了 EPO 治疗剂量，但贫血仍较 CRP < 50 mg/L 的患者的 EPO 反应性更低，支持炎症导致了 EPO 的相对抵抗。其他临床研究也发现红系前体细胞对 EPO 的反应与潜在疾病的严重程度及循环细胞因子水平呈负相关，与前炎症因子抑制红系前体细胞增殖、下调 EPO 受体及受体后信号传导有关。

（二）红细胞破坏/寿命缩短

一些研究发现慢性疾病患者的红细胞寿命缩短了 20% ~30%。有学者发现将 ACD 患者的红细胞输注到正常人体内，红细胞寿命是正常的，但正常红细胞输注到 ACD 患者体内则红细胞寿命缩短，提示是由于细胞外因素导致了红细胞破坏增多。ACD 中大量细胞因子进一步激活了巨噬细胞的吞噬功能以及脾的滤过功能，导致对轻微受损的红细胞破坏增加，这一发现与 ACD 外周血中以年轻的红细胞为主也相符合。还有一些其他的因素，如细菌毒素、体温升高、宿主来源的抗体或补体介导了红细胞破坏。

（三）失代谢异常及铁限制性红细胞生成

1. 铁调素（hepcidin）的作用　ACD 发病机制研究中，里程碑式的标志是铁代谢研究的进展。即 ACD 患者网状内皮系统（RES）细胞摄取铁增多并引起细胞内铁蓄积，导致循环铁转移入网状内皮系统，继而红系前体细胞可利用的铁减少，引起铁限制性造血。早在 1932 年即有学者描述感染及低铁血症的相关性，微生物感染时血清铁降低也是一种机体的自我防御机制。向小鼠体内注射白介素 1（IL-

1）、肿瘤坏死因子－α（TNF－α）或一氧化氮（NO）可引起铁蛋白升高、低铁血症及贫血，提示炎症因子、低铁血症与贫血的相关性，但铁代谢调节参与 ACD 的机制一直不清楚。直至 2000 年，小分子肽段铁调节蛋白 hepcidin 的发现将炎症因子与铁代谢有机联系起来。铁调素是肝分泌的抗感染急性相蛋白及铁调节蛋白，小鼠模型中通过转基因或者其他方法诱使铁调素持续过表达时可导致严重的缺铁性贫血，而缺乏铁调素的小鼠在矿物油诱发的炎症状态时并未出现血清铁降低，提示铁调素是 ACD 中铁代谢通路的中心环节。进一步研究发现铁调素通过增加巨噬细胞及肝细胞表面二价金属转运蛋白（DMT－1）以增加铁转运入细胞，同时减少巨噬细胞及肠上皮细胞表面的铁转运蛋白致铁输出减少，从而引起血清铁下降。贫血、缺氧时铁调素下调，在炎症免疫反应中 hepcidin 升高。

2. IL－6、铁调素及低铁血症　ACD 中多种细胞因子可诱导铁调素升高，近期研究发现 IL－6 是影响铁调素最重要的因素。IL－6 基因敲除的小鼠中，在用矿物油处理的炎症过程中未出现铁调素升高及低铁血症。体外培养的肝细胞中 IL－6 可有效诱导铁调素产生，而 IL－1 或 TNF－α 并不参与这一反应。在健康受试者中输注 IL－6 后数小时内诱导铁调素产生并导致低铁血症。IL－6－hepcidin 轴在炎症相关性低铁血症中起重要作用。

3. 血清铁浓度依赖于巨噬细胞及肝细胞的铁释放　稳定状态下机体每日 20～25 mg 铁进入血浆/转铁蛋白池，几乎均来自巨噬细胞内的衰老红细胞铁再循环以及肝细胞的铁储备，仅 1～2 mg 铁来源于饮食。与转铁蛋白结合的铁仅 2～4 mg，但是所有铁代谢过程均需通过这个形式，因此转铁蛋白池的铁在数小时内就更替一次。缺乏铁调素或铁调素过表达的转基因小鼠中发现铁调素是铁释放的抑制因子，可同时抑制肠道铁吸收。炎症状态下，IL－6 诱导铁调素生成，随之铁调素抑制铁释放导致血清铁降低，铁调素与细胞膜的铁转运蛋白分子结合，并且诱导其内化及降解，后者是铁释放的唯一输出方式。铁调素浓度越高，铁转运蛋白浓度则越低，肠细胞、巨噬细胞及肝细胞中铁输出就越少。

4. 肠道铁吸收减少　长时间的 ACD 患者中红细胞可呈小细胞低色素，部分原因是铁储备逐渐降低导致缺铁、铁限制性造血。肠道铁吸收在炎症状态下被抑制，可能是 IL－6 及铁调素介导的。正常人体内储存铁有 400～1 000 mg，每日造血需要的铁仅 1～2 mg 来源于饮食。真正的铁缺乏可能会最终在慢性疾病中出现，尤其在铁储备有限而 IL－6 水平非常高的儿童患者，例如全身型幼年类风湿关节炎。这部分患者 EPO 相应升高，但是对口服铁补充治疗无反应，而肠外补铁可纠正部分贫血。

（四）红系前体细胞增殖受损

ACD 患者的红系前体细胞（爆式红系形成单位 BFU－E 及红系集落形成单位 CFU－E）增殖及分化受损，与细胞因子如干扰素－α（IFN－α）、－β3、－γ、TNF－α 及 IL－1 有关。这些细胞因子影响 BFU－E 及 CFU－E 的生长，其中 IFN－γ 是最强的抑制因子，与血红蛋白浓度及网织红细胞数量的负相关性最强。潜在的机制可能涉及细胞因子介导的细胞凋亡，至少部分与神经酰胺的形成有关，后者下调祖细胞表面 EPO 受体（EPOR）的表达，降低 EPO 的产生及活性，并减少其他造血细胞因子（如干细胞生长因子 SCF）减少。另外细胞因子诱导巨噬细胞样细胞产生不稳定的自由基（如 NO）或过氧化物阴离子可对红系祖细胞产生直接毒性。

总之，ACD 的发病涉及多个方面，基础疾病可通过一系列细胞因子影响肝铁调节蛋白的合成，阻止铁从巨噬细胞和肝细胞的释放，从而造成红细胞生成障碍；红系造血前体细胞的增殖受损；红细胞生成素（EPO）产生减少/反应钝化以及红细胞寿命缩短。各种因素相互影响，最终导致贫血。表 2－3 汇总了目前所知的影响 ACD 发病机制的影响因素。

表 2 - 3　ACD 发病机制及其影响因素

ACD 机制	核心步骤	机制	细胞通路	系统表现
铁代谢异常	TNF - α	铁蛋白转录增加	增加 RES 内铁储备	血清铁降低、铁蛋白增高
	IL - 1	TNF - α 介导红细胞寿命缩短	不明（可能通过自由基破坏红细胞途径）	吞噬红细胞
	IL - 6	诱导铁蛋白转录及翻译	增加 RES 内铁储备	血清铁降低、铁蛋白增高
		刺激铁调素产生	铁调素使铁吸收及铁从巨噬细胞外运减少	血清铁降低
	IFN - γ 或 LPS	刺激 DMT - 1 合成；下调铁转运蛋白表达	增加铁吸收并抑制铁在巨噬细胞循环（如来源于吞噬红细胞）	血清铁降低
	IL - 10	诱导转铁蛋白受体表达；刺激铁蛋白翻译	促进转铁蛋白结合铁在巨噬细胞的吸收和储存	血清铁降低、铁蛋白增高
	红细胞吞噬	TNF - α 导致红细胞破坏的增加，从而红细胞半衰期缩短	再循环的铁限制于巨噬细胞中	血清铁降低、贫血
红系造血削弱	IFN - γ、IL - 1 及 TNF - α	抑制 CFU - E、BFU - E 的增殖和分化	诱导凋亡、下调 EPOR 表达，降低 SCF	贫血合并网织细胞正常或降低
		铁滞留在 RES 中导致血清铁降低	铁限制性造血	贫血合并原卟啉增加
		诱导 NO 产生	红细胞氨基乙酰丙酸合酶降低	贫血合并乙酰丙酸升高
	α - 抗胰蛋白酶	减少红系细胞铁吸收	BFU - E 及 CFU - E 增殖下降	贫血
	肿瘤细胞或微生物	骨髓浸润	造血干祖细胞被取代	贫血或全血细胞减少，或二者皆有
		产生可溶性介质	局部炎症及细胞因子、自由基产生	贫血或全血细胞减少，或二者皆有
		消耗维生素	抑制造血干祖细胞	叶酸或钴胺素缺乏
	血清铁降低	细胞因子介导铁储留在 RES 中、铁吸收减少	血红素合成削弱，对 EPO 反应受损及 CFU - E 增殖减少	贫血
EPO 反应钝化	EPO 缺乏	IL - 1 及 TNF - α 抑制 EPO 产生	EPO 转录减少，自由基介导的损伤 EPO 分泌细胞	血清 EPO 降低
	血清铁降低	因铁利用受限，导致干祖细胞对 EPO 反应降低	血红素产生障碍，红系增殖障碍	贫血、血清铁降低
	IFN - γ、IL - 1 及 TNF - α	削弱红系干祖细胞对 EPO 的反应	减少 CFU - E 中 EPO 受体的表达；通过细胞因子及自由基破坏红系干祖细胞，可能干扰 EPO 信号传导	贫血

二、临床表现及实验室检查

　　ACD 患者伴随的轻至中度贫血症状常常被原发疾病的临床表现所覆盖，而且血红蛋白浓度在 7 ～ 11 g/dL 可不出现相关症状，但处于严重呼吸功能不全、发热及衰弱的患者贫血导致的携氧能力下降常常加重前期症状。常规查体难以发现相关体征，因此诊断需依赖实验室检查。

　　1. 红细胞及网织红细胞　ACD 通常表现为轻至中度（血红蛋白浓度 70 ～ 110 g/L）的正色素、正细胞性贫血，当疾病加重或者病程延长时可演变成小细胞低色素型贫血。网织红细胞绝对计数通常正常或者轻度升高。

2. 铁相关指标　血清铁及总铁结合力降低、铁蛋白升高是 ACD 特征性表现。血清铁半衰期为 90 分钟，变化迅速，可在感染开始或者严重炎症反应数小时后出现。总铁结合力常常反映出转铁蛋白水平，转铁蛋白水平半衰期 8 ～ 12 天，变化较血清铁缓慢，在 ACD 中可正常或轻度降低。

血清铁蛋白水平反映铁储备，在 ACD 中升高、在缺铁性贫血（IDA）中降低，对鉴别两种疾病很有帮助。但是铁蛋白是一种急性反应蛋白，在炎症刺激后升高，受疾病状态影响较大，且长时间 ACD 的患者可出现铁储备下降，并发缺铁性贫血。ACD 中如果铁蛋白浓度 < 60 μg/L 被认为并发缺铁性贫血。

可溶性转铁蛋白受体是转铁蛋白膜受体片段的分解产物，当铁供给减少时升高（IDA），而在 ACD 中因为合并炎症因子的负调节作用则正常或减少。可溶性转铁蛋白受体与铁蛋白对数值（log 铁蛋白）的比值对鉴别 ACD、IDA 及二者合并较铁蛋白鉴别的价值更大，小于 1 提示 ACD、当大于 2 提示存在 IDA。

3. 骨髓铁染色　骨髓穿刺或者活检对诊断 ACD 很有帮助，但很少作为常规检查手段。总的来说，除相关原发病骨髓受累外，骨髓细胞形态学多正常。而铁染色的铁分布对鉴别 IDA 则有帮助。IDA 中铁粒幼细胞及巨噬细胞内均缺铁，而 ACD 中铁粒幼细胞数量减少，但巨噬细胞内铁粒增多。尽管铁染色可作为鉴别 ACD 及 IDA 的金标准，但临床上因铁蛋白测定的便利性，骨髓穿刺属有创检查，这使铁染色很少作为常规检查手段。

表 2 - 4 显示了鉴别 ACD、IDA 或二者同时存在时常用的实验室指标。

表 2 - 4　ACD、IDA 及二者同时存在时的实验室指标

指标	ACD	IDA	二者合并
血清铁	↓（常 > 50 μg/L）	↓（< 50 μg/L）	↓
转铁蛋白浓度	↓或正常	↑	↓
转铁蛋白饱和度	↓（> 16%）	↓（< 15%）	↓
总铁结合力	↓	↑	正常或↓
铁蛋白	正常或↑	↓	↓或正常
可溶性转铁蛋白受体	正常	↑	正常或↑
可溶性转铁蛋白受体/log 铁蛋白	低（小于 1）	高（大于 2）	高（大于 2）
骨髓铁染色	巨噬细胞内铁↑	↓	正常或↓
细胞因子水平	升高	正常	升高

4. EPO 测定　ACD 需根据贫血的严重程度来决定是否测量 EPO 浓度。血红蛋白水平在 100 g/L 以下才需要监测 EPO 水平，因为在此之上 EPO 有一定的代偿范围。EPO 水平可作为 ACD 治疗疗效的参考标准，有学者通过测量肿瘤非化疗患者接受 EPO 治疗 2 周后的 EPO 及铁蛋白浓度，提出如分别高于 100 U/L 及 400 ng/mL 则提示对 EPO 治疗无反应，但这一结果对化疗的患者不适用。

5. 铁调素测定　自 2000 年分别从尿液及血透置换液中发现铁调素以后，很多中心开始测量血液或尿液的铁调素含量。尿铁调素含量在 ACD 中明显高于正常人或 IDA 患者，可有效将二者鉴别。血清铁调素浓度对二者鉴别意义不大，可能与铁调素快速清除、血液浓度不稳定有关。肾功能不全的患者中血铁调素前体浓度与 ACD 相关。尽管目前铁调素测量尚未应用于常规诊断，但其有广泛的应用价值。

三、诊断与鉴别诊断

1. 诊断　根据患者基础疾病、贫血及相关铁代谢指标检查，可诊断 ACD。国内制定的 ACD 诊断依据如下。

（1）临床表现：①轻至中度贫血。②常常伴随慢性感染、炎症或肿瘤。

（2）实验室检查：①多为正细胞正色素性贫血，30%～50% 可为小细胞低色素性贫血，但 MCV 很少 <72fl。②网织红细胞正常。③骨髓铁染色提示铁粒幼细胞减少，巨噬细胞内铁粒增多。④红细胞游离原卟啉增多。⑤血清铁及总铁结合力均降低，转铁蛋白饱和度正常或稍低，通常 16%～30%。⑥血清铁蛋白升高。

诊断 ACD 时需先排除这些慢性疾病并发的失血、溶血及药物导致的骨髓抑制等因素，与 IDA 的鉴别详见表 2-4。

2. 其他鉴别诊断

（1）在感染、炎症及肿瘤患者中，药物可导致骨髓抑制，或者诱发的溶血性贫血。当骨髓被细胞毒药物抑制或者非特异性毒性反应时，血清铁升高、网织红细胞计数降低。溶血性贫血时网织红细胞、非结合胆红素及乳酸脱氢酶（LDH）升高，血清结合珠蛋白降低。

（2）慢性失血导致铁储备丢失、血清铁降低、铁蛋白降低但转铁蛋白升高。尽管 ACD 铁蛋白多升高，但并发慢性失血时铁蛋白可降低，需积极发现出血部位，例如是否静脉抽血过多（医源性）或月经失血等。多次检查粪便潜血以排除消化道出血。当发现出血部位时口服或者静脉补铁治疗有效，可证实为 ACD 并发 IDA。

（3）肾功能不全导致的 EPO 缺乏性贫血。尿毒症患者中血清铁水平正常或升高，但同时血肌酐也升高可明确诊断。肾衰竭导致的炎症状态可并发出现 ACD 对 EPO 治疗抵抗，炎症状态时 ESR 及 CRP 升高。

（4）内分泌异常包括甲状腺功能减低、甲状腺功能亢进、睾丸功能衰竭或者糖尿病，可导致慢性正细胞、正色素性贫血。不同于 ACD 或者 IDA，内分泌异常患者中血清铁可正常。

（5）骨髓中肿瘤细胞浸润导致的贫血。贫血可在恶性肿瘤，尤其在恶性淋巴瘤病情进展中出现，并可有血清铁正常或升高。骨髓受累时血涂片通常发现异常红细胞、泪滴状红细胞、幼红细胞以及不成熟髓系细胞，骨髓涂片可确定诊断。但骨髓受累时多伴随有 ACD。

（6）轻微的地中海贫血是某些地区贫血常见的原因，可与 ACD 相混淆。地中海贫血时小红细胞数目增多且持续终身，且贫血严重程度常常超过 ACD。

（7）妊娠及严重血浆蛋白增多（如高球蛋白血症、多发性骨髓瘤等）中可出现稀释性贫血。

四、治疗

（一）治疗的合理性

ACD 需要治疗的条件有两个：第一，贫血对机体造成伤害，需要心脏代偿性提高心排出量以维持组织氧供；第二，贫血是一些疾病的不良预后指标。ACD 中，中度贫血是需要治疗的，尤其是 65 岁以上、合并单个或多个危险因素（如冠心病、肺病及慢性肾病）的患者。贫血纠正后输血减少、血红蛋白升高，患者的生活质量可相应提高。

在肿瘤、慢性肾病及充血性心力衰竭患者中，贫血是预后相对不佳的指标。一项 10 万名透析患者的回顾性分析中，血红蛋白低于 80 g/L 组较 100～110 g/L 组死亡 OR 值升高 1 倍；在先小于 30%、后逐渐发展超过 30% 组与开始即 HCT>30% 组的 OR 值相当。但是，不是贫血被完全纠正的患者预后最好，而是 HCT 33%～36% 组的透析患者死亡风险最低。这一证据随后被慢性肾病及肿瘤患者采纳，推荐 Hb 水平控制在 110～120 g/L 为合适的范围。

（二）治疗选择

ACD 首先需要治疗基础疾病，如类风湿关节炎患者采用抗 TNF-α 受体。同时需去除引起贫血的其他因素，例如消化道出血、营养性贫血、溶血性贫血以及药物不良反应等。如果原发病无法根治而贫血症状明显时需采取相应治疗手段（表 2-5）。

1. 输血　输血是一种快速有效改善贫血且被广泛采用的方法，对严重贫血或危及生命的贫血，尤其是伴有出血的患者很有帮助。输血可改善心肌梗死并发贫血患者的存活率，但输血本身可增加 ICU 患者多器官衰竭的发生率及死亡率。输血是否可调节免疫系统导致临床不良反应尚不清楚，但肿瘤或慢性肾病合并 ACD 的患者并不推荐长期输血，因为容易合并的铁过载及肾移植前患者对 HLA 抗原致敏。

表 2-5　除治疗原发病外 ACD 的其他治疗选择

治疗类型	指征	典型表现	风险及不良反应	获益
输血	心肌缺血	Hb<100 g/L	感染	迅速纠正贫血
	对其他治疗无反应	胸痛及 ECG 异常	血容量过大	
			输血反应	
补充铁	合并 IDA	怀疑或已存在 IDA	口服铁时胃肠道反应	便宜，相对安全
	对 EPO 治疗抵抗		胃肠道外给药时系统及局部反应	
			削弱抗感染能力	
EPO	乏力，活动耐力下降	Hb<100 g/L	需要数周时间	耐受性好，相对安全
		100～120 g/L 时酌情	纯红再障	
		贫血症状	可能导致肿瘤恶化	
			昂贵	

2. 补铁治疗　口服铁剂吸收不良、铁利用率低，而直接补充的铁仅一部分参与造血，更多的铁被单核-吞噬细胞系统储存。ACD 患者是否补铁治疗是有争议的，因为铁是微生物增殖必需的营养，微生物及肿瘤细胞所需铁被限制在 RES 中本身是机体的一种保护机制。在一项透析并接受铁剂治疗患者细菌感染风险的预测研究中，发现当转铁蛋白饱和度>20% 以及铁蛋白>100 ng/mL 时，感染细菌的风险明显升高，可能与铁抑制细胞免疫反应及下调 IFN-γ 相关。另外在长期免疫激活背景下的患者采用铁剂治疗，可激活高度毒性的羟自由基引起组织损伤及血管内皮功能异常，增加了急性冠脉事件的风险。

铁剂治疗可带来益处，可抑制 TNF-α 形成，可减少类风湿关节炎和终末期肾衰竭患者的疾病活动度，炎性肠病并发贫血的患者在胃肠道外补铁治疗后可增加血红蛋白水平。ACD 合并绝对的铁缺乏应该采用补铁治疗，EPO 治疗后功能性铁缺乏时也应该考虑补铁治疗，因为这部分患者血红蛋白升高的获益大于感染的风险。但目前 ACD 中铁蛋白超过 100 ng/mL，不推荐铁剂治疗。在接受化疗的肿瘤患者及透析患者中，已证实胃肠外补铁可增加 EPO 治疗疗效。

3. EPO　EPO 可下调铁调素水平，促进造血，有效改善 ACD。同时 EPO 的其他生物学效应，如抗炎、增加 T 细胞免疫反应，对某些基础疾病有好处。联合 EPO 及铁治疗不仅纠正了贫血，还可使疾病活动程度减轻。目前已在接受化疗的肿瘤患者、慢性肾病及 HIV 感染接受治疗的患者中证实，EPO 有纠正 ACD 的疗效。EPO 的反应率在骨髓增生异常综合征和多发性骨髓瘤、类风湿关节炎及慢性肾病分别为 25%、80% 及 95%，治疗作用包括逆转了细胞因子的抗增殖疗效、刺激铁吸收及促进红系前体细胞中血红素的合成等。对治疗无反应的原因可能是前炎症细胞因子水平高或同时铁供给不足。

但是，在一些实体瘤包括乳腺癌、卵巢癌、前列腺癌、肝癌和肾癌细胞及髓细胞中发现了 EPOR，尤其是 90% 乳腺癌细胞表达高水平的 EPOR。一部分体外实验发现，肿瘤细胞接受 EPO 刺激后可表现为增殖反应。另外，EPO - EPOR 可能诱导新生血管形成，因为裸鼠移植瘤中加入抑制 EPOR 信号传导的药物后新生血管被抑制、移植瘤细胞被破坏。在 EPO 治疗乳腺癌转移并发贫血患者的研究中，因治疗组死亡率有增加而被终止。随后，一项双盲、前瞻性研究对患颈部鳞癌接受局部放疗的患者，予以 EPO 治疗以维持 Hb > 130 g/L（女）及 140 g/L（男），结果提示 EPO 治疗组肿瘤复发率高于安慰剂组，同时也发现肿瘤患者使用 EPO 后出现血栓的风险较前增高。

美国血液学会推荐的肿瘤患者 EPO 治疗指南，提出 EPO 治疗的适应证为：①Hb < 100 g/L，使用目的是减少输血次数，100～120 g/L 的患者应酌情考虑。②实体瘤/非髓系血液肿瘤需联合使用化疗，治疗目标为 Hb 纠正至 120 g/L。FDA 批准的重组人 EPO 以及衍生物治疗是局限于接受化疗的、Hb 在 10 g/dL 以下的（需要输血的）以及无法治愈的肿瘤患者中。

国外推荐的 EPO 剂量为：EPO 150 U/kg 体重，每周三次或者 40 000 U 每周一次，EPO 一般至少使用 4 周。4～8 周时如 Hb 升高不足 10 g/L 可酌情将 EPO 加至 300 U/kg 体重。同时应评估是否存在缺铁，可酌情考虑补铁治疗。如治疗 6～8 周 Hb 升高不足 10～20 g/L，则可认为治疗无反应。认为治疗无效的患者应停用。如 Hb 水平升至 120 g/L 后需减量 25%～40% 并维持 EPO 使用，以保持 Hb 在 100～120 g/L 水平。

随着 ACD 机制的研究越来越清晰，一些新的治疗策略将会成为可能，如铁螯合剂治疗以增加内源性 EPO 水平，铁调素的拮抗剂以阻断 RES 铁潴留，能在炎症状态下有效刺激造血的药物等。

（倪　军）

第三节　巨幼细胞贫血

巨幼细胞贫血是由于细胞 DNA 合成障碍引起骨髓和外周血细胞异常的贫血。其特点为细胞，的核发育障碍，细胞分裂减慢，与胞质的发育不同步，即细胞的生长和分裂不平衡。细胞体积增大，呈现形态与功能均不正常的巨幼改变。这种改变可涉及红细胞、粒细胞及巨核细胞三系，且细胞未发育到成熟就在骨髓内破坏，为无效应生成。除造血细胞外，在更新较快的细胞，如胃肠道上皮细胞中也存在类似的改变，故在临床上常表现为全血细胞减少及伴胃肠道症状。巨幼细胞贫血主要是由于叶酸和（或）维生素 B_{12} 缺乏所致。维生素 B_{12} 缺乏时，除上述表现外，神经系统的细胞和髓质也常发生改变，可出现神经系统的症状。

一、叶酸和维生素 B₁₂ 的代谢

（一）叶酸的代谢

叶酸亦称"蝶酰谷氨酸"，由蝶啶、对氨基苯甲酸和谷氨酸组成（图 2-4）。属水溶性 B 族维生素。叶酸性质极不稳定，容易被光及热分解。叶酸结合的谷氨酸越多，越不容易溶解。正常人每天需要叶酸 200 μg（孕妇和哺乳者为 300 ~ 400 μg）。体内叶酸的总量为 5 ~ 20 mg，仅可供人体 4 个月之用。

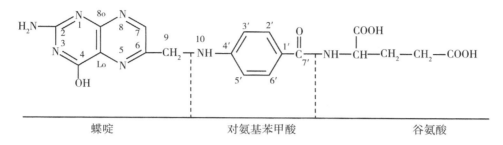

图 2-4 叶酸结构图

1. 来源　叶酸广泛存在于植物制品中。绿叶蔬菜中的含量尤为丰富，可达 1 mg/100 g 干重。水果中的柠檬、香蕉和瓜类及动物内脏、酵母和香菇中亦有大量叶酸存在。但叶酸可被过度烹煮而受破坏。

2. 吸收和转运　人类自己不能合成叶酸，必须依靠食物中的叶酸；某些肠道细菌也能产生叶酸，但量极少。天然食物中的叶酸为多谷氨酸的（含 3 个以上的谷氨酸），溶解度较低。需先在小肠内被谷氨酰胺羧基肽酶分解为单谷氨酸盐后，才能在空肠近端被吸收。多数叶酸是以单谷氨酸形式的 5-甲基四氢叶酸（5-MTHF）存在于血浆中与白蛋白松散地结合。叶酸在肠道吸收较为迅速，大部分叶酸可在 3 分钟内从血浆中被清除。叶酸容易与全身各处细胞上的叶酸受体结合。5-MTHF 进入细胞后，必须先由依赖钴胺的甲硫氨酸合成酶催化生成四氢叶酸（TFH），TFH 再转变为多谷氨酸盐，才能在肝细胞内贮存，并参与体内各种生化反应（图 2-5）。

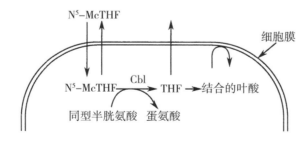

图 2-5 细胞内维生素 B₁₂ 和叶酸代谢的关系

叶酸结合蛋白（FBP）对叶酸的吸收、转运和贮存具有重要的意义。目前已知叶酸结合蛋白分为可溶性叶酸结合蛋白（sFBP）及膜叶酸结合蛋白（mFBP）两大类。

存在于血清、乳汁、脑脊液、尿液和唾液中的称为"可溶性叶酸结合蛋白"。对其来源及生理功能尚不够了解。多数学者认为这类叶酸结合蛋白的功能可能是：①转运叶酸至各靶细胞。②贮存叶酸。③与叶酸的清除有关。人乳中的可溶性叶酸结合蛋白的作用还有：①防止还原叶酸的氧化。②促进叶酸的吸收。

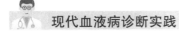

各类细胞膜上的叶酸结合蛋白称为"膜叶酸结合蛋白"，对叶酸进入细胞及贮存起着重要的调节作用。膜叶酸结合蛋白又分为与叶酸有高度亲和力的叶酸受体（FR）和与还原叶酸有高度亲和力的还原叶酸载体（RFC）。后者仅在肿瘤细胞、白血病细胞和胎盘细胞中可见，与叶酸的亲和力较小而对 5 - MTHF 及甲氨蝶呤（MTX）有较高亲和力。目前对叶酸结合蛋白的基因组成及其调控机制仍不十分清楚。

3. 生化作用　叶酸通过一碳基团的转运参与体内氨基酸、嘧啶和嘌呤的代谢，在其中发挥辅酶的作用。（表 2 - 6）

表 2 - 6　叶酸参与的生化代谢反应

代谢反应	叶酸的有关变化
丝氨酸 $\rightleftharpoons$ 甘氨酸	丝氨酸 + FH_4 $\rightleftharpoons$ N^5，N^{10} - 亚甲 FH_4 + 甘氨酸
胸苷酸合成	胸氧尿苷酸 + N^5，N^{10} - 亚甲 FH_4 $\longrightarrow$ FH_2 + 脱氧胸苷酸
组氨酸分解	亚胺甲基谷氨酸 + FH_4 $\longrightarrow$ N^5 - 亚胺甲基 FH_4 + 谷氨酸
甲硫氨酸合成	同型（高）半胱氨酸 + N^5 - 甲基 FH_4 $\longrightarrow$ FH_4 + 甲硫氨酸
嘌呤合成	甘氨酰胺核苷酸 + N^5，N^{10} - 亚甲 FH_4 $\longrightarrow$ FH_4 + 甲酰甘氨酰胺核苷酸
嘌呤合成	5 - 氨基 - 4 - 咪唑羧胺核苷酸 + N^{10} - 甲酰 FH_4 $\longrightarrow$ FH_4 + 5 - 甲酰胺 - 4 - 咪唑羧胺核苷酸

一碳基团包括甲酰基（—CHO）、甲基（—CH₃）、羟甲基（—CH₂OH）、亚甲基（—CH—）、次甲基（—CH═）和亚胺甲基（—CHNH）。基本上是在蝶啶的 N^5 或（及）N^{10} 位上与叶酸结合及置换，形成叶酸的衍生物。各种叶酸衍生物之间也能互相转变（图 2 - 6）。在叶酸参加的各种生化反应中，最主要的是胸腺核苷的合成和组氨酸分解。

（1）胸腺核苷的合成：脱氧尿核苷（dUMP），需要在叶酸（N^5，N^{10} - 亚甲 THF）的参与下提供 1 个亚甲基和 2 个氢离子，使之转变为脱氧胸腺核苷（dTMP）。（图 2 - 7）如果叶酸缺乏，胸腺核苷的形成受阻，DNA 的合成会受到影响，细胞形成巨幼改变。

（2）组氨酸分解：在组氨酸转变为谷氨酸的反应中需要 THF 参加，当叶酸缺乏时，其中间产物亚胺甲基谷氨酸（FIGLU）增多（图 2 - 8），尿中的排泄量亦增多，故临床上常用组氨酸负荷试验作为叶酸缺乏的诊断。

4. 排泄　叶酸及其代谢产物主要由肾脏排泄。排出量的多少与口服剂量有关。每天口服叶酸 < 0.2 mg 时，尿中几乎不排泄。如 > 1 mg/d 时，排泄量约为 6%，且多为还原型叶酸（N^{10} 甲酰 THF 及 MTHF）。若每天口服 15 mg 以上，大部分叶酸以原来的形式随尿排出。胆汁及粪便中可有少量的叶酸排出。胆汁中的叶酸浓度为血中浓度的 2 ~ 10 倍，大部分可由空肠再吸收。

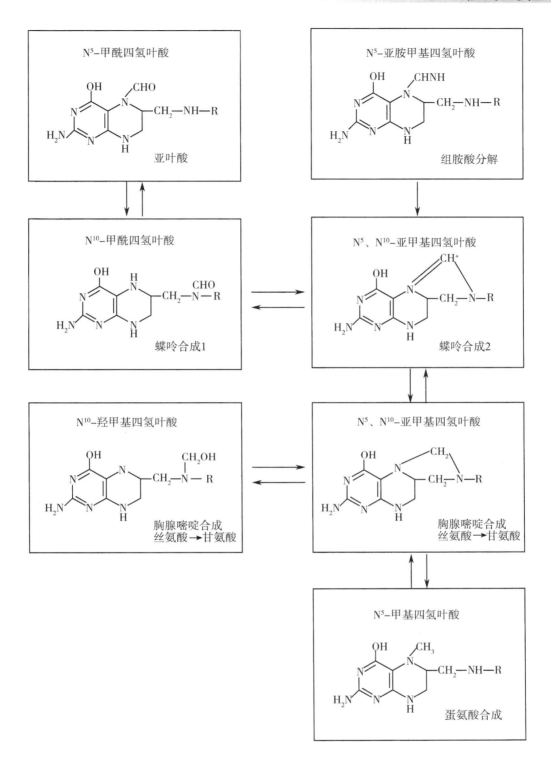

图2-6 叶酸衍生物及相互间的转变

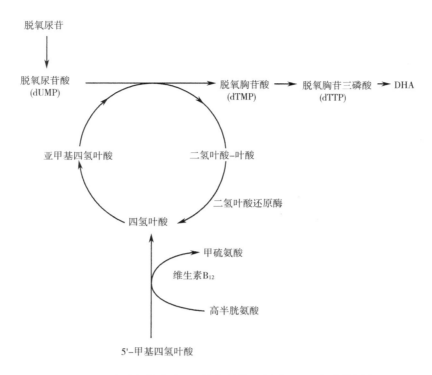

图 2 - 7   叶酸与维生素 B_{12} 的代谢作用及对 DNA 合成的影响

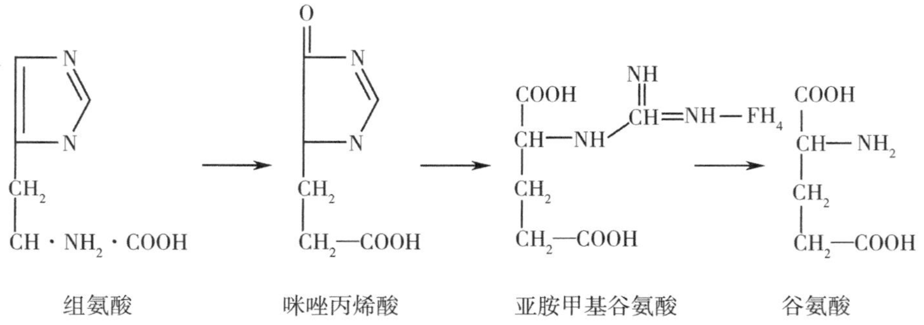

图 2 - 8   组氨酸的代谢反应图

组氨酸   咪唑丙烯酸   亚胺甲基谷氨酸   谷氨酸

（二）维生素 B_{12} 的代谢

维生素 B_{12} 又名"钴胺"（Cbl），由咕啉环、钴原子和一个核苷酸组成（图 2 - 9），亦属水溶性 B 族维生素。治疗用的维生素 B_{12} 为氰钴胺（CNCbl）和羟钴胺（OHCbl）。腺苷钴胺（AdoCbl）及甲基钴胺（MeCbl）作为辅酶参与人体内的各种生化反应。人类血浆中钴胺的主要形式是甲基钴胺。

1. 来源   钴胺仅由某些微生物（如丙酸菌、灰色链霉菌和金霉菌等）合成。人类获得钴胺的来源是动物制品。肝、肾、肉类、蛋类、牛奶及海洋生物中含量丰富。成人每天的需要量为 2 ~ 5 μg。在生长发育、高代谢状态及妊娠时，钴胺的需要量增加。婴儿时期每天的需要量为 1 ~ 2 μg。人体内有钴胺 4 ~ 5 mg，可供 3 ~ 5 年之用，故一般情况下不会有维生素 B_{12} 缺乏，除非为素食者。

2. 吸收和转运   食物中的维生素 B_{12} 在胃内通过盐酸和胃蛋白酶作用分离出来后，先与胃内来自唾液的 R 蛋白在酸性 pH 中结合。到十二指肠后，在胰蛋白酶的参与下，与胃壁细胞分泌的内因子（IF）结合成维生素 B_{12} - 内因子复合体。这种复合体对肠道消化酶有抵抗力，不易被肠道细菌利用，也不易被寄生虫所摄取。在钙离子、镁离子及适当的 pH（pH = 5.0）条件下，维生素 B_{12} - 内因子复合体在回肠末端与肠黏膜绒毛上的特殊受体相结合，通过胞饮作用维生素 B_{12} 进入肠上皮细胞。在线粒体和细胞器内与转钴蛋白（TCⅡ）结合，以后进入门静脉，被 TCⅡ 运送到组织中，其中一半存于肝细胞内。

血液中存在三种钴胺结合蛋白：转钴蛋白Ⅰ（TCⅠ）、转钴蛋白Ⅱ（TCⅡ）及转钴蛋白Ⅲ（TCⅢ）。TCⅠ来源于中性粒细胞，属 α_1 - 球蛋白，在血浆中的含量约为 60 $\mu g/L$，循环中的维生素 B_{12} 约 3/4 与 TCⅠ 结合，TCⅠ 可能是维生素 B_{12} 的贮存蛋白。TCⅡ 来源于巨噬细胞，是最主要的转钴蛋白，属 β - 球蛋白，电泳位于 α_2 与 β - 球蛋白之间。TCⅡ 血浆中含量少，仅 20 $\mu g/L$，它能快速地清除钴胺并将之转运到全身各个细胞。在回肠末端，TCⅡ - 钴胺结合体通过胞饮作用被细胞摄取，以后大部 TCⅡ 被降解，钴胺则转化成 MeCbl 及 AdoCbl 的形式留在细胞内。TCⅢ 属 β_2 - 球蛋白，亦来源于粒细胞，可能是 TCⅠ 的异构体，其作用不明。

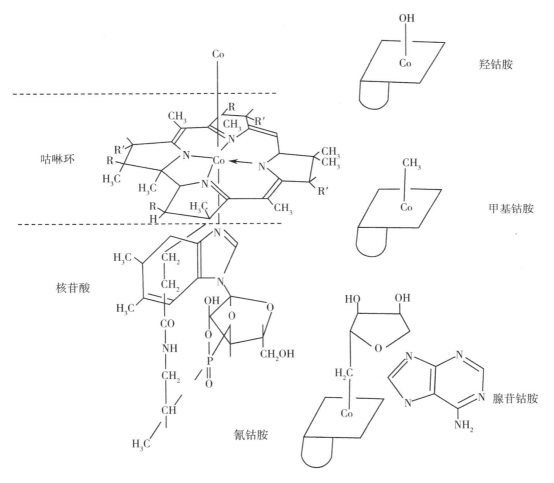

图 2 - 9 维生素 B_{12} 结构图

影响维生素 B_{12} 吸收和转运的因素如下。

（1）维生素 B_{12} 的肠胆循环：每天有 5 ~ 10 μg 的钴胺随胆汁排入肠腔，这些胆汁中的维生素 B_{12} 几乎 90% 可被重新再吸收。故即使是严格的素食者也需 10 ~ 15 年后才会发展为维生素 B_{12} 缺乏。正常人每天仅需从膳食中吸收 0.5 ~ 1 μg 的维生素 B_{12}，就能维持体内维生素 B_{12} 的平衡。

（2）胃酸及胃蛋白酶的影响：由于食物中的维生素 B_{12} 需要胃酸及胃蛋白酶的作用，才能释放出来被吸收。如胃酸及胃蛋白酶分泌减少，会影响维生素 B_{12} 的吸收。

（3）内因子的影响：内因子是一种耐碱不耐热的糖蛋白，由胃底黏膜壁细胞分泌。分子量为50～60 kD。在与维生素 B_{12} 结合时，内因子二个单体结合形成二聚体。内因子与维生素 B_{12} 结合后不易被蛋白酶水解。当胃酸及胃蛋白酶分泌减少，而内因子尚可足够与重吸收胆汁中的维生素 B_{12} 结合时，体内仍可有少量维生素 B_{12} 被吸收。在全胃切除或恶性贫血患者内因子完全缺乏时，对维生素 B_{12} 的吸收影响较大，因为这类患者胆汁中维生素 B_{12} 亦不能再吸收。

（4）内因子抗体：目前已知有两种抗内因子抗体。①阻断抗体，也称"Ⅰ型抗体"，能阻碍内因子与维生素 B_{12} 结合，影响维生素 B_{12} 的吸收。②结合抗体，也称"Ⅱ型抗体"，能与内因子－维生素 B_{12} 复合体结合，影响维生素 B_{12} 在回肠末端的吸收。某些免疫性疾病（如甲状腺功能减退、萎缩性胃炎及糖尿病等）常同时有内因子抗体存在。

（5）胰腺外分泌中的胰蛋白酶可帮助维生素 B_{12} 吸收：如缺乏，无法将 R －蛋白钴胺复合物降解，也会影响的维生素 B_{12} 吸收。

3. 生化反应

（1）腺苷钴胺：参与多种分子间的氢离子转移。与人体关系密切的是促使甲基丙二酰辅酶 A 与琥珀酰辅酶 A（合成血红素的原料）的转换（图 2－10）。如果 AdoCbl 缺乏，此反应不能进行，大量丙酰辅酶 A 堆积，形成单链脂肪酸。这种非生理的脂肪酸可影响神经髓鞘磷脂的形成，造成神经的脱髓鞘改变，出现各种神经系统的症状。

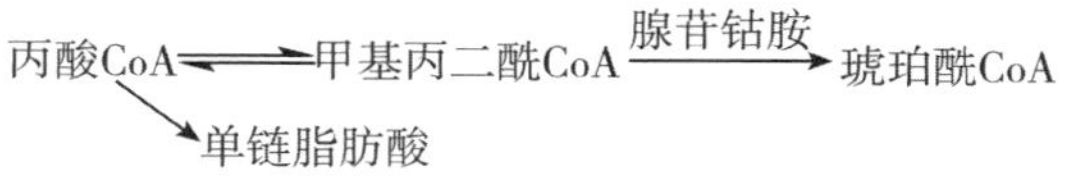

$$丙酸CoA \rightleftharpoons 甲基丙二酰CoA \xrightarrow{\text{腺苷钴胺}} 琥珀酰CoA$$
$$\searrow 单链脂肪酸$$

图 2－10　腺苷钴胺在琥珀酸辅酶 A 合成反应中的作用

（2）甲基钴胺（MeCbl）：参与甲基移换反应和四氢叶酸的再利用，MeCbl 可使 N^5－甲基四氢叶酸去掉甲基，转变成可以参加生化反应的四氢叶酸。如果 N^5－甲基四氢叶酸不能转变成四氢叶酸、N^5，N^{10}－亚甲基四氢叶酸也不能形成，会影响胸腺核苷（dTUP）的合成，进而影响 DNA 的合成。

（3）氰钴胺：在组织中利用 ATP 的参与，得到 5′－脱氧－5′腺苷酸而转变成腺苷钴胺。除参与体内的生化反应外，氰钴胺还可参与体内的氰化物代谢，使某些含氰化合物的食物、烟草变成无毒的物质。

4. 排泄　维生素 B_{12} 每天从尿中排出 0～0.25 μg。肌内注射的剂量与尿中排出量成正比。如肌内注射 50～100 μg，可排出 10%～20%；若注射 1 000 μg，可排出 70% 或更多。此外在唾液、泪液及乳汁中排泄少量。经过胆汁排泄入肠的维生素 B_{12} 约 90% 可再被吸收，余下的随粪便排出体外。

二、病因

巨幼细胞贫血的发病原因主要是由于叶酸和（或）维生素 B_{12} 缺乏。

（一）叶酸缺乏的病因

1. 摄入不足　叶酸每天的需要量为 200～400 μg。人体内叶酸的贮存量仅够 4 个月之需。食物中缺少新鲜蔬菜、过度烹煮或腌制均可使叶酸丢失。乙醇可干扰叶酸的代谢，酗酒者常会有叶酸缺乏。小肠（特别是空肠段）炎症、肿瘤、手术切除及热带性口炎性腹泻，均可导致叶酸的吸收不足。

2. 需要增加　妊娠期妇女每天叶酸的需要量为 300～400 μg。生长发育的儿童及青少年，以及慢性反复溶血、白血病、肿瘤、甲状腺功能亢进及长期慢性肾衰竭用血液透析治疗的患者，叶酸的需要会增加，如补充不足就可发生叶酸缺乏。

3. 药物的影响　如甲氨蝶呤、氨苯蝶啶、乙胺嘧啶能抑制二氢叶酸还原酶的作用，影响四氢叶酸的生成。苯妥英钠、苯巴比妥对叶酸的影响机制不明，可能是增加叶酸的分解或抑制 DNA 合成。约 67% 口服柳氮磺胺吡啶的患者叶酸在肠内的吸收会被抑制。

4. 其他　先天性缺 5，10 - 甲酰基四氢叶酸还原酶患者，常在 10 岁左右才被诊断。

（二）维生素 B_{12} 缺乏的病因

1. 摄入减少　人体内维生素 B_{12} 的贮存量为 2~5 mg，每天的需要量仅为 0.5~1 μg。正常时，每天有 5~10 μg 的维生素 B_{12} 随胆汁进入肠腔，胃壁分泌的内因子可足够地帮助重吸收胆汁中的维生素 B_{12}。故素食者一般需 10~15 年才会发展为维生素 B_{12} 缺乏。老年人和胃切除患者常可有胃酸缺乏和胃蛋白酶的分泌减少，不易将食物中与蛋白质结合的维生素 B_{12} 释放，常会有维生素 B_{12} 缺乏。由于有胆汁中的维生素 B_{12} 的再吸收（肠肝循环），这类患者也和素食者一样，需经过 10~15 年才出现维生素 B_{12} 缺乏的临床表现。故一般由于膳食中维生素 B_{12} 摄入不足而致巨幼细胞贫血者较为少见。

2. 内因子缺乏　主要见于萎缩性胃炎、全胃切除术后和恶性贫血患者。发生恶性贫血的机制目前还不清楚。患者常有特发的胃黏膜完全萎缩和内因子的抗体存在，故有人认为恶性贫血属免疫性疾病。这类患者由于缺乏内因子，食物中维生素 B_{12} 的吸收和胆汁中维生素 B_{12} 的重吸收均有障碍。

3. 严重胰腺外分泌不足的患者容易导致维生素 B_{12} 的吸收不良，这是因为在空肠内维生素 B_{12} - R 蛋白复合体需经胰蛋白酶降解，维生素 B_{12} 才能释放出来，与内因子相结合。这类患者一般在 3~5 年后会出现维生素 B_{12} 缺乏的临床表现。由于慢性胰腺炎患者通常会及时补充胰蛋白酶，故在临床上合并维生素 B_{12} 缺乏的并不多见。

4. 小肠内存在异常高浓度的细菌和寄生虫也可影响维生素 B_{12} 的吸收，因为这些有机物可大量摄取和截留维生素 B_{12}。小肠憩室或手术后的盲端袢中常会有细菌滋生，以及鱼绦虫感染与人竞争维生素 B_{12} 等，都会引起维生素 B_{12} 缺乏。

5. 其他如先天性转钴蛋白Ⅱ（TCⅡ）缺乏等疾病及接触氧化亚氮（N_2O，为一种麻醉剂），均可影响维生素 B_{12} 的血浆转运和细胞内的利用，亦可造成维生素 B_{12} 缺乏。

三、发病机制

巨幼细胞贫血的发病机制主要是细胞内 DNA 合成障碍。叶酸缺乏直接影响胸腺核苷（dTTP）的合成，导致 DNA 合成障碍。发生巨幼细胞改变的机制是因为叶酸缺乏时，细胞内脱氧尿嘧啶核苷（dUMP）转为脱氧胸腺嘧啶核苷（dTMP）的生化反应受阻，参加正常 DNA 合成的 dTTP 被 dUTP 代替，机体为了修复这些异常的 DNA，企图合成新的 DNA 片段。由于体内缺乏叶酸，仍由 dUTP 代替 dTTP 进入新的 DNA。当这些异常的新的 DNA 被识别后，机体再次进行修复。（图 2 - 11）如此反复不已，造成 DNA 复制的起点多，新合成的小片段不能接成长的子链，存在多处单链，在重新螺旋化时，易受机械损伤及破坏。促使染色体断裂、细胞染色质出现疏松、断裂等改变。细胞核的发育停滞，而胞质在继续发育成熟。细胞呈现核浆发育不平衡、细胞体积较正常大的巨幼型改变，称为"巨幼细胞"。

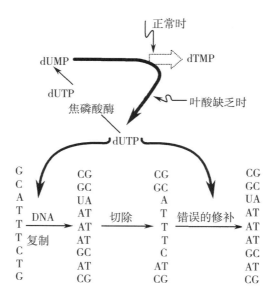

图 2-11 叶酸缺乏时巨幼细胞生成的生化示意图

维生素 B_{12} 缺乏在发病机制中的作用，以及维生素 B_{12} 缺乏如何阻碍叶酸在细胞 DNA 合成的作用，对此的解释很多。比较成熟的是 1964 年 V. Herbert 等提出的"甲基四氢叶酸陷阱学说"。他们认为在维生素 B_{12} 缺乏时，同型（高）半胱氨酸转变为甲硫氨酸的过程受到阻碍，使甲基四氢叶酸不能形成四氢叶酸。亚甲基四氢叶酸的形成亦减少，间接地影响了 DNA 的合成，故维生素 B_{12} 缺乏是间接地阻碍了 DNA 的合成。

巨幼细胞贫血时，骨髓内虽有各阶段的巨幼红细胞增多，仍不能对贫血起到代偿作用。这是因为巨幼细胞贫血时，细胞的 DNA 合成减慢，细胞停留在有丝分裂前期的细胞增多，很多巨型的幼红细胞在骨髓内未到成熟阶段即遭到破坏。铁代谢动态的研究显示，红细胞的无效应生成。红细胞的寿命是缩短的（为正常的 1/3～1/2）。血浆铁运转率比正常人高 3～5 倍，而幼稚红细胞对铁的摄取率不高。血清铁及转铁蛋白饱和度增高，骨髓及肝内均有铁沉积。

近年的研究提示叶酸缺乏性巨幼细胞贫血时，骨髓红系造血祖细胞形成 BFU-E、CFU-E 及 CFU-MK 的数量较正常明显增多，而这些造血祖细胞分化发育至晚期成熟阶段的过程中大部分遭到了破坏，出现严重的无效造血现象。许多实验证实是叶酸缺乏时发生了细胞增殖受抑制和过度凋亡。叶酸缺乏巨型变细胞的染色质改变，使细胞增殖受抑，如果发生了广泛的 DNA 裂，则可能触发凋亡机制，导致细胞凋亡，与贫血的发生亦有一定的关系。

巨幼细胞贫血时粒细胞和血小板亦有减少，可能与骨髓内粒系及巨核系细胞亦有类似的 DNA 合成障碍和成熟障碍（无效应生成）有关。

叶酸及维生素 B_{12} 缺乏时，非造血组织的细胞 DNA 合成亦会受到影响。对更新代谢较快的各种上皮细胞（如胃肠黏膜、口腔和阴道的黏膜细胞）影响较明显，临床上会出现一些症状。

四、发病情况

在我国，巨幼细胞贫血以叶酸缺乏所致的为主，在山西、陕西、河南及山东等地较为多见。维生素 B_{12} 缺乏者较少见。恶性贫血在我国极为罕见。过去认为恶性贫血主要发生于北欧老年人群，现在发现恶性贫血可以发生在 20 多岁的青年人，也可发生于黑种人和西班牙人。在美国约有 1% 的人口患恶性贫血，70 岁以上的美国人约 10% 有维生素 B_{12} 缺乏。

五、临床表现

（一）贫血

起病隐伏，特别是维生素 B_{12} 缺乏者。常需数月。而叶酸由于体内贮存量少，发生较快。在某些接触氧化亚氮者、ICU 病房或血液透析的患者，以及妊娠妇女也有急性发作的。临床上表现为中度至重度贫血。除一般贫血的症状，如乏力、头晕、活动后气短、心悸外，严重贫血者可有轻度黄疸。可同时有白细胞和血小板减少，患者偶有感染及出血倾向。

（二）胃肠道症状

表现为反复发作的舌炎，舌面光滑、乳突及味觉消失，食欲缺乏。腹胀、腹泻及便秘偶见。

（三）神经系统症状

发生于维生素 B_{12} 缺乏特别是恶性贫血的患者。主要是由于脊髓后侧索和周围神经受损所致。表现为乏力、手足对称性麻木、感觉障碍、下肢步态不稳、行走困难。小儿及老年人常表现为脑神经受损的精神异常、无欲、抑郁、嗜睡或精神错乱。叶酸缺乏时表现多为精神症状，其机制还不清楚。部分巨幼细胞贫血患者的神经系统症状可发生于贫血之前。

上述三组症状在巨幼细胞贫血患者中可同时存在，也可单独发生。同时存在时其严重程度也可不一致。

六、实验室检查

（一）血常规

为大细胞正色素性贫血（MCV > 100 fl），血常规往往呈现全贫。中性粒细胞及血小板均可减少，但比贫血的程度轻。血涂片中可见多数大卵圆形的红细胞和中性粒细胞分叶过多，可有 5 叶或 6 叶以上的分叶。偶可见到巨大血小板。网织红细胞计数正常或轻度增高。

（二）骨髓象

骨髓增生活跃，红系细胞增生明显增多，各系细胞均呈巨幼变型，以红系细胞最为显著。红系各阶段细胞均较正常大，胞质比胞核成熟（核质发育不平衡），核染色质呈分散的颗粒状浓缩。类似的形态改变亦可见于粒细胞及巨核细胞系，以晚幼和杆状核粒细胞更为明显。

（三）生化检查

1. 血清叶酸和维生素 B_{12} 水平测定　目前二者均可用放射免疫法测定。血清叶酸的正常范围为 2.5~20 ng/mL，血清维生素 B_{12} 的正常范围为 200~900 pg/mL。由于部分正常人中可有血清维生素 B_{12} 低于 200 pg/mL，又因为这两类维生素的作用均在细胞内，而不是在血浆中，巨幼细胞贫血患者中亦有血清维生素 B_{12} 或叶酸在正常范围的，故此项测定仅可作为初筛试验。单纯的血清叶酸或维生素 B_{12} 测定不能确定叶酸或维生素 B_{12} 缺乏的诊断。

2. 红细胞叶酸测定　可用微生物法或放射免疫法测定。正常范围是 140~250 ng/mL。红细胞叶酸不受短期内叶酸摄入的影响，能较准确地反映体内叶酸的贮备量。小于 100 ng/mL 时表示有叶酸缺乏。

3. 血清高半胱氨酸和甲基丙二酸水平测定　用以诊断及鉴别叶酸缺乏或维生素 B_{12} 缺乏。血清高半胱氨酸（正常值为 5～16 μmol/L）水平在叶酸缺乏及维生素 B_{12} 缺乏时均升高，可达 50～70 μmol/L。而血清甲基丙二酸水平升高（正常值为 70～270 nmol/L）仅见于维生素 B_{12} 缺乏时，可达 3 500 nmol/L。

4. 维生素 B_{12} 吸收试验　主要用来判断维生素 B_{12} 缺乏的病因。方法是给患者肌内注射维生素 B_{12} 1 000 μg，同时或 1 小时后口服 ^{57}Co 标记的维生素 B_{12} 0.5 μCi。收集 24 小时尿，测定尿中 ^{57}Co 维生素 B_{12} 的含量。正常人应 >8%，巨幼细胞贫血患者及维生素 B_{12} 吸收不良者 <7%。恶性贫血患者 <5%。如在 5 天后重复此项试验，同时口服内因子 60 mg，尿中 ^{57}Co 维生素 B_{12} 的排出量恢复正常，表示患者的维生素 B_{12} 缺乏是由于内因子缺乏，否则是其他原因所致。如果给患者服用抗生素7～10 天后试验得到纠正，表示维生素 B_{12} 的吸收障碍是由于肠道细菌过量繁殖所致。此试验结果与尿量有关，准确收集 24 小时的尿量及事先了解试验者的肾功能是否正常非常重要。

七、诊断与鉴别诊断

根据病史及临床表现，血常规呈大细胞性贫血（MCV > 100fl），中性粒细胞分叶过多（5 叶者占 5% 以上或有 6 叶者）就考虑有巨幼细胞贫血的可能，骨髓细胞出现典型的巨幼型改变就可肯定诊断。为进一步明确是叶酸缺乏还是维生素 B_{12} 缺乏，尚需进一步做下列各项检查。

1. 如怀疑是叶酸缺乏，应测定血清及红细胞叶酸水平，血清叶酸 <3 ng/mL，红细胞叶酸 <100 ng/mL 可肯定诊断，否则可再进行血清高半胱氨酸水平测定。

2. 如怀疑是维生素 B_{12} 缺乏，应测定血清维生素 B_{12} 水平，如 <100 pg/mL 表示有缺乏。进一步测定血清高半胱氨酸或甲基丙二酸以证实。为明确维生素 B_{12} 缺乏的原因，有条件时可测定内因子阻断抗体及进行维生素 B_{12} 吸收试验。

3. 在无条件进行上述各项试验时，可用试验性治疗达到诊断的目的。方法是给患者服用生理剂量的叶酸（0.2 mg/d）或肌内注射维生素 B_{12}（1 g/d）10 天。如果叶酸或维生素 B_{12} 缺乏，用药后患者的临床症状、血常规和骨髓象会有改善和恢复。生理剂的叶酸（或维生素 B_{12}）只对叶酸（或维生素 B_{12}）缺乏的患者有疗效，对维生素 B_{12}（或叶酸）缺乏者无效。用这种方法可以进行二者的鉴别诊断。

八、治疗

（一）治疗基础疾病

去除病因。

（二）营养知识教育

纠正偏食及不良的烹调习惯。

（三）补充叶酸或维生素 B_{12}

1. 叶酸缺乏　口服叶酸 5～10 mg，每天 3 次。胃肠道不能吸收者可肌内注射四氢叶酸钙 5～10 mg，每天 1 次，直至血红蛋白恢复正常。一般不需维持治疗。

2. 维生素 B_{12} 缺乏　肌内注射维生素 B_{12} 100 μg 每天 1 次（或 200 μg 隔日 1 次），直至血红蛋白恢复正常。恶性贫血或胃全部切除者需终生采用维持治疗，每月注射 100 μg 1 次。维生素 B_{12} 缺乏伴有神经症状者对治疗的反应不一，有时需大剂量［500～1 000 微克/（次·周）］长时间（半年以上）的治疗。对于单纯维生素 B_{12} 缺乏的患者，不宜单用叶酸治疗，否则会加重维生素 B_{12} 的缺乏，特别是要警惕会有神经系统症状的发生和加重。

3. 严重的巨幼细胞贫血 患者在补充治疗后，要警惕低血钾症的发生。因为在贫血恢复的过程中，大量血钾进行新生成的细胞内会突然出现低血钾，对老年患者和有心血管疾病、食欲缺乏者应特别注意及时补充钾盐。

九、预后

巨幼细胞贫血的预后与原发疾病有关。一般患者在进行适当的治疗后可产生很快的反应。临床症状迅速改善，神经系统症状恢复较慢或不恢复。网织红细胞一般于治疗后 5 天升高，以后血细胞比积和血红蛋白逐渐增高，可在 1~2 个月内恢复正常。粒细胞和血小板计数及其他实验室异常一般在 7~10 天内恢复正常。如果血液学不能完全被纠正，应寻找是否同时存在缺铁或其他基础疾病。

（胡桂芳）

第四节 溶血性贫血

溶血性贫血是指由于红细胞过早、过多地破坏而发生的贫血。正常情况下成熟红细胞的平均寿命为 120 天，自然消亡的红细胞和新生的红细胞数平衡，红细胞总量保持恒定。成人骨髓造血功能可按需要扩大，甚至可达正常造血的 5~8 倍，这样红细胞寿命可从 120 天降至 15~20 天仍无贫血。而小儿的骨髓造血本处于兴旺状态，进一步增加造血的潜力不如成人。当红细胞破坏的速度超过骨髓造血的代偿能力时，则出现贫血。在有些情况下虽有溶血但可不贫血，称"溶血性疾病"或"代偿性贫血"。红细胞消亡的方式：①在血循环中溶破，血红蛋白直接释入血浆，称"血管内溶血"，又称"细胞外溶血"；正常衰老红细胞有 10%~20% 以此方法破坏。②由于红细胞膜表面的变化，被肝和脾的巨噬细胞辨认捕捉，在巨噬细胞内破坏，称"血管外溶血"，又称"细胞内溶血"；正常衰老红细胞 80%~90% 以此方法破坏。多数溶血病是血管外溶血，但是脾切除患者的红细胞寿命也不会超过 120 天。在不同的溶血病中红细胞的破坏方式以某种方式为主，严重者兼而有之，但仍各有侧重。另外，所谓"原位溶血"，是指红细胞在骨髓生成过程中，在骨髓内破坏，实为无效红细胞生成。正常情况下，原位溶血不应超过红细胞生成的 10%，在某些造血异常的疾病中如珠蛋白生成障碍性贫血，原位溶血可增加，近年研究提示部分原因是早期红细胞过早凋亡。许多疾病如慢性贫血、肾性贫血、叶酸、维生素 B_{12} 缺乏，甚至缺铁性贫血，都会有红细胞的破坏过多，但溶血性贫血则是指红细胞破坏过多、过快为导致贫血的主要因素。

一、溶血病的分类

对溶血性疾病可按不同方式分类：按病因分为红细胞内在缺陷与红细胞外因素；或分为先天性和后天获得性；也可按红细胞破坏场所分血管内溶血与血管外溶血等。较为实用的分类法见表 2-7。

表 2-7 根据溶血机制的溶血性疾病分类

红细胞本身异常所致酶缺陷	
糖酵解途径（Embden-Meyerhof 途径）中的酶缺陷	丙酮酸激酶缺乏症
	磷酸葡糖异构酶缺乏症
	磷酸果糖激酶缺乏症
	磷酸丙糖异构酶缺乏症

	己糖激酶缺乏症
	磷酸甘油酸激酶缺乏症
	醛缩酶缺乏症
	二磷酸甘油酸变位酶缺乏症
单磷酸己糖	
旁路及谷胱甘肽代谢中的酶缺陷	葡萄糖－6－磷酸脱氢酶缺乏症
	谷氨酰胺－半胱氨酸合成酶缺乏症
	谷胱甘肽合成酶缺乏症
	谷胱甘肽还原酶缺乏症
核苷酸代谢中酶异常	嘧啶5′－核苷酸酶缺乏症
	腺苷脱氨酶过多
	腺苷三磷酸酶缺乏症
	腺苷酸激酶缺乏症
血红蛋白缺陷　结构异常	异常血红蛋白病
生成异常	珠蛋白生成障碍性贫血（地中海贫血）
膜异常	遗传性球形红细胞增多症
	遗传性椭圆形红细胞增多症
	遗传性口形红细胞增多症
	遗传性带刺红细胞增多症
	卵磷脂胆固醇酰基转移酶（LCAT）缺乏症
	高磷脂酰胆碱溶血性贫血
	Rh 缺陷综合征
	McLeod 表型综合征
	阵发性睡眠性血红蛋白尿症
红细胞外在因素所致抗体作用	
免疫性溶血性贫血	自身免疫性
	温反应抗体——自身免疫性溶血性贫血（原发性、继发性）
	冷反应抗体——冷凝集素病（原发性、继发性）
	阵发性冷性血红蛋白尿
	异体免疫性
	血型不相容性输血
	免疫性新生儿溶血
机械性损伤	微血管性溶血性贫血
	人工瓣膜和其他心脏异常
	溶血尿毒症综合征
	血栓性血小板减少性紫癜
	弥散性血管内凝血
	免疫相关性（如移植排异和免疫复合物）
	癌症
生化、物理、化学因素损伤	疟疾、梭状芽孢杆菌感染及高温、砷、铜、蛇毒
扣押破坏	脾大
低磷血症	
肝病的畸形红细胞贫血	
新生儿维生素 E 缺乏症	

除阵发性睡眠性血红蛋白尿症（PNH）以外，所有红细胞内在缺陷都是先天性的，而绝大多数红细胞外溶血因素所致都是后天获得性的。有些情况是在红细胞内在缺陷的基础上又有外界因素诱发溶血。

二、发病情况

据国内一些地区门诊或住院病例的统计，溶血性贫血占同期贫血患者中的 10% ~ 15%。不同溶血病在不同地区和民族中的发生率不同，例如北欧人中遗传性球形红细胞增多症的发病率高达（20 ~ 30）/10 万，而镰状细胞贫血、热异形红细胞增多症则主要见于黑种人。

三、溶血机制

无论溶血的病因是由于红细胞本身的异常或红细胞受外在因素的影响，红细胞溶破必以膜破为前提，即先有膜的异常变化，使膜脆弱易受损伤才能导致解体，或易被吞噬细胞辨认而清除。红细胞膜缺陷分原发性及继发性。原发性膜缺陷又分先天性与后天获得性，继发性膜缺陷的原发病不在膜，而是红细胞的酶或血红蛋白等的缺陷或是一些外在因素影响到膜的组成、结构和功能而致。因此，溶血的分子病理学机制是红细胞膜的改变。红细胞膜的病变导致红细胞破坏的机制可涉及多个方面：

1. 膜的完整性遭到破坏　如红细胞表面的抗原与相应的抗体发生反应，若能激活补体则补体的终末复合物可穿通红细胞膜。又如梭状芽孢杆菌产生的磷脂酶 C 能分解红细胞膜的磷脂。此外，有微血管病变时，红细胞在循环过程中遭受机械损伤，也可直接损伤膜的完整性而发生溶血。

2. 膜改变而被吞噬细胞辨认和清除　吞噬细胞有识别异常细胞的能力。吞噬细胞有 IgG/Fc 段受体及 C3b 受体，若膜表面附有 IgG 或 C3b 则可被吞噬细胞辨认，整个细胞或一部分膜被吞掉。此外，如红细胞葡萄糖 - 6 - 磷酸脱氢酶（G - 6 - PD）缺乏时有海因小体附着在膜上、珠蛋白生成障碍性贫血有氧化的珠蛋白结合在膜上，膜结构和细胞形态异常均可被吞噬细胞认出而清除。

3. 红细胞膜的稳定性和细胞变形性减低　红细胞在微循环及通过脾窦小孔（直径比红细胞还小）时，需有较大的变形能力。红细胞在一定外力作用下改变形状的能力称为"可变形性"。若可变形性减低，则红细胞在穿过微血管和细小孔隙时易被挤伤和扣留。另外，红细胞在长时间长距离的不断运行过程中需要一个有韧性的膜，能耐受一定的机械损伤，保持膜的完整和稳定，否则红细胞在运行过程中就会破裂。红细胞变形性取决于膜的性能，如膜的微黏度和弹性、红细胞内容物如血红蛋白的性质和浓度、膜面积和细胞体积之比等。正常红细胞呈双凹盘形，其表面积比包裹细胞内容物的最小面积大 60% ~ 70%，因而有利于细胞变形。任何原因引起的球形或口形细胞，其表面积与细胞体积的比值减低，都会使变形性减低。镰状红细胞的血红蛋白不正常，且有水分不足，加上膜的继发性改变，变形性差。膜脂质的某些变化使膜的微黏度增加，流动性减低也可能影响膜的可变形性。另外，膜的弹性可使红细胞改变形状后又恢复原形，弹性减低也会影响膜的变形能力。变形能力差的红细胞可引起一些血液流变学的变化，同时变形性差的红细胞在循环中也容易遭受过多的机械损伤，若膜的稳定性差，则易破坏。变形性差的红细胞也容易在微循环特别是脾中滞留，进一步发生变化，并被吞噬细胞清除。膜的稳定性主要取决于红细胞膜的骨架蛋白特别是膜收缩蛋白的结构和功能，如遗传性椭圆形红细胞增多症患者的红细胞膜中的收缩蛋白二聚体不能形成正常的四聚体，则耐受机械创伤的能力差。α - 地中海贫血的红细胞膜变形性差，但稳定性并不差，而 β - 地中海贫血的红细胞膜变形性及稳定性都差。遭受不同原因的氧化损伤后，红细胞膜的不饱和脂肪酸易遭氧化，膜蛋白及血红蛋白也易受氧化损伤，影响红细胞膜蛋白特别是骨架蛋白，而且氧化的血红蛋白或珠蛋白又可与膜蛋白交联，影响红细胞变形性，同时也易被吞噬细胞清除。过去认为 G－6－PD 缺乏者发生氧化溶血时，红细胞破坏主要在血管内，近年了解到有很大部分是被吞噬细胞破坏。

总之，不论什么原因引起的红细胞膜变化，严重者则红细胞在血循环中即破坏；膜变化较轻者或可继续运行，或被吞噬细胞清除；介乎二者之间的则依红细胞膜病变的发展和在循环过程中遇到的各种外界不利因素的影响，最终在血管中破坏，或被吞噬细胞清除。

四、病理生理

1. 血浆内游离血红蛋白增多　正常衰老的红细胞 10%～20% 在血管内溶破，游离的血红蛋白旋即被血浆结合珠蛋白（为一种 α 珠蛋白，正常值为 0.70～1.50 g/L）结合，并迅速被肝细胞摄取。未结合血红蛋白的结合珠蛋白的半衰期约为 4 天，而已结合血红蛋白的结合珠蛋白数分钟内即被主要位于肝的单核－巨噬系统去除，在该系统中血红蛋白及结合珠蛋白均被降解。因此，正常人血浆中游离血红蛋白 <40 mg/L。当大量红细胞在血管内溶破，血中游离血红蛋白即增多，结合珠蛋白因消耗而减少或消失。若肝生成结合珠蛋白的能力达不到需要，游离血红蛋白仍持续增高。血浆中的血红蛋白很不稳定，亚铁血红素超过 1 小时即可被氧化为高铁血红素，高铁血红蛋白迅速分解为珠蛋白及高铁血红素。后者除与高铁血红素结合蛋白（一种 β 球蛋白）结合，形成高铁血红素结合蛋白－高铁血红素复合体外，并可与白蛋白结合形成高铁血红素白蛋白，这两种复合体均可使血浆呈棕色，一般不会在尿中出现，且均可用分光光度计分别测知。已结合的高铁血红素被肝细胞摄取后降解代谢；未被结合的血红蛋白及高铁血红蛋白分解为 α、β 二聚体，因分子量减半（约为 32 000D）可从肾小球滤过。正常情况下它们大部分又被近端肾曲管重吸收；若经肾小球滤过的量超过近端肾曲管的重吸收能力，则出现血红蛋白尿。血红蛋白尿的出现说明有快速的血管内溶血。被肾曲管重吸收的血红蛋白分解为珠蛋白、原卟啉和铁。一部分铁进入血浆，一部分以铁蛋白和含铁血黄素形式沉积在肾曲管细胞中，再缓慢地吸收入血，或随肾曲管细胞脱落，由尿液排出。带有含铁血红素的尿沉渣用普鲁士蓝染色呈现阳性反应。

2. 血红蛋白代谢产物增多　血管内溶血时，上述被结合的血红蛋白及高铁血红素均被肝脏细胞摄取并降解代谢。血管外溶血时，红细胞在吞噬细胞内经溶酶体作用，释放出血红蛋白再进一步降解。因此，不论血管内或血管外溶血均可出现下述血红蛋白代谢产物增多的改变。

（1）血中未结合胆红素增高：未结合胆红素与白蛋白结合。血清中未结合胆红素量反映血红素降解量以及肝处理血红素使之变为结合胆红素的能力，故依溶血程度和肝处理能力可出现轻重不同的黄疸。

（2）经胆汁进入肠道的胆红素增多：粪胆原增加，尿液中的尿胆原也增加。慢性中、重度溶血常并发胆色素性结石。

（3）血红蛋白降解增多：一氧化碳生成率增多，使血中碳氧血红蛋白增多。每个血红素的 4 吡咯环打开时放出一个 CO，所以内生 CO 的多少应反映体内红细胞破坏多少。但因无效造血（骨髓内不成熟红细胞的破坏，即髓内溶血）也产生 CO，故不能准确反映成熟红细胞溶血的快速程度。

（4）在少数溶血患者中，一部分血红素不变成胆红素而降解为 2－吡咯物质，由尿排出，故使尿呈棕色。

3. 红细胞系统造血代偿性增生　由于循环红细胞减少，引起骨髓红系代偿性造血活跃，可达正常的 8 倍，表现如下。

（1）骨髓红系增生旺盛，具有造血功能的红髓体积扩展，长骨的部分黄髓可变成红髓。

（2）骨髓的释放加快，未完全成熟的有核红细胞在外周血出现。网织红细胞增多。

（3）髓外造血：由于儿童平时骨髓腔都为红骨髓所充满，溶血时造血组织难以进一步扩展，因而发生髓外造血。

（4）骨骼变形：发生在婴幼儿期严重的慢性溶血性贫血，由于骨髓增生，可出现骨髓腔扩大，骨骼变形。

4. 血清乳酸脱氢酶升高 因红细胞中富含乳酸脱氢酶，故血管内溶血时血清乳酸脱氢酶会增高。

五、诊断

溶血性疾病没有特异的临床表现，依溶血的快慢、病因、严重程度、持续时间及病情变化可有所不同。除心悸、无力、呼吸短促、体位性头昏、心绞痛加重等外，在急性溶血时可突然发病，背痛、胸闷、发热，甚至发生周围循环衰竭、少尿、无尿以至急性肾衰竭。慢性溶血时，常有不同程度的肝脾大和黄疸，病程中可因某种诱因而使病情加剧。先天性溶血病常从幼年即有贫血、间断的黄疸、脾大、溶血危象、胆石，少数可有小腿溃疡、骨改变；家族史常有贫血、黄疸、脾大、脾切除者；后天者常可查知病因，如感染、中毒、系统性红斑狼疮、慢性淋巴细胞白血病等。每种溶血病有各自的特点，详见各病相关章节。

溶血的实验室诊断，根据所反映的病理生理变化，大致可分为以下两类。

1. 红细胞破坏过多的直接证明 如血浆游离血红蛋白增多、未结合胆红素增多、结合珠蛋白减低、血红蛋白尿以及红细胞寿命缩短等。对试验结果进行判断需要注意如下各点。

（1）血清未结合胆红素增高是血红素降解增加的一个指标，反映有溶血发生，结合胆红素则应正常。但血清胆红素一方面取决于红细胞破坏，另一方面取决于肝处理胆红素的能力，有时虽有明显溶血，但胆红素正常。例如在一组 72 例遗传性球形红细胞增多症中，25% 的患者胆红素 < 1 mg/dL；另 75% 的患者胆红素在 1 ~ 4.8 mg/dL。另一组 120 例免疫性溶血患者有 45% 胆红素正常。在伴有肝病、胆管结石或胆小管胆色素栓塞时，结合胆红素也可增高，甚至出现胆红素尿。

血清未结合胆红素水平不能准确反映血红素代谢率，精确的方法是测定内源性一氧化碳产率或胆红素转换率。然而，这些方法过于复杂，难以作为常规的实验室检查。

粪胆原排泄的定量检测比血清胆红素敏感，可是必须准确地收集粪便标本。溶血指数是粪胆原排泄量与循环血红蛋白的比值，溶血性疾病患者明显升高。但因为粪胆原的形成有赖于肠道细菌，应用广谱抗生素的患者可能会出现假阴性。

（2）结合珠蛋白在肝生成，红细胞破坏比正常多 1 倍时结合珠蛋白即可消失，它是反映溶血较敏感的指标。需注意往往在血浆游离血红蛋白尚未升高时结合珠蛋白已下降，常见于遗传性球形红细胞增多症、遗传性椭圆形红细胞增多症、丙酮酸激酶缺乏症等。在血管外溶血时，虽吞噬细胞所含血红蛋白可有少许逃出细胞外，使结合珠蛋白降低，长期溶血时，血浆游离血红蛋白也可稍升高，但其程度远不如血管内溶血，结合珠蛋白不一定耗竭，故一般很少产生血红蛋白尿。有肝脏疾病时结合珠蛋白生成可减少，而有炎症、肾病、恶性肿瘤、用类固醇药时结合珠蛋白增加。所以在评价血清结合珠蛋白含量时须加注意。

（3）高铁血红素结合蛋白在中等和严重溶血时被消耗，血清含量减低（但不如结合珠蛋白下降得明显）。血浆中血红蛋白氧化为高铁血红蛋白后，高铁血红素易脱出，与高铁血红素结合蛋白或白蛋白结合，使血浆呈棕色，在 620 ~ 630 nm 可见吸收带，与高铁血红蛋白同位，但加 H_2O_2 后，后者消失，前者仍存在；加硫化铵后 620 ~ 630 nm 吸收带消失，在 558 nm 出现吸收带［舒姆氏（Schumm）试验］。在严重的血管内溶血患者的血中可出现高铁血红素白蛋白。

（4）血浆游离血红蛋白与血管内溶血程度成比例地增高，但须注意排除红细胞在体外（取血或实验过程中）溶破所造成的假象。

（5）血红蛋白尿的出现提示有严重的血管内溶血，血红蛋白尿只发生在快速的血管内溶血，如 G - 6 - PD缺乏症因氧化物加重、PNH、冷性血红蛋白尿、不相容血输入、温度或机械性损伤红细胞。有时须与肌红蛋白尿鉴别，因二者尿联苯胺试验均可呈阳性。鉴别二者最简单的方法是取抗凝血离心沉淀，血红蛋白尿患者的血浆呈棕红色，而肌红蛋白尿患者的血浆外观为正常。这是因为肌红蛋白（分子量小，为 17 000）不与蛋白结合在血中存留，可迅速从尿中排泄，因而血浆颜色无改变。尿色的变化取决于血红蛋白量、氧化状态、血红素分解的程度，故须查新鲜尿，镜下观察，以排除血尿及吃紫菜头、安替比林（退热药物）或由卟啉病等引起的尿色的改变。

（6）经肾小球滤过的血红蛋白部分被近端小管上皮细胞重吸收，转变为铁蛋白或含铁血黄素。随后，含铁的小管上皮细胞脱落进入尿中。因此，含铁血黄素尿和尿铁排泄增加是近期内有血红蛋白血症的可靠证据。血管内溶血急性发作后，可能要数天之后才能检测到尿铁排泄增加，而且这种异常在发作终止之后可以持续一段时间。慢性血管内溶血可以持续存在尿铁排泄增加，而血红蛋白尿仅间断出现。除了溶血性疾病，尿铁排泄增加也见于血色病和肾病综合征。尿含铁血黄素来自脱落的肾小管细胞，由尿含铁血黄素（Rous）试验检出。在急性血管内溶血时，Rous 试验可阴性，数天后出现，并持续一段时间。在慢性溶血时，尿排铁持续增加，正常 < 0.1 mg/dL，24 小时 < 10 mg，血管内溶血时可达 3 ~ 11 mg/dL，长期可致缺铁。

（7）用 ^{51}Cr 标记红细胞测定红细胞生存期，是判断红细胞寿命和检测溶血的直接方法。虽因麻烦、费时不能视为必不可少的溶血检查项目，但由于可在体表测定心、肝、脾区的放射性，可帮助判断红细胞的主要破坏场所，决定脾切除适应证，是一种有用的检查方法。由于 ^{51}Cr 可自标记的红细胞中有一些自然逸脱，故 ^{51}Cr 标记的红细胞生存期与真正的红细胞生存期不呈直线关系，^{51}Cr 标记的红细胞生存期按放射性减低的速度计算，比红细胞的真正生存期要短得多。故前者只是后者的代表而非真实数字。

（8）溶血时血清乳酸脱氢酶（LDH）可升高，但不像巨幼细胞贫血那么明显；溶血主要以 LDH - 2 为主，巨幼细胞贫血以 LDH - 1 为主。

2. 红细胞破坏过多的间接证明

（1）骨髓红细胞系统代偿性增生：骨髓象表现为红细胞系统明显增生活跃，粒红比例降低甚至倒置。骨髓检查只是半定量，反映一个局部。红系造血增快常见于慢性溶血或急性溶血后一段时间。欲知总体红系造血情况，应看铁转换率、血中转体蛋白受体水平等。

（2）红细胞形态异常：外周血出现有核红细胞，成人溶血时计数 100 个有核红细胞时看到的有核红细胞数一般不超过 1 个，新生儿和幼儿会多些。红细胞形态学检查有红细胞生成代偿性增快的表现，如红细胞大小不等、红细胞多嗜性、有豪焦小体等。某些形态学改变还可作为病因诊断的线索，如球形红细胞可见于 HS 及温抗体型 AIHA；靶形红细胞见于地中海贫血、肝脏疾病等；红细胞碎片提示红细胞受机械性损伤，包括人工心瓣膜所致溶血、微血管病性溶血性贫血或弥漫性血管内凝血等；镰状或新月形红细胞见于镰状细胞贫血；其他异形红细胞如口形红细胞、椭圆形红细胞、带刺红细胞等也可提供诊断参考。

（3）网织红细胞增多：反映骨髓红细胞造血功能，网织红细胞一般以"％"表示，正常人为 $0.8\% \sim 2.0\%$，但因贫血时红细胞绝对值减少，故即使网织红细胞产量不变，其百分比计算值会增加，造成假象。为了反映红系造血功能，网织红细胞计数应加以校正。一种方法是以网织红细胞％乘以患者血细胞比容／正常血细胞比容，使之在同一血细胞比容状况下加以比较。或计算网织红细胞绝对值，即网织红细胞％乘以红细胞计数值，正常平均值为 $70 \times 10^9/L$；若 $>100 \times 10^9/L$ 为红系高度增生表现，支持可能有溶血。即使如此校正还不够，因网织红细胞本身从骨髓中释放出来有一定的阶段性，过早则在血中以网织红细胞形式存在的时期长，先后积累就使数目增多，故也可用网织红细胞成熟时间加以校正。计算网织红细胞产生指数 RPI ＝网织红细胞％／网织红细胞成熟时间×患者 Hct／正常人 Hct。网织红细胞成熟时间与红细胞生成素（EPO）刺激使之释放出骨髓有关，与 Hct 相关。当 Hct 为 0.45 时，网织红细胞成熟时间为 0 天；0.35 为 1.5 天；0.25 为 2 天；0.15 为 2.5 天。所得 RPI 即比正常红细胞产生率增加的倍数（相当于正常的多少倍）。但因网织红细胞成熟时间是估计而来的，能否更准确反映实情仍是问题。

（4）红细胞老化的生化标志物：最有希望的是红细胞肌酸。年轻红细胞的肌酸水平比衰老红细胞高 6～9 倍，其升高可持续 20 天，而网织红细胞成熟时间仅为 1～3 天。因此，与网织红细胞相比，在缺铁性贫血治疗后观察红细胞肌酸升高出现晚，持续时间长。红细胞肌酸水平与网织红细胞相符，但并不呈线性关系。前者是反映红细胞老化更敏感的指标，在轻度溶血的患者网织红细胞计数尚正常时它即可出现增高。与网织红细胞计数相比，它的重复性好，受操作者的影响小。它可以更精确地反映溶血的程度。红细胞肌酸含量（正常 5.2 ± 1.9 mg/dL RBC）增多反映红系代偿性增生，外周血年轻红细胞比例增多。然而，这尚待更多的研究来评价。

其他红细胞老化的标志物包括一些酶，诸如己糖激酶、谷草转氨酶和尿卟啉－1－合成酶。其中有限的研究提示后者特别有助于估计溶血程度。

（5）红细胞糖化血红蛋白减少：溶血性疾病患者通常有糖化血红蛋白下降。糖化血红蛋白与红细胞寿命呈曲线相关。它可能与近 4～8 周溶血的程度有关。如果可以排除糖尿病和失血性贫血，糖化血红蛋白测定是评价溶血的有用指标。

（6）^{99}锝及 ^{111}铟双标记做全身骨髓 γ 照相有助于了解造血部位及功能。

（7）铁动力学研究：血浆铁转运率（PITR）反映总体红细胞生成，与红系增生程度相符。红细胞铁转换率（EITR）反映有效的红细胞生成，与网织红细胞计数相符。在溶血性贫血时，PITR 是正常的 2～8 倍，EITR 增加 2～4 倍。无效性红细胞生成时铁动力学指数也增加。这些指数精确反映红细胞生成。然而，由于网织红细胞计数等检查更简单、快速、便宜、并且近乎同样精确，所以对于大多数患者来说，这些测定是不必要的。

六、鉴别诊断

溶血性疾病常被视为最难诊断的血液病之一，其实，若能按部就班进行并不困难。第 1 步先确定有无溶血，第 2 步确定属哪一种。常犯的错误是先走第 2 步。确定有无溶血首先要综合有关资料，如贫血、网织红细胞增多、黄疸、脾大为常见表现。

1. 下述情况下尤其应想到可能有溶血

（1）同时有红细胞产生和破坏过多的证据，如贫血、胆红素升高、网织红细胞升高。

（2）虽有红系增生仍贫血，而无失血。

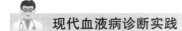

（3）贫血发展之快非红系停止造血能解释者。

（4）有血红蛋白尿或血管内溶血证据。

2. 容易与溶血病相混的情况

（1）缺铁性贫血等营养性贫血有效治疗的初期：要随诊观察，加以鉴别。

（2）骨髓无效造血：网织红细胞不高，红细胞寿命不短。

（3）组织或体腔内出血：胆红素（间接）也可升高，出血停止后自然恢复。

（4）胆红素高，无贫血：在 Gilbert 综合征或其他胆红素代谢异常可见，网织红细胞不高，^{51}Cr 红细胞寿命测定正常。

（5）骨髓转移癌。

七、溶血病的病因诊断

确定溶血后，须结合临床有目的地选择项目以进一步查明病因。确定溶血性疾病的病因可从病史、体检、血涂片、抗球蛋白试验（Coombs 试验）等寻找线索。以往，对溶血性疾病的诊断思路具有一定的区域性。而目前随着人口流动性的变化，溶血性疾病区域性正逐渐被打乱，应引起足够的警惕。在我国北方，一般思考次序是：①查找疾病诱发因素，先明确有无感染、接触生物、化学、物理因素。②做血细胞涂片，看红细胞形态有无异常。③Coombs 试验及酸化血清溶血试验（Ham 试验），或检查 CD55、CD59 以排查溶血性贫血。④红细胞形态正常，Coombs 试验及 Ham 试验，或检查 CD55、CD59 阴性，再看地区、年龄等先后进行血红蛋白电泳、红细胞渗透脆性试验、热变性（不稳定血红蛋白）试验、G-6-PD 缺乏等试验。⑤若以上试验均为阴性，可能为少见酶缺乏或者少见类型血红蛋白病。

各种溶血性疾病的诊断条件，见各疾病章节。须注意以下事项。

1. 血管内与血管外溶血有时不易截然区分，二者常在不同程度上合并存在。如细胞外的某种溶血因素使部分红细胞在血管内溶破，另一部分虽遭受损伤但细胞膜尚完整，未在血管内破坏，但可被吞噬细胞辨认并吞噬。又如红细胞本身有缺陷，通常是被吞噬细胞吞噬，但若严重影响膜的结构，则在血循环中遭受强力挤压或有其他因素也可在血管内破坏。血管外溶血红细胞破坏过多，超过巨噬细胞系统处理能力，血红蛋白也释入血浆中。另外还有人观察到吞噬细胞有时可将已吞噬破坏的红细胞吐出，这种红细胞遂在血管中破碎。此外，吞噬细胞也可将未经降解代谢的血红蛋白"吐入"血液。

2. 溶血性黄疸虽应以血清未结合胆红素增高为主，但有时因肝细胞所承受的处理胆色素的负担过重，排泄不及时或由于贫血影响肝排泄功能，或由于胆红素过多淤滞微细胆管，血中结合胆红素也可有所增高。单独未结合胆红素增多不伴有贫血及网织红细胞增高者，尚需排除先天性缺乏葡萄糖醛酸转移酶的体质性黄疸（Gilbert 综合征）及胆红素葡萄醛酸化遭受抑制的某些药物性黄疸等。

3. 溶血性疾病包括的病种很多，临床表现及轻重程度差异较大，近年来由于对疾病有了进一步认识，也出现一些新检测技术，但仍须强调按步骤进行。首先应确定有无贫血，再确定贫血是否由于溶血，以及溶血的主要部位和机制，然后根据临床特点及地区多发病种，推测病因及病种，按先后顺序选择由简到繁的实验，逐一证实或排除。

4. 溶血性疾病确诊后须排除继发性问题，以免遗漏原发疾病，如慢性淋巴细胞白血病并发 AIHA；系统性红斑狼疮并发 Evans 综合征等。此外，需注意二种溶血性疾病共存问题，如在华南地区可同时有 G-6-PG 缺乏症与地中海贫血。

5. 需了解每项实验的临床意义，假阳性与假阴性的原因，不典型和轻型病例的诊断特点等。不能因一项初筛试验结果阴性而否定高度怀疑的疾病。如抗人球蛋白试验（AGT）是检测 AIHA 最常用的方法，但 AGT 前带现象可呈假阴性结果。结果能否阳性还受红细胞膜上抗体含量多少的影响。据统计 AIHA 患者中 AGT 阴性者占 6%，因此，AGT 阴性不能排除 AIHA。骨髓单个核细胞抗人球蛋白分型试验可弥补常规 Coombs 分型试验仅检测成熟红细胞的自身抗体的不足，对不易诊断的血细胞减少患者可以试用 BMMNC － Coombs 分型试验。而 AIDS 患者中 34% 呈阳性反应而没有免疫溶血疾病的其他证据。

6. 药物性溶血和感染或其他诱因所致溶血，需注意是否在某些遗传性溶血病（G－6－PG 缺乏症）基础上发生，应分清诱因和原发病的关系。

八、治疗

溶血性疾病的治疗也应依病因及病情个体化处理，大体包括以下几个方面。

1. 清除病因　能明确病因的溶血，需消除病因才能根治。如疟疾引起的红细胞破坏需待根治疟疾后才能纠正。

2. 去除诱因　由某种诱因诱发的溶血或使之加重者应尽快去除诱因。如冷抗体型 AIHA 患者应注意防寒保暖；G－6－PG 缺乏症患者应避免食用蚕豆和具有氧化性质的药物；原有溶血性疾病发生感染者应积极控制感染。

3. 对症治疗　大部分溶血性疾病患者虽能明确原因，但多数尚无有效方法根治病因，只能根据适应证采用下列方法以改善病情。

（1）肾上腺皮质激素：对免疫性溶血性疾病有效；对 PNH 频发型可减轻溶血发作；对其他型溶血性疾病常无效，应避免滥用。

（2）脾切除：近年来，脾切除可导致继发性免疫缺陷病，有学者对脾切除持保守态度；但若能正确掌握适应证，采取预防性措施，使致死性感染发生率下降，脾切除对下述溶血病还是有效、可行的。①经体表放射性测定探明红细胞主要在脾破坏者。②遗传性球形红细胞增多症。③需较大剂量肾上腺皮质激素维持或药物治疗无效的 AIHA。④有中及重度贫血的遗传性椭圆形红细胞增多症及遗传性口形红细胞增多症。⑤某些类型的地中海贫血。一般而言，红细胞破坏轻者主要在脾中被清除，若重度红细胞破坏则在所有具有巨噬细胞的器官破坏，所以轻度红细胞病变切脾效果较好，HS、HE 效果最好；某些酶缺乏（PK、己糖激酶、葡萄糖磷酸同分异构酶缺乏）切脾后可稍减轻溶血；中、重度不稳定 Hb 病切脾也可进步；切脾对免疫性溶血者中的温型抗体比冷型抗体效果好。但每一个患者切脾的效果很难准确预测，最好根据 ^{51}Cr 标记红细胞体表测定。

（3）雄性激素：能刺激骨髓红系造血，但有一定限度。

（4）免疫抑制剂：如环磷酰胺、硫唑嘌呤，只对少数免疫性溶血性贫血或个别 PNH 有效。近年来还有人试用抗淋巴细胞球蛋白、环孢素等。还有时在 AIHA 应用大剂量静脉丙种球蛋白输注。

（5）输血：可改善贫血症状，但在某些溶血情况下也具有一定的危险性，如在 AIHA 及 PNH 输血易发生溶血反应。若能控制溶血而患者能耐受及等待，应尽量借患者自身造血功能纠正贫血，除非血红蛋白太低。虽然输血要小心，输入的红细胞也可溶破，增加排泄系统的负担，有时还促进血栓形成，但当急性溶血所致休克时，只能依靠输血。然而要仔细配血型（ABO，Rh），还要用受血人血清与供血人红细胞在 37℃ 孵化 1 小时，看有无溶血素。若输血后溶血加重只能考虑换血。

（6）血浆置换：可用于严重或顽固的 AIHA 等。

（7）适当补充叶酸及铁剂：溶血性疾病患者骨髓造血代偿性加速，对造血原料的需求量增加，需适当补充叶酸。溶血重者补充叶酸 15 mg/d 即可。若长期有血红蛋白尿而缺铁者则应补充铁剂，但对 PNH 患者需慎用，因补铁可诱发急性溶血。

（8）中西医结合治疗。

（9）治疗溶血的并发症：溶血危象时要注意患者出现休克，保持水电解质平衡，防止肾功能衰竭、尽力衰退等，应早期预防、早期发现和处理。

（胡桂芳）

第五节　再生障碍性贫血

再生障碍性贫血（简称"再障"）是指由化学、物理、生物因素或不明原因引起的骨髓造血功能衰竭，以骨髓造血细胞增生减低和外周血全血细胞减少为特征，骨髓无异常细胞浸润和网状纤维增多，临床以贫血、出血和感染为主要表现。

1888 年 Ehrlich 首先报告 1 例 21 岁女性患者有严重贫血、白细胞减少、发热、齿龈溃疡和月经过多，死后尸检发现大部分骨髓为脂肪髓。1904 年 Chauf-fand 提出"再障"的名称。1934 年 Thompson 明确本病以全血细胞减少为特征。1959 年 Wintrobe 进一步提出再障只限于骨髓极度增生不良所致的全血细胞减少。1964 年中国医学科学院血液学研究所提出急、慢性再障的分型依据。1976 年 Camitta 制定了重型再障的诊断标准。1997 年 Young 等提出再障免疫发病机制，目前多数学者将再障视为器官特异性自身免疫病。自 20 世纪 60 年代开展造血干细胞移植和 70 年代开始免疫抑制治疗，再障患者预后也得到明显改善，加之近年血制品支持治疗的进步和新型抗生素的应用，多数患者得以救治并长期生存。

一、病因

再障可为遗传异常所致，为先天性再障，如范科尼贫血（Fanconi 贫血）。但绝大多数患者是获得性的，可能引起再障的原因多种多样，包括物理、化学和生物因素等。超过半数的再障患者无明显病因可查，为特发性再障。放射治疗和细胞毒药物化疗能导致可预见性的骨髓造血功能低下，除此之外，再障还可继发于其他化学药物应用、病毒感染和某些疾病。上述这些病因与再障发生大多缺乏直接的因果关系，且明显地受到医师对此重视程度、病史询问以及患者的叙述详细与否等因素影响，故可靠性也较差。除少数正在暴露于明确病因者外，其他继发性再障与特发性再障治疗方法和预后并无明显不同。根据再障病因分类如下。

1. 获得性再障

（1）药物和化学物质。

（2）放射线。

（3）病毒（EB 病毒、肝炎病毒、微小病毒和艾滋病病毒）。

（4）细菌（结核杆菌等）。

（5）免疫性疾病。

（6）阵发性睡眠性血红蛋白尿症。

（7）妊娠。

（8）混杂因素。

2. 特发性再障 约占全部病例的65%。

3. 遗传性再障

（1）Fanconi贫血。

（2）先天性角化不良。

（3）Schwachman – Diamond综合征。

20世纪初，人们认为化学毒物及药物是引起再障的主要原因。文献报告引起再障的药物常见者有抗惊厥药、抗生素、抗糖尿病药物、利尿药、磺胺类药物、抗代谢药、抗肿瘤药和抗甲状腺药物等。但是，自80年代开始，IAAAS和NHLBI分别在欧洲、以色列和泰国进行了大型流行病学调查，其结果与传统观点有较大差异。流行病学调查再障病因结果表明，仅约25%的患者发病可能涉及药物因素。国际再障与粒细胞缺乏研究组研究表明金盐制剂（相对风险＝29）、抗甲状腺药物（相对风险＝11）和非甾体消炎药（如吲哚美辛相对风险＝8.2）的应用与再障的发生相关性最为密切，而苯、杀虫剂和石油化工产品与再障发生只轻度相关。在西方国家的再障患者中仅约5%有苯接触史，而泰国该比例仅约1%，且其相对危险系数处于临界值。农业杀虫剂如有机磷、DDT、氨基甲酸酯与再障发病明显相关，但其所致疾病在再障患者中仅占很小比例，并且没有剂量相关毒性的支持证据。过去认为，氯霉素位于药物所致再障黑名单中的首位，而新近调查显示，氯霉素与再障发病无明显相关性，考虑前期报道夸大了该药的接触史和致病重要性。而磺胺类药物、甲苯达唑及噻嗪类利尿剂与再障发病相关，约占其总发病的5%。常见可能引起再障的药物见表2－8。

表2－8 引起再生障碍性贫血的有关药物

种类	高危	中危	低危
解热止痛药			非那西汀
			阿司匹林，水杨酰胺
抗心律失常药			奎尼丁
			妥卡尼
抗关节炎药		金盐	秋水仙碱
抗惊厥药		卡马西平	乙琥胺
		乙内酰脲	苯乙酰脲
			扑痫酮
			三甲嗯唑烷二酮
抗组胺药			氯苯那敏
			吡拉明，吡苯乍明
抗高血压药			卡托普利，甲基多巴
抗炎药		青霉胺	非类固醇药
		保泰松	二氯苯二磺酰胺，布洛芬
		羟基保泰松	吲哚美辛，萘普生
			苏林达克
抗菌药			
抗细菌药		氯霉素	4，4'二氨二苯砜，甲氧西林，链霉素
			β－内酰胺类抗生素
抗真菌药			两性霉素
			氟胞嘧啶
抗原生物药		米帕林	氯喹

种类	高危	中危	低危
			乙胺嘧啶
抗肿瘤药			
烷化剂	白消安		
	环磷酰胺		
	美法仑		
	氮芥		
抗代谢药	氟尿嘧啶		
	巯基嘌呤		
	甲氨蝶呤		
	阿糖胞苷		
细胞毒抗生素	柔红霉素		
	阿霉素		
	米托蒽醌		
抗血小板药			噻氯匹定
抗甲状腺药			卡比马唑，甲巯咪唑
			甲硫氧嘧啶
			高氯酸钾
			丙硫氧嘧啶
			硫氰酸钠
镇静药及其衍生物			氯氮草，氯丙嗪（和其他吩噻嗪）
			锂，甲丙氨酯
			甲普里隆
磺胺药及其衍生物			
抗菌药			多种磺胺药
利尿药		乙酰唑胺	氯噻嗪，呋塞米
降血糖药			氯磺丙脲，甲苯磺丁脲
其他			别嘌呤醇，干扰素
			己酮可可碱

注：高危，大剂量即可引起骨髓再生障碍的药物；中危，已报道30例以上的药物；低危，较少与再障发病有关的药物。

药物暴露参与再障发生可分为两种不同类型：①为药物的细胞毒药理作用所致，与药物使用剂量有关，只要达到一定剂量，在所有个体均可导致骨髓造血功能减低，是可预见的，且常是可逆性的。②不可预见的特质性的，和药物使用剂量关系不大，仅在个别患者发生造血功能障碍，多系药物的过敏反应，其导致的造血衰竭一般均呈持续性，极少自发缓解。

放射线诱发的骨髓衰竭是非随机的，具有剂量依赖性，并与组织特异的敏感性有关。造血组织对放射线较敏感，小剂量照射出现骨髓抑制常可恢复，大剂量照射可导致持续性、致死性骨髓抑制。全身照射超过 7～10 Gy 骨髓造血细胞可被完全摧毁，出现持续性骨髓衰竭；大剂量局部照射也可引起骨髓微环境严重损伤，剂量超过 40 Gy，照射局部骨髓微环境破坏，不再能支持造血。致死或亚致死剂量（4.5～10 Gy）的全身照射可发生致死性的急性再障，而极少引起慢性再障。在日本原子弹爆炸幸存者中仅几例发展为迟发的再障。长期接触小剂量外部照射，如放射科医师或体内留置镭或钍的患者可发生慢性再障。有报道，在短期接触放射线后数月到数年可发生再障。放射线主要作用于细胞内的大分子，影响 DNA 的合成，其生物效应是抑制或延缓细胞增殖。无论全身照射或局部照射均可损伤造血干细胞及微环境而导致骨髓衰竭。

病毒感染引起中性粒细胞减少和血小板减少相对多见，腮腺炎病毒、流感病毒和带状疱疹病毒感染等偶尔也可导致骨髓低增生和全血细胞减少。有认为病毒感染可以直接溶解骨髓造血细胞，或通过引起免疫反应损伤造血细胞。病毒性肝炎与再障的发生的关系较为明确。继发于急性肝炎的再障大约占 5% 左右，称为肝炎相关性再障（HAAA）或肝炎后再障。文献报告少数甲型、乙型、丙型和戊型病毒性肝炎可继发再障，但肝炎相关性再障更多是血清学阴性肝炎所致。通常患者以急性肝炎首发，黄疸、转氨酶明显增高，1~2 个月后随着肝炎逐渐恢复，患者开始出现进行性血细胞减少、骨髓造血衰竭，且多进展为重型或极重型再障。肝炎相关性再障经免疫抑制治疗可恢复自身骨髓造血，提示病毒感染诱导的免疫反应在该型再障的发生中起重要作用。微小病毒 B19 感染能溶解红系造血前体细胞，在溶血性贫血患者主要导致一过性再障危象（TAC），在免疫缺陷患者则由于不能产生有效抗体反应清除病毒，微小病毒 B19 感染和骨髓红系造血减低呈持续性。EB 病毒感染极少引起再障，患者血细胞减少常能自发恢复；巨细胞病毒（CMV）感染发生在新生儿或免疫缺陷患者常引起中性粒细胞减少或血小板减少，在造血干细胞移植患者也可导致再障，可能与 CMV 感染骨髓造血基质细胞，影响后者对造血细胞的支持有关。人类免疫缺陷病毒（HIV）感染也可抑制骨髓造血导致再障。另外，疫苗接种也有引起再障报告。

此外，在泰国还发现了一些新的发病相关因素，如饮用未煮沸的水、接触某些动物（如鹅和鸭子）及动物粪便。这些因素使再障发病危险增高，支持感染性致病因素的存在。

文献报告妇女妊娠期发生再障，当人工终止妊娠或分娩后再障可缓解，再次妊娠再障复发。原有再障病史的患者，怀孕后其再障常可加重，更多的妊娠再障并不能随着妊娠终止而自发缓解，病情仍可进展。目前关于妊娠与再障发生的因果关系并不清楚，治疗可选择早期终止妊娠、支持治疗、免疫抑制治疗或分娩后行造血干细胞移植治疗。

再障可继发于其他免疫性疾病，包括胸腺瘤、系统性红斑狼疮和类风湿关节炎等，体外研究发现患者血清中存在抑制造血干细胞的抗体或淋巴细胞。

阵发性睡眠性血红蛋白尿症（PNH）是由位于 X 染色体的 PIG – A 基因突变，糖基磷脂酰肌醇（GPI）锚蛋白合成缺陷，导致细胞膜表面锚联蛋白缺失，临床表现为血管内溶血、静脉栓塞形成和骨髓造血衰竭三联症。PNH 患者血管内溶血主要与衰变加速因子（CD55）和膜反应溶解抑制蛋白（CD59）缺乏有关，但锚联蛋白缺失与发生骨髓造血衰竭的关系并不清楚。PNH 与再障的关系非常密切，二者经常先后或同时发生。法国的一项研究表明，诊断 PNH 的患者约 30% 有前期再障病史，其余患者 4 年发生全血细胞减少的风险也高达 14%。有研究报告采用流式细胞术在初发再障患者 30% ~ 50% 可检测到微小 PNH 克隆，再障患者经免疫抑制治疗后可发展为 PNH，多数患者虽无临床可见的血管内溶血，但 PNH 克隆持续存在，或者也可呈典型的 PNH，此时再障特征已不明显。骨髓造血衰竭基础上出现 PNH 克隆，被认为可能与 PIG – A 基因突变细胞具有内源性增殖或生存优势，或者是外部因素选择 PIG – A 基因突变细胞所致，多数证据倾向于支持后者。

同一家族出现 2 例或 2 例以上再障患者的情况非常少见。所有儿童和年轻患者发生再障均应仔细区分是先天性再障还是获得性再障。先天性骨髓造血衰竭发病的分子机制主要涉及 DNA 损伤修复障碍、端粒维持缺陷及核糖体生物合成缺陷等。患者以先天性畸形、骨髓造血衰竭及肿瘤易感为主要特点，但经常患者可缺乏明显的躯体畸形，甚至直至成人才出现全血细胞减少，极易与获得性再障混淆。某些遗传因素赋予患者再障易感性，如组织相容性抗原 HLA - DR 类型与再障明显相关，有研究证明 HLA - DR 类型可预测再障患者免疫抑制治疗反应，HLA - DR 类型再障常伴有 PNH 克隆，对环孢素免疫抑制治疗敏感，容易出现复发和环孢素依赖。与免疫反应相关的细胞因子，如白细胞介素、干扰素、肿瘤坏死因子和穿孔素等基因单核苷酸多态性也与再障的发生有关。药物代谢基因多态性也与再障发生相关，如 GSTT1 基因编码的 GSTT1 是一种生物转化酶，GSTT1 缺乏使机体对某些致 DNA 损伤药物的代谢能力降低，药物聚积使得他们在相同浓度的毒物暴露下更容易罹患再障。

二、发病机制

再障发病机制极为复杂，目前认为与以下几方面有关。

（一）造血干细胞数量减少和内在缺陷

大量实验研究表明再障骨髓中造血干细胞数量明显减少，细胞集落形成能力显著降低。同基因骨髓造血干细胞移植仅补充正常造血干细胞，而不加任何其他预处理能使部分患者很快恢复正常造血功能，支持再障骨髓造血干细胞减少或有内在缺陷。再障患者骨髓造血干/祖细胞体外培养显示 CFU - GM、BFU - E、CFU - E、CFU - GEMM 产率均明显减低，应用纯化的 CD34$^+$ 细胞进行培养其集落形成也仍是减低的，甚至加用高水平细胞集落生长因子其集落产率也不能明显增高。长期培养启动细胞（LTC - Ics）可能代表真正的骨髓造血干细胞，研究表明在再障患者其数量明显减少，常低于正常的10% 以下。若将骨髓造血细胞减少因素考虑在内，则再障患者骨髓造血干细胞数量减低更为明显，估计可能仅为正常人的 1% 左右。再障患者骨髓造血细胞进行性端粒缩短也提示造血干细胞数量有限，功能性衰竭。另外，经治疗恢复自身造血的再障，骨髓 CD34$^+$ 细胞数量仍明显低下。

除数量减少外，再障骨髓造血干/祖细胞本身还可能有缺陷。如再障患者细胞 DNA 修复能力明显降低，用抗淋巴细胞球蛋白（ALG）治疗后仍不能纠正；部分经免疫抑制剂治疗有效的病例，在长期随访过程中演变为克隆性疾病，如阵发性睡眠性血红蛋白尿症、骨髓增生异常综合征和急性非淋巴细胞白血病；部分再障骨髓呈克隆性造血，虽然这可能仅反映造血干细胞池的耗竭，并不意味着克隆性增殖；有部分临床和实验室检查典型的再障患者，骨髓造血细胞染色体检查可有克隆性细胞遗传学异常等。中国医学科学院血液病医院也曾经应用彗星实验方法证明：未经治疗的初诊再障患者骨髓造血细胞遗传不稳定性明显增高，支持再障骨髓造血干细胞可能有内在缺陷。

（二）造血微环境支持功能缺陷

造血微环境包括基质细胞及其分泌的细胞因子，起支持造血细胞增殖及促进各种细胞生长发育的作用。通常，再障骨髓基质细胞功能正常，体外培养可支持正常 CD34$^+$ 细胞造血。目前尚无充分证据表明再障患者骨髓基质缺陷，但发现再障骨髓成纤维细胞集落形成单位（CFU - F）和基质细胞产生的集落刺激活性（CSA）降低。中国医学科学院血液学研究所观察到再障骨髓基质细胞萎缩、脂肪化和 CFU - F减少，急性再障较慢性再障损伤更严重。多数体外试验表明，再障骨髓基质细胞生成造血生长因子（HGF）并无异常，再障患者血及尿中红细胞生成素（Epo）、粒 - 巨噬细胞系集落刺激因子（GM - CSF）、粒细胞系集落刺激因子（G - CSF）及巨噬细胞系集落刺激因子（M - CSF）水平增高；但再障患者 IL - 1 生成减少。有研究证实再障患者造血干/祖细胞，尤其是 BFU - E 对 Epo、Epo + IL - 3

及 Epo + SCF 反应性明显低于正常对照，甚至缺乏反应性。Wodnar - Filipowicz 等检测了 32 例重型再障患者血清可溶性干细胞因子（SCF）水平，发现重型再障患者血清 SCF 水平低于正常对照者，但二者差异无显著性，血清 SCF 水平高者预后更好。如果再障是由于 HGF 缺乏所致，那么理论上 HGF 就可以治愈再障。事实上，大量临床治疗结果表明，HGF（包括 SCF）只能一过性升高患者外周血细胞水平，并不能改变疾病的自然病程，部分患者对 HGF 治疗根本无效。异基因造血干细胞移植治疗再障，仅植入正常造血干细胞而骨髓基质细胞仍为患者起源，可有效重建造血，支持再障骨髓基质细胞可能并无明显异常。

（三）异常免疫反应损伤造血干细胞

再障患者经免疫抑制治疗后其自身造血功能可能得到改善，此为异常免疫反应损伤造血干细胞最直接的证据。异基因骨髓移植（BMT）治疗重型再障需用免疫抑制剂作预处理才能植活。大量体外实验证明，再障患者 T 淋巴细胞（主要是 CD8$^+$T 细胞亚群）与造血功能衰竭密切相关，在急性再障 T 淋巴细胞常被激活，可抑制自身及异体祖细胞集落形成。Zoumbos 等证明，再障患者 T$_4$/T$_8$ 比例倒置，T$_8$ 细胞活性增加，这种细胞在体外有抑制造血和释放抑制因子的作用。Gascon 测定 15 例再障 Tac$^+$ 细胞，其中 11 例增高，Tac 抗原表达增高提示患者淋巴细胞亚群处于"预激活状态"。Mentzel 等分析 9 例再障患者，发现 γδ - T 细胞亚群表达 δTCS1 表型明显增加。Blustone 等认为 γδ - T 细胞尤其是 δTCS1 - T 细胞增高可能对造血起抑制作用。再障患者血清干扰素（IFN - γ）、肿瘤坏死因子（TNF - α）及白细胞介素 2（IL -2）等造血负调控因子水平多增高。患者骨髓细胞中 IFN - γ 基因表达增强，个别再障患者体内可检测到抑制自身造血祖细胞生长的抗体，干细胞抑制因子（SCI）RNA 转录水平显著增高。Plantanias 等发现，对免疫治疗有效的再障患者，体内 IFN - γ 明显减少，体外以抗体中和内源性 IFN - γ 或 IFN - α 后可使患者骨髓 CFU - GM 产率成倍恢复。登革热病毒感染后释放 IFN - γ，引起淋巴毒反应，使干细胞受损而出现再障。Shinji - nakai 等用 PCR 检测 23 例再障单个核细胞中细胞抑制因子的基因表达，发现 IFN - γ mRNA 在再障患者中有明显表达，且与输血无关。转化生长因子（TGF - β）是生理性造血负调节的核心因子，对造血前体细胞起可逆性的抑制作用，其特点是选择性地抑制依赖 IL - 3、GM - CSF、IL - 6 和 IL -9 等造血因子的造血前体细胞的增殖和分化。近年来认识到许多白细胞介素参与造血过程，有的起 CSF 辅助因子的作用，有的则本身有集落刺激因子活性。Nakao 等检测 17 例再障，发现 10 例 IL - 1 显著减少，其中 9 例为重型再障。部分再障患者 IL - 2 显著增加，部分患者 IL - 3（SCF）明显减少。自然杀伤细胞（NK）可以抑制较成熟的造血祖细胞集落生长，人体 NK 细胞还具有产生 IL - 2、IFN - γ、IL - 1 及 CSF 等多种淋巴因子的能力。Yashhiro 等检测 12 例再障患者外周血，其 NK 细胞活性减低。

上述免疫异常多在已呈典型表现的再障患者研究获得，包括 T 淋巴细胞活化、细胞因子释放和特异性靶细胞损害等，属晚期免疫事件，是自身免疫性疾病的共同特点，并非再障所特有。在骨髓造血干祖细胞广泛损伤之前机体如何发生免疫异常，也就是再障早期免疫事件及其特征并不清楚。

近年研究为再障免疫发病机制提供了更多的证据。Maciej ewski 等应用 TCR - Vβ - CDR3 高分辨率分析法研究 TCRβ 链可变区 CDR3 多态性发现，再障患者，尤其带有 HLA - DR2 或 HLA - A2 分子者，其 Vβ - CDR3 类型偏颇的比率和程度明显高于健康人和多次输血者；在单细胞水平进行 TCR - Vβ 序列分析，证实大部分再障患者较正常对照组，表达高度限制性的 TCR 库；对 CD4$^+$、CD8$^+$T 细胞亚群分别进行分析，发现 CD4$^+$T 细胞 Vβ 链倾向于多克隆性表达，而 CD8$^+$T 细胞 Vβ - CDR3 表现出明显的偏颇性；免疫抑制治疗有效的患者，其 CDR3 偏颇程度较治疗前减低；在环孢素治疗依赖性的再障患者中，检测到明显偏颇的 CDR3 类型，这些均提示再障患者存在细胞毒 T 淋巴细胞反应，并且与骨髓造血衰竭的发生有关。T - bet 是一种转录因子，可直接结合于 IFN - γ 启动子的近端，激活 IFN - γ 基因转录。较于正常对照，再障患者 T 细胞中 T - bet 水平增高，IFN - γ 表达上调。对再障患者骨髓 CD34$^+$ 造血干细胞基因表达谱分析显示，凋亡/细胞死亡相关基因、负性增殖调控基因和防御/免疫应答基因表达较正常对照组明显增加。利用 IFN - γ 诱导正常 CD34$^+$ 造血细胞，发现其基因表达谱与再障患者 CD34$^+$ 细胞基因表达谱相似。另外，再障患者常伴有调节性 T 淋巴细胞数量减少和功能异常，这些结果进一步支持免疫损伤在再障发病过程中的重要作用。

通过人类胎肝或白血病细胞系 cDNA 文库表达蛋白与再障患者血清进行反应，利用抗原特异性的自身抗体作为代替标记物筛查出数个再障 T 细胞作用的潜在靶抗原，提示移动素结合蛋白、PMS - 1、DRS - 1 和膜突蛋白均可能是再障异常免疫反应相关的自身抗原。但是，这四种抗原在再障患者中的表达率很低，更为重要的是这些抗原不仅表达于造血干/祖细胞，同时也表达于其他的组织细胞，目前不能解释为何仅在骨髓中诱导异常的免疫反应损伤造血干/祖细胞，而无其他组织器官受损表现。经亚致死量照射的小鼠输注母系淋巴细胞后可以制造再障模型，考虑始动因素诱导特异性 T 细胞免疫应答，活化的 CTL 在骨髓局部分泌高浓度的细胞因子如 IFN - γ 和 TNF - α，损伤造血干/祖细胞，从而导致再障发生，即无辜旁观者造血干细胞损伤机制。提示再障自身抗原可能并不完全限于造血干细胞所特有的抗原决定簇。

三、发病情况

以往认为再障主要见于年轻人，但研究发现再障有两个发病年龄高峰，即 15 ~ 25 岁年龄组和 60 岁以上老年组，而中年人发病率相对为低。美国资料报告再障的发生无性别差异和种族差异。

四、临床表现

再障临床表现主要为贫血、出血和感染。临床表现的轻重取决于血红蛋白、白细胞和血小板减少的程度，也与骨髓衰竭和外周血细胞减少发生的急缓程度有关。

出血是再障最常见的症状，患者也常因此而就医。皮肤紫癜、鼻出血和齿龈出血最为常见，有时患者还可有口腔血疱。育龄女性可表现月经过多、经期延长和阴道不规律出血。再障较少以消化道、泌尿道和其他内脏出血为早期表现，严重出血常发生于伴有感染、糖皮质激素治疗、有创操作和其他临床表现已经相当明显的患者。

再障贫血症状与其他疾病贫血症状相似，不具特征性。患者可乏力、头晕、心悸、气短和耳鸣等。贫血常进行性加重，不同患者贫血进展速度可明显不同，患者就诊时多呈中、重度贫血。较长病史的非重型再障，有时贫血已达重度，甚至极重度，但患者仍可生活自理，并无相应临床症状。

以感染为首发症状的再障较为少见。但多数患者在疾病过程中发生感染，主要取决于中性粒细胞减少的程度和速度。感染常见部位为口腔、呼吸系统、皮肤软组织和会阴肛门周围。感染致病微生物以细菌最常见，其中革兰阴性细菌占大多数，包括大肠埃希菌、肺炎克雷伯菌、绿脓杆菌和鲍曼不动杆菌等。近年随着各种留置导管的广泛应用，革兰阳性细菌和念珠菌感染有增多趋势。粒细胞缺乏患者发生丝状真菌感染，特别是侵袭性曲霉菌感染并不少见，治疗较为棘手，是近年再障患者致死的重要原因之一。

另外，不少再障患者缺乏明显临床症状，由常规查体检出，或者就诊其他疾病时检查血常规发现。

再障患者体格检查主要为贫血和出血相应体征。患者通常没有肝、脾和淋巴结肿大，无胸骨压痛，除肝炎相关再障外也不应出现黄疸。若全血细胞减少患者表现上述这些体征，常提示为其他疾病而非再障。

五、实验室诊断

1. 血常规　呈全血细胞减少，少数病例早期可仅有 1 系或 2 系细胞减少，贫血较重，以重度贫血（Hb 30 ~ 60 g/L）为主，可为正细胞正色素性贫血；不少患者 MCV 在正常上限，或呈大细胞性贫血，但 MCV 大多 <110fl。网织红细胞绝对值减少，急性再障网织红细胞比例小于 1%。中性粒细胞、嗜酸性粒细胞、单核细胞和淋巴细胞绝对值减少，其中中性粒细胞减少尤明显，急性再障均低于 0.5×10^9/L。淋巴细胞相对增多，比例增加；中性粒细胞比例减低。血小板不仅数量少，而且形态较小，可致出血时延长，血管脆性增加，血块回缩不良。急性再障血小板常低于 10×10^9/L。外周血细胞涂片可见白细胞和血小板减少，红细胞形态无明显异常，有时可见中性粒细胞胞质中毒颗粒。

2. 骨髓象　骨髓细胞形态学分析是再生障碍性贫血最重要的检查之一，仔细进行骨髓细胞形态学分析，可对大多数由血液系统疾病导致的全血细胞减少患者做出明确诊断或提供重要线索。再障患者骨髓可呈油状或稀水样，抽吸顺利。若骨髓干抽提示可能不是再障，需注意骨髓纤维化和其他恶性血液病及骨髓转移瘤等。

再障骨髓涂片肉眼观察可见油滴增多。镜检骨髓小粒空虚，造血细胞减少，多呈非造血细胞支架，非造血细胞常超过 50%。

再障多部位骨髓增生减低，三系造血细胞明显减少，非造血细胞包括淋巴细胞、浆细胞、肥大细胞和网状细胞增多，巨核细胞明显减少或缺如。急性再障骨髓有核细胞减少多更为明显，甚至胸骨骨髓增生也重度减低，残存细胞多为淋巴细胞和其他非造血细胞。慢性再障与急性再障骨髓改变相似，多数病例骨髓增生减低，三系造血细胞减少，其中幼稚红细胞及巨核细胞减少更明显，非造血细胞增加，比例大于 50%。慢性再障骨髓可有散在增生灶，如穿刺遇增生灶，骨髓可增生活跃，呈红系代偿性增生，但成熟停滞在较晚阶段，因晚幼红脱核障碍而出现较多炭核晚幼红。尽管增生活跃甚至明显活跃，慢性再障骨髓巨核细胞数量仍是减少的。

再障骨髓幼红细胞可表现形态异常，主要为轻度的巨幼样改变、核质发育不平衡和退行性改变等。再障红系发育异常形态学改变不似在骨髓增生异常综合征那样明显，并且未经治疗的再障骨髓极少有粒系和巨核细胞形态异常。有时再障骨髓可见噬血细胞现象。

3. 骨髓活检　所有再障患者均应进行骨髓活组织检查以评价骨髓造血面积，活检标本至少应 1 cm 长，取材不理想者须再次重取。再障骨髓组织呈黄白色，增生减低，主要为脂肪细胞、淋巴细胞和其他非造血细胞。上述细胞比例大于 50%，并可见骨髓间质水肿和出血。

正常骨髓造血随年龄增大而逐渐减少，正常儿童和年轻人髂骨活检标本 80%（60% ~ 100%）为造血骨髓，而老年人仅 30%。因此，评价骨髓造血面积时必须考虑年龄因素的影响，在儿童和老年人尤其如此。一般将 30% 作为正常成人骨髓造血面积下限。

4. 骨髓超微结构　慢性再障红系显示明显病态造血，幼稚红细胞膜呈菊花样改变，胞质有较多空泡，核膜间腔扩张，异形红细胞明显增多，占 90% 左右，上述改变在急性再障少见。

5. 造血祖细胞培养　粒、单核系祖细胞（CFU - GM）、红系祖细胞（BFU - E 和 CFU - E）及巨核系祖细胞（CFU－Meg）均减少。急性再障成纤维祖细胞（CFU－F）亦减少，慢性再障半数正常，半数减少。

6. 造血生长因子（HGF）　急性再障无明显增高。慢性再障血清粒细胞或粒、巨噬细胞集落刺激因子（G/GM－CSF）增加，患者尿及血浆红细胞生成素水平显著增高，可达正常的 500～1 000 倍。

7. 红细胞内游离原卟啉（FEP）　急性再障因骨髓严重受损，红细胞内游离原卟啉（FEP）利用较少，可轻度增高。慢性再障可能由于血红素生化合成障碍致 FEP 明显增加。

8. 抗碱血红蛋白（HbF）　急性再障时抗碱血红蛋白（HbF）正常或轻度减低，慢性再障者明显增高。用酸洗脱法可识别血液中 HbF（＋）红细胞，可能由单克隆细胞生成。

9. 中性粒细胞碱性磷酸酶（N－ALP）　再障中性粒细胞生成存在质的异常，致骨髓及外周血中性粒细胞碱性磷酸酶（N－ALP）显著增高，病情改善后 N－ALP 可恢复正常。

10. 红细胞膜变异　红细胞膜蛋白组分电泳分析显示再障带Ⅲ减少，带Ⅶ明显增多。前者与红细胞免疫功能有关，后者与膜的完整性有关。

11. 铁代谢　血清铁结合蛋白饱和度增加，血浆 ^{59}Fe 清除时间延长，骨髓对 ^{59}Fe 摄入减少，红系转铁蛋白摄入量低于正常。铁掺入循环红细胞量也减少，患者因常需输血（每 400 mL 红细胞含铁 200～250 mg）故铁摄入量增加，而排铁无相应增加，24 小时尿铁仅 1 mg，致血清铁、骨髓细胞内外铁和肝脾等脏器储存铁均增加。

12. 红细胞生存期及其破坏部位　用 ^{51}Cr 标记红细胞，检测慢性再障红细胞外表半生存时间，缩短者占 61%，脾定位指数增高者占 48%，脾死亡指数增高者占 26%。对选择脾切除和估计疗效有重要意义。

13. 核素骨髓扫描　用 ^{52}Fe 和 ^{59}Fe 标记骨髓造血组织，或用 ^{99m}Tc、^{113}In 和 ^{198}Au 标记骨髓间质，可全面估计造血组织分布和骨髓受损程度。急性再障正常造血部位明显减少，慢性再障正常造血部位减少，常可见局部代偿造血。

14. 免疫功能　急性再障 SK－SD 及 OT 试验反应均显著减低，慢性再障轻度减低。急性再障 T 细胞绝对值明显减低，早期及成熟 B 细胞数明显减低，淋巴细胞对 ConA 刺激转化率减低，对 PHA 转化反应偏低，^{3}H－TdR 掺入明显减低。说明急性再障 T 及 B 细胞都严重受累，提示全能造血干细胞受损。慢性再障 T 细胞数正常，早期及成熟 B 细胞数减低，淋巴细胞对 ConA 及 PHA 刺激转化反应率增高，^{3}H－TdR 掺入轻度减低。

六、诊断及分型

临床上，全血细胞减少的患者应考虑再障的可能，典型病例一般诊断不难；但不典型病例，如早期病例，临床表现和实验室检查特征尚不明显，或再障并发或叠合其他临床病症，则诊断也可有一定困难。

与其他疾病一样，再障诊断也需要详细询问病史、全面仔细的体格检查以及必要的辅助检查。病史中强调对于职业史，化学和放射性物质接触史的询问，发病前 6 个月内应用的药物应详细记录。凡临床表现为进行性贫血、出血和易感染倾向，如全血细胞减少，查体无肝、脾和淋巴结肿大，均应考虑再生障碍性贫血的可能。儿童和年轻患者的发育迟滞、畸形、皮肤色素沉着、黏膜白斑和指甲营养不良等，须怀疑先天性再生障碍性贫血，包括 Fanconi 贫血和先天角化不良等。

血液学检查对于本病诊断的意义毋庸置疑。外周血应进行全细胞计数，包括网织红细胞计数。骨髓检查应包括骨髓液涂片和骨髓活检，是诊断本病最重要的依据。临床怀疑再生障碍性贫血而骨髓检查不典型者，应多部位多次穿刺和活检。

另外，尚需检查肝功能、病毒学检查、血清叶酸和维生素 B_{12} 以及自身抗体检查等。流式细胞术检测阵发性睡眠性血红蛋白尿症（PNH）小克隆，以及外周血和骨髓细胞遗传学检测，有助于进一步肯定诊断再生障碍性贫血，排除其他临床、实验室表现相似的疾病。儿童和 35 岁以下年轻患者应常规进行二环氧丁烷诱导的染色体脆性试验（DEB 试验）以排除 Fanconi 贫血。

再障发生于某些特殊生理和病理情况下，或并发其他疾病，表现也可不典型。如妊娠期再障、肝炎相关再障、席汉综合征并发再障以及结核病并发再障等，除贫血、出血和感染外，还表现并发症相关症状、体征和实验室特征，仔细检查不难辨识。

中国医学科学院血液学研究所提出的再障诊断依据，经国内多年临床实践，并经过两次修订，确定为我国现行再障诊断标准，具体内容如下。

1. 全血细胞减少，网织红细胞绝对值减少。

2. 一般无脾肿大。

3. 骨髓检查至少一个部位增生减低或重度减低。

4. 能除外其他引起全血细胞减少的疾病，如阵发性睡眠性血红蛋白尿症、骨髓增生异常综合征、急性造血功能停滞、骨髓纤维化、急性白血病和恶性组织细胞病等。

5. 一般抗贫血药物治疗无效。

粒细胞减少与再生障碍性贫血国际研究组提出诊断再生障碍性贫血须符合以下 3 点中至少 2 点：

1. 血红蛋白 <100 g/L。

2. 血小板 $<50\times10^9$/L。

3. 中性粒细胞 $<1.5\times10^9$/L。

诊断再生障碍性贫血后应进一步确定其临床型别。目前国际上普遍沿用 Camitta 分型标准，并增加极重型再生障碍性贫血诊断标准。

重型再生障碍性贫血（SAA）：

1. 骨髓细胞增生程度 $<$ 正常的 25%；如 $<$ 正常的 50%，则造血细胞应 $<30\%$。

2. 符合以下 3 项中至少 2 项

（1）中性粒细胞 $<0.5\times10^9$/L。

（2）血小板 $<20\times10^9$/L。

（3）网织红细胞 $<20\times10^9$/L。

极重型再生障碍性贫血（VSAA）：①符合 SAA 标准。②中性粒细胞 $<0.2\times10^9$/L。

非重型再生障碍性贫血（NSAA）：不符合 VSAA，也不符合 SAA 的再生障碍性贫血。

国内除强调血常规和骨髓检查外，还将临床表现纳入再生障碍性贫血分型标准，将其分型为急性再生障碍性贫血和慢性再生障碍性贫血。急性再生障碍性贫血发病急，贫血进行性加重，常伴严重感染和内脏出血；慢性再生障碍性贫血发病缓慢，贫血、出血和感染均较轻。

1. 急性再障（AAA）　亦称"重型再障Ⅰ型"（SAAⅠ）。

（1）临床表现：发病急，贫血呈进行性加剧，常伴严重感染和内脏出血。

（2）血常规：除血红蛋白下降较快外，须具备以下 3 项中之 2 项。①网织红细胞 $<1\%$，（经血细胞比容纠正）绝对值 $<0.015\times10^{12}$/L。②白细胞明显减少，中性粒细胞 $<0.5\times10^9$/L。③血小板 $<20\times$

$10^9/L$。

（3）骨髓象：①多部位增生减低，3系造血细胞明显减少，非造血细胞增多，如增生活跃须有淋巴细胞增多。②骨髓小粒非造血细胞及脂肪细胞增多。

2. 慢性再障（CAA）

（1）临床表现：发病慢，贫血、感染和出血较轻。

（2）血常规：血红蛋白下降速度较慢，网织红细胞、白细胞、中性粒细胞及血小板值常较急性再障为高。

（3）骨髓象：①3系或2系减少，至少一个部位增生减低，如增生活跃，红系中常有炭核晚幼红比例增多，巨核细胞明显减少。②骨髓小粒脂肪细胞及非造血细胞增多。

（4）病程中如病情变化，临床表现、血常规及骨髓象与急性再障相同，称重型再障Ⅱ型（SAAⅡ）。

国内分型与Camitta分型有较高的一致性，后者强调的是造血衰竭的严重程度，前者除造血衰竭严重程度外，还强调了这种衰竭发展的快慢。从全面认识疾病的角度看，国内分型有其独特优势。

七、鉴别诊断

主要应与以下疾病鉴别。

1. 阵发性睡眠性血红蛋白尿症（PNH） AA与阵发性睡眠性血红蛋白尿不发作型鉴别较困难。但该病出血和感染均较少、较轻，网织红细胞绝对值大于正常，骨髓多增生活跃，幼红细胞增生较明显，含铁血黄素尿试验（Ruos）可阳性，酸化血清溶血试验（Ham）和蛇毒试验（CoF）多阳性，红细胞微量补体敏感试验可检出PNH红细胞，N－ALP减少，血浆及红细胞胆碱酯酶明显减少。流式细胞术GPI锚联蛋白检测能快速、准确地将二者区分开来。

2. 骨髓增生异常综合征（MDS） AA与MDS中的难治性贫血（RA）鉴别较困难。但该病以病态造血为特征，外周血常显示红细胞大小不均，易见巨大红细胞及有核红细胞和单核细胞增多，可见幼稚粒细胞和畸形血小板。骨髓增生多活跃，有2系或3系病态造血，巨幼样及多核红细胞较常见，中幼粒增多，核质发育不平衡，可见核异常或分叶过多。巨核细胞不少，淋巴样小巨核多见，组化显示有核红细胞糖原（PAS）阳性，环状铁粒幼细胞增多，小巨核酶标阳性。进一步可依据骨髓活检，白血病祖细胞培养（CFU－L）、染色体和癌基因等检查可加以鉴别。

3. 急性造血功能停滞 常由感染和药物引起，儿童与营养不良有关。起病多伴高热，贫血重，进展快，多误诊为急性再障。急性造血功能停滞的下列特点有助于鉴别：①贫血重，网织红细胞可为0，伴粒细胞减少，但血小板减少多不明显，出血较轻。②骨髓增生多活跃，2系或3系减少，但以红系减少为著，片尾可见巨大原始红细胞。③病情有自限性，不需特殊治疗，2～6周可恢复。④血清铜显著增高，红细胞铜减低。

4. 骨髓纤维化（MF） 慢性病例常有脾肿大，外周血可见幼稚粒细胞和有核红细胞，骨髓穿刺多次干抽，骨髓活检显示胶原纤维和（或）网状纤维明显增生。

5. 急性白血病（AL） 特别是低增生性急性白血病可呈慢性过程，肝、脾和淋巴结肿大，外周血全血细胞减少，骨髓增生减低，易与再障混淆。应仔细观察血常规及多部位骨髓象，可发现原始粒、单或原始淋巴细胞明显增多。骨髓活检也有助于明确诊断。

6. 恶性淋巴瘤 常伴有非感染性高热，进行性衰竭，肝、脾和淋巴结肿大，黄疸和出血较重，也可外周血全血细胞明显减少，骨髓细胞增生减低，常有噬血细胞现象。仔细查体、多部位骨髓检查和淋巴细胞免疫表型检测，以及免疫球蛋白重链基因重排/T细胞受体基因重排检测，常有助于淋巴瘤诊断。

7. 其他需排除的疾病 毛细胞白血病、儿童急性淋巴细胞白血病前期、长时间饥饿和厌食症、结核病、骨髓转移癌和脾功能亢进等。

八、治疗

再障的治疗大体可分为支持治疗和目标治疗两部分。支持治疗的目的是预防和治疗血细胞减少相关的并发症；目标治疗则是补充和替代极度数量减少和受损的造血干细胞，如异基因造血干细胞移植（allo-SCT）或者免疫抑制治疗（IST），以免损害进一步加重，并使残存的正常或受损干细胞恢复造血。

（一）支持治疗

非重型再障外周血细胞减少较轻，患者对贫血的耐受也相对较好，因而对支持治疗的要求也常不迫切。重型再障由于持续的严重中性粒细胞和单核细胞减少，再生障碍性贫血患者细菌和真菌感染风险极高。入院后应行保护性隔离，预防应用抗生素和抗真菌药，常规口腔护理和低菌饮食。如有空气层流设备则最好使用。一旦出现发热，须立即住院，并在细菌学结果出来之前就开始治疗。抗生素选择应遵从中性粒细胞减少伴发热的治疗指南，以及当地医院微生物敏感性和耐药情况。静脉抗生素和抗真菌药无效的严重全身性感染，可考虑短期应用皮下注射粒细胞集落刺激因子（G-CSF）。输注红细胞和血小板的支持治疗，对于再生障碍性贫血患者维持安全的血细胞数非常重要。当血小板 $< 10 \times 10^9/L$（或发热时血小板 $< 20 \times 10^9/L$）时，予预防性输注血小板。若现时或以后拟行骨髓移植，应尽量避免家庭成员直接献血。在患者巨细胞病毒（CMV）检测结果出来之前，应仅输注CMV阴性血制品。只要患者和供者CMV均为阴性，就应一直用CMV阴性血制品。目前尚无安全有效的造血生长因子支持再生障碍性贫血患者的红细胞和血小板，不推荐常规使用重组人红细胞生成素、白介素-6和重组人血小板生成素（rHu-TPO）。

单纯的支持治疗并不能改善骨髓造血，再障更重要的治疗为目标治疗。

（二）目标治疗

再障目标治疗手段主要是异基因造血干细胞移植和免疫抑制治疗。二者的选择除考虑近期疗效、早期病死率以及要求的支持治疗外，更应着眼于存活率、远期疗效和生存质量。患者年龄越小、造血衰竭程度越重、中性粒细胞绝对值越低，则相对于强烈免疫抑制治疗而言，HLA相合同胞供者造血干细胞移植治疗获益也越大。随着患者年龄增加，移植治疗相关死亡也增加，40岁以上患者存活率仅约50%，低于强烈免疫抑制治疗。因此，年龄<30岁、无特殊禁忌证、有HLA相合同胞供者的重型再生障碍性贫血患者，应首选造血干细胞移植治疗；无HLA相合同胞供者或年龄>40岁者，则首选强烈免疫抑制治疗，同时启动HLA相合无关供者筛选；年龄30~40岁者，一线治疗采用造血干细胞移植或强烈免疫抑制治疗患者获益大致相同，结合HLA相合供者有无、病情、经济状况及患者意愿酌情选择。

1. 造血干细胞移植治疗重型再生障碍性贫血 重建造血快、完全治疗反应率高、复发少以及患者生存质量高。

除HLA相合同胞供者外，其他HLA相合供者造血干细胞移植均应视为重型再障补救治疗，要求精确 HLA 配型，至少应经 1 个疗程强化免疫抑制治疗失败后实施。近年随着预处理方案的改良和精确配型的实施，HLA 相合无关供者造血干细胞移植治疗再障的有效率明显提高达 60% 以上。因而，40 岁以下重型再障患者一次免疫抑制治疗无效，再次治疗倾向于首先选择 HLA 相合无关供者造血干细胞移植。

2. 免疫抑制治疗重型再生障碍性贫血　缺乏 HLA 相合同胞供者，或患者年龄偏大，移植风险增加，或难以承受庞大的治疗经费支出等，使得部分患者不能接受骨髓移植治疗，IST 是这类患者可供选择的一线治疗方案。在我国，事实上绝大多数患者接受 IST 治疗。ATG + CsA 被认为是现今重型再障免疫抑制治疗的标准方案，对一些新方案和新疗法也多以此为比照进行评价。ATG 用量根据不同厂商和免疫动物来源略有不同，一般来源于马和猪的 ATG 用量 12 ~ 20 mg/（kg·d），来源于兔者，3 ~ 5 mg/（kg·d），连用 5 天。

IST 不受年龄限制，老年人仍可适用，在治疗反应率、复发率和克隆性血液学异常发生等方面与年龄 < 50 岁患者无差异。

IST 治疗有效的再障，多数在 1 个月以后才表现出血液学反应，如将治疗反应限定在 1 年内，则 96% 发生在前 6 个月，绝大多数发生在前 4 个月，超过 4 个月才出现治疗反应者为数不多。因此，IST 后 4 个月未达部分反应可视为治疗失败，应进行 HLA 相合无关供者造血干细胞移植（< 16 岁）或二次 IST。50% 左右患者二次 IST 可获得治疗反应。

IST 短期疗效与骨髓移植相当，患者中位治疗反应时间长，支持治疗要求同样较高，近 30% 患者临床反应不完全，只是脱离输血和血小板，62% 治疗反应者需长期 CsA 维持治疗，长存活率受晚期复发和克隆性血液学异常影响，无平台期。IST 不受年龄和 HLA 相合供者限制，更适用于多数患者，为无条件骨髓移植者的治疗首选。环磷酰胺、其他免疫抑制剂（霉酚酸酯和西罗莫司等）、HLA 相合同胞供者以外的其他移植等，尚缺少报道，可临床试用。

3. 非重型再生障碍性贫血　可自发缓解、较长时间病情稳定或进展为重型再生障碍性贫血。对该型再生障碍性贫血国内多采用雄性激素或（和）环孢素早期治疗干预。临床常用雄性激素包括睾酮类的丙酸睾酮，50 ~ 100 mg/d，肌内注射；十一烷酸睾酮，120 ~ 240 mg/d 口服；和蛋白质同化激素司坦唑，6 ~ 12 mg/d，分次口服。环孢素，3 ~ 7 mg/（kg·d），分 2 次口服，或根据血药浓度调节环孢素用量，使其维持谷值血药浓度 150 ~ 250 ng/mL。疗程至少 4 ~ 6 个月。国外则一般仅予密切观察，只有疾病进展患者需要血制品输注支持，或进展为重型再生障碍性贫血时才开始予以免疫抑制治疗或造血干细胞移植。目前尚缺乏随机临床试验证明上述哪种方法处理更为合理。

非重型再生障碍性贫血的理想治疗方案也未能确定。雄性激素因其男性化作用及肝毒性，一般较少用于女性患者。ATG/ALG 联合 CsA 治疗非重型再生障碍性贫血疗效优于单用 CsA，而与单用 ATG/ALG 相当。故此，如果非重症再生障碍性贫血需要免疫抑制治疗，则应采用 ATG/ALG。鉴于早期治疗干预患者获益情况不详，而 ATG/ALG 具有较大治疗风险，并且费用昂贵，较之重型再生障碍性贫血目前非重型再生障碍性贫血治疗策略和治疗方法更需设计良好的临床试验予以确定。

英国血液学标准委员会推荐的重型和非重型再障治疗方法见图 2 - 12 和图 2 - 13。

4. 中医中药治疗　在我国，慢性再障还常采用中医中药治疗，尽管所采用的方剂和成药品种繁多，但多尚需经过严格临床试验以证实其疗效。中国医学科学院血液学研究所于 20 世纪 60 年代初提出再障属肾虚，并以补肾中药为主进行治疗，获得满意效果。在治疗过程中观察到：凉润滋阴药能缓解症状，温热补阳药可改善造血功能，从而总结出"补肾为主，补气为辅"、"补阳为主，滋阴为辅"、"先减症，后生血"和"凉、温、热"等一系列治疗规律，这些规律适用于多数病例。再障初期常有出血和感染症状，需用清热、凉血和止血药。俟上述症状好转后应改用苁蓉和巴戟等温肾药。治疗后期可加附子和肉桂等药，以加速造血功能恢复。筛选出的有效药味有：人参、黄芪、当归、熟地、首乌、苁蓉、巴戟、补骨脂、菟丝子、仙茅、鹿茸、附子和肉桂等。补肾中药的疗程应在半年以上。本疗法的优点为疗效持久，无明显不良反应。

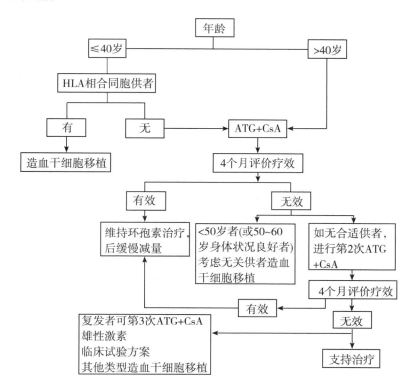

图 2-12　获得性重型再障的治疗

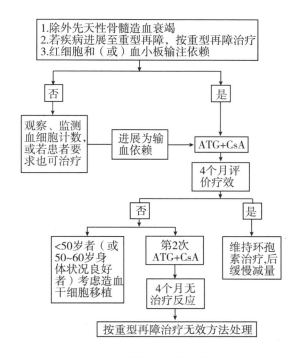

图 2-13　获得性非重型再障的治疗

（三）疗效标准

国际再障专家委员会于 2000 年制订了重型和非重型再障疗效标准。疗效评价应依据 2 次或 2 次以上至少间隔 4 周的外周血细胞计数检查，并且最好在患者停用细胞因子治疗时进行。

1. 重型再障疗效标准

（1）完全治疗反应（CR）：血红蛋白达相应年龄正常值；中性粒细胞计数 $> 1.5 \times 10^9/L$；血小板计数 $> 150 \times 10^9/L$。

（2）部分治疗反应（PR）：脱离血制品输注；不再符合重型再障标准。

（3）无治疗反应（NR）：仍符合重型再障标准。

2. 非重型再障疗效标准

（1）完全治疗反应（CR）：标准与重型者相同。

（2）部分治疗反应（PR）：脱离输血依赖（若先期依赖），或至少一系血细胞计数正常或增加 1 倍以上，或血红蛋白增加至少 30 g/L（若先期 < 60 g/L），或中性粒细胞计数增加至少 $0.5 \times 10^9/L$（若先期 $< 0.5 \times 10^9/L$），或血小板计数增加至少 $20 \times 10^9/L$（若先期 $< 20 \times 10^9/L$）。

（3）无治疗反应（NR）：未达部分治疗反应标准，或疾病更为严重。

我国现行再障疗效标准如下：

1. 基本治愈　贫血和出血症状消失，血红蛋白达到男 120 g/L、女 100 g/L 以上，白细胞达到 $4 \times 10^9/L$ 以上，血小板达到 $80 \times 10^9/L$ 以上，随访 1 年以上无复发。

2. 缓解　贫血和出血症状消失，血红蛋白达到男 120 g/L、女 100 g/L，白细胞达到 $3.5 \times 10^9/L$ 左右，血小板也有一定程度恢复，随访 3 个月病情稳定或继续进步者。

3. 明显进步　贫血和出血症状明显好转，不输血，血红蛋白较治疗前 1 个月内常见值增长 30 g/L 以上，并维持 3 个月不降。

4. 无效　经充分治疗后症状和血常规不能达到明显进步者。

九、预后

再障的预后与病情和治疗方法密切相关。通常非重型再障病程进展缓慢，多数预后良好。重型再障若不经积极治疗，多数患者发生感染或出血并发症，很快死亡，即使积极治疗，极重型再障早期死亡仍可高达 15% 左右。采用 HLA 相合同胞供者造血干细胞移植治疗，重型再障 5 年生存率可达 80% 以上，存活 5 年以上的患者其预期寿命与同年龄同性别正常人相同。无关供者造血干细胞移植疗效也可达 60% 左右。免疫抑制治疗有效率 70%～80%，患者 5 年生存率约 80%，部分患者为部分治疗反应，生存质量不理想。治疗有效的患者 10% 左右复发，10% 左右发生晚期克隆性血液学异常。

（王　静）

第六节　自身免疫性溶血性贫血

一、概论

自身免疫性溶血性贫血（AIHA）是由于 B 细胞功能异常亢进，产生抗自身红细胞抗体，使红细胞破坏加速而引起的贫血。

（一）分类

AIHA 的自身抗体根据其作用于红细胞时所需的温度不同，分为温抗体型自身免疫性溶血性贫血和冷抗体型自身免疫性溶血性贫血两大类。

1. 温抗体 一般在 37℃ 时与红细胞结合最活跃的自身抗体称为"温抗体"，其可分为温性不完全抗体及温性自身溶血素。温性不完全抗体约占所有自身抗体的近 70%，主要是 IgG，其次是 IgM、IgA。IgG 温性不完全抗体又可分为多种亚型，主要为 IgG1 及 IgG3，IgG2 及 IgG4 均少见。

2. 冷抗体 一般在 20℃ 以下与红细胞结合最活跃的自身抗体称为"冷抗体"。凝集素性 IgM 较多见于冷凝集素综合征，可直接在血循环中发生凝集反应，所以是完全抗体。另外还有一种特殊冷抗体见于阵发性冷性血红蛋白尿症。其在 20℃ 时吸附在红细胞上，当温度升高后即与细胞分离，称为"冷热抗体"（D－L 抗体）。

（二）病因

无论是温抗体或冷抗体型溶血性贫血，按其病因均可分为原因不明性（原发性）和继发性两大类。近年来由于诊断技术的不断完善，继发性患者数逐渐增加，约高达 55%。继发性温抗体型 AIHA 的原发疾病包括造血系统肿瘤（如白血病、淋巴瘤、骨髓瘤和巨球蛋白血症）、自身免疫性疾病（如系统性红斑狼疮、硬皮病、类风湿关节炎）、感染性疾病（特别是儿童病毒感染）、免疫功能低下（如低丙种球蛋白血症、异常球蛋白血症、免疫缺陷综合征）、胃肠系统疾病（如溃疡性结肠炎）以及良性肿瘤（如卵巢皮样囊肿）等。

继发性冷凝集素综合征可继发于各种感染。阵发性冷性血红蛋白尿症可继发于病毒或梅毒感染。

（三）发病机制

本病的发生机制有 3 种可能性：①病毒、药物等作用于红细胞膜，改变其抗原性，刺激体内产生抗红细胞自身抗体。②淋巴组织因感染、肿瘤、遗传基因突变及免疫缺陷等因素，使机体失去免疫监视功能，无法识别自身红细胞，进而产生异常的自身抗体。③辅助性 T 细胞（Th）功能紊乱。Th2 功能亢进，以致产生 IL－4、IL－6 和 IL－10，激活 B 细胞，产生自身红细胞抗体。这 3 种可能均可导致红细胞破坏加速，引起贫血。

AIHA 的红细胞破坏方式主要有 2 种形式：

1. 血管外红细胞破坏 主要见于温抗体型 AIHA。红细胞膜上吸附 IgG 等不完全抗体或补体而致敏。被不完全抗体致敏的红细胞不能很快在血管内破坏而溶血，但可在单核巨噬细胞系统内被巨噬细胞反复吞噬而溶血。巨噬细胞膜上可有 1×10^6 IgG 的 Fc 受体（FcR），它们随巨噬细胞的活跃程度而增减。受体共有 3 种类型：FcRⅠ、FcRⅡ 及 FcRⅢ。FcRⅠ 几乎都与血浆内单体 IgG 结合，FcRⅡ 和 FcRⅢ 则主要与致敏红细胞膜上的 IgG 相结合。FcRⅢ 对 IgG3 及 IgG1 有重要作用（IgG3 ＞ IgG1），而对 IgG2 及 IgG4 无反应。体外实验观察到，IgG1 和 FcRⅢ 结合后主要为吞噬作用，而 IgG3 与 FcRⅢ 结合后则为细胞毒溶解，最后在脾内破坏。具有 IgG3 的患者都有溶血征象，而单独 IgG1 者仅 65% 有溶血反应。由此可见，IgG3 对致敏红细胞的破坏作用远较其他亚型严重。

当吸附有 IgG3 或 IgG1 的红细胞一旦与巨噬细胞相遇，其接触部分即可变形，最后被巨噬细胞吞噬；往往只有一部分膜被拖住而消化，红细胞膜发生缺损，虽能自行修复，但膜内蛋白质及磷脂类物质反复丧失后，红细胞趋向球形，最终主要在脾索内阻留破坏。巨噬细胞膜上也有 C3b 受体，如果红细胞膜同时被 IgG 和 C3 致敏，则可加速脾脏对红细胞的破坏作用。

巨噬细胞的吞噬过程一般包括识别、附着与摄入三个阶段，其中识别是由巨噬细胞表面的 IgG Fc 受体及 C3b 受体共同介导，附着主要依赖 C3b 受体，而摄入则主要依赖 IgG Fc 受体。C3 的附着作用加上 IgG 的促进摄入作用大大增加了巨噬细胞效应而致严重溶血，破坏场所主要在脾脏。

如果单独补体致敏红细胞，除补体被远离红细胞的免疫复合物激活而结合在红细胞膜上导致血管内溶血外，也可使致敏红细胞在肝内破坏，因为肝脏体积大、血流丰富，巨噬细胞数量比脾脏要多。但单纯 C3 型血管外溶血一般都较轻微，因为此类致敏红细胞常仅附着在巨噬细胞表面而未被摄入，可能不致被吞噬。

2. 血管内红细胞破坏　常见于阵发性冷性血红蛋白尿症，较少见于冷凝集素综合征。血管内红细胞破坏主要是抗体激活补体引起的，后者通过传统途径而引起溶血。抗体（主要系 IgM，少见的有 IgG，IgG 中以 IgG3 最活跃，其次为 IgG1 及 IgG2）与红细胞膜上的抗原结合后抗体结构发生改变，使原来被掩盖的位于 Fc 段上的 CH2 区域补体结合点暴露，与 C1q 相结合（C1 是由 C1q、C1r 和 C1s 所组成）。C1q 是补体中最大的蛋白质，当 Cq 被结合后，结构发生变异，露出酶活性部分，作用于 C1s，最终导致 C1 分子被激活（C1），随后 C3 激活，裂解为 C3b，黏在红细胞膜上。通过一系列激活和裂解作用使 C5b 与 C6～9 结合成复合体，淹没在红细胞双层脂膜中，使红细胞膜损伤，发生离子渗漏，特别是 K^+ 丧失，Na^+ 进入细胞，最终导致红细胞肿胀，红细胞破坏，以致在血管内溶血。

冷凝集素综合征时，IgM 冷凝集素抗体在末梢循环 <30℃ 时结合到红细胞膜上，激活全补体，形成复合物，导致血管内溶血和雷诺（Raynaud）综合征。如 IgM 在致敏红细胞的过程中未被破坏，复温后冷抗体从细胞表面脱落，补体可被血浆 C3 灭活剂分解。而巨噬细胞上无 IgM 受体，所以仅有被 IgM 致敏的红细胞而无补体激活者不会发生溶血。

阵发性冷性血红蛋白尿症系血浆中一种冷性 IgG 自体抗体，非常容易固定补体；在 20～25℃ 时与 IgG 结合，复温至 37℃ 时全补体迅速被激活，导致血管内溶血。

（四）检查方法

1. 直接抗球蛋白试验（DAT，又称直接 Coombs 试验）　为检测免疫性溶血性贫血的经典方法，能较敏感地检测吸附在红细胞膜上的不完全抗体和（或）补体，是诊断 AIHA 的重要实验室指标。DAT 检查是将人血清免疫家兔后得到的含有抗体的兔血清与红细胞表面的不完全抗体 Fc 段相结合，导致致敏红细胞相互聚集，即为 DAT 阳性反应。温抗体型 AIHA 又可分为 3 个亚型，即 IgG 型、IgG 及 C3 型，以 IgG 及 C3 型为多见，且临床病情较重。仅抗 C3 抗体阳性者临床病情最轻。在冷凝集素综合征的患者中以抗 C3 抗体多见。

此外尚有 2%～4% AIHA 虽有典型临床表现，并对激素疗效较好，但 DAT 为阴性，可能系假阴性。

假阴性见于红细胞膜上吸附抗体过少，不足以引起 DAT 阳性。

假阳性见于：①正常人因感染使红细胞被 C3 致敏。②某些疾病（如肾炎、PNH 等）使体内 C3 水平提高。③红细胞 C3 受体结合循环免疫复合物。④某些抗生素（如头孢菌素）使红细胞非特异性吸附血浆球蛋白。

2. 间接抗球蛋白试验（IAT）　当体内自身抗体大量合成，红细胞膜上抗原位点都被占用，抗体不能再吸附时，或致敏红细胞在体内大量崩溃时，才使血清中出现游离的自身抗体。IAT 检查是以正常人 Rh 基因型 O 型红细胞为标准试剂，分别与患者血清相孵育，然后将吸附过的 O 型红细胞做 DAT，阳性结果说明患者血清中存在有游离抗体或补体。极个别正常人血清也可引起 IAT 阳性。

3. 酶处理红细胞凝集试验　用胰蛋白酶、木瓜蛋白酶及菠萝蛋白酶等处理红细胞方法检测血清中游离的抗体。方法是将酶处理 Rh 基因型的 O 型红细胞分别与患者血清相孵育，发生凝集反应者为阳性结果。该方法是检测血清中自身抗体的有效方法。

酶处理红细胞的作用机制推测是由于蛋白水解酶能水解红细胞表面的 N 乙酰神经氨酸，减低了红细胞膜的 Q 电位，缩短了红细胞之间的正常间距，从而使直径较小的 IgG 分子得以搭接在两个邻近红细胞上，提高了不完全抗体致敏红细胞的凝集敏感性。

IAT 阳性者可将患者血清分别在 20℃ 及 37℃ 与胰蛋白酶处理的红细胞进行溶血及凝集试验。温抗体型 AIHA 仅在 37℃ 时溶血试验呈弱阳性反应而凝集试验则为强阳性反应；而冷凝集素综合征者仅在 20℃ 时溶血及凝集试验均为强阳性反应。所以可用 IAT 及酶处理红细胞凝集溶血试验来鉴定自身抗体的性质。

二、温抗体型自身免疫性溶血性贫血

（一）临床表现

本病临床表现和临床过程多样化，轻重不一，以慢性为多。轻微患者在稳定代偿阶段，红细胞数可接近正常范围，仅有 Coombs 试验阳性。大多数患者起病较慢，有头昏及全身虚弱，有中到重度贫血 [Hb 60～100 g/L；网织红细胞占 10%～30%，（200～600）×10^9/L]，球形红细胞增多和脾肿大，偶尔有静脉血栓形成。急性发病多见于小儿，特别是伴有感染者，偶尔也见于成年患者。起病急骤，有寒战、高热，患者诉腰背痛、呕吐和腹泻。症状极严重者可有休克及神经系统表现（如头痛、烦躁甚至昏迷）。苍白及黄疸约见于 1/3 患者，以黄疸为首发症状者较少见，半数以上有脾肿大，一般轻至中度肿大，质硬不痛。1/3 患者有中度肝大，中等硬度而不痛。淋巴结肿大在原发性者仅有 23%。26% 温抗体型既无肝脾肿大，也无淋巴结肿大。

（二）辅助检查

1. 血常规　可表现为红细胞和血红蛋白降低，为中、重度正细胞正色素性贫血。血涂片上可见多量球形细胞。网织红细胞多增高，一般 >5%，有的可高达 50%。溶血危象时网织红细胞明显减少，可能是自身抗体同时作用于幼红细胞所致。网织红细胞减少者预后多不佳。半数以上患者白细胞数正常。急性溶血时白细胞增多，甚至呈类白血病反应。血小板数多在正常范围，偶以血小板增多为首见表现者。有些患者在病程中发生免疫性血小板减少性紫癜，称为 Evans 综合征。可见在严重 AIHA 中自身免疫可以同时累及血小板。继发性者以自身免疫性疾病、系统性红斑狼疮最多见。起病时常有血小板减少。

2. 骨髓象　造血细胞增生活跃，以幼红细胞增生为主，粒红比例倒置。病程中幼红细胞可呈巨幼样变，但血清叶酸及维生素 B_{12} 测定都在正常范围。

3. 血液生化检查　血清中胆红素升高，以间接胆红素升高为主。血清结合珠蛋白下降。当有血管内溶血时可有游离血红蛋白升高及出现血红蛋白尿。

（三）诊断

对获得性溶血患者，DAT 阳性，为 IgG 和（或）C3 型，4 个月内无输血或特殊药物史，结合临床表现，可考虑为温抗体型 AIHA。对 DAT 阴性的 AIHA 诊断比较困难，有条件时可进行酶处理红细胞凝集试验，以检测血清中游离的自身抗体。简便的方法可通过激素治疗有效和排除其他溶血性贫血而得到确诊，然后再进一步确定是原发性还是继发性。

（四）治疗

1. 治疗原发病　如系统性红斑狼疮引起的 AIHA，治疗时可加大泼尼松剂量。淋巴瘤、慢性淋巴细胞白血病引起的 AIHA，经化疗原发疾病缓解后溶血也纠正。药物引起时，停用药物，溶血也纠正。

2. 脾切除　脾脏是产生抗体的器官，又是致敏红细胞破坏的主要场所。当激素治疗无效，或虽然有效，但激素需要量太大（泼尼松 > 20 mg/d），以致无法进行有效维持治疗的患者，可考虑进行脾切除术，有效率为 50% ~ 60%。

3. 免疫抑制剂　当激素治疗无效或需较大剂量激素维持治疗者可用免疫抑制剂治疗，有效率约 50%。最常用的药物有环磷酰胺、硫唑嘌呤、丙卡巴肼和甲氨蝶呤等。环磷酰胺为 50 ~ 100 mg/d 或硫唑嘌呤为 2 mg/（kg·d）。此类免疫抑制剂可与小剂量激素同用（泼尼松每日 10 ~ 20 mg），待溶血缓解、血红蛋白升高，可先将激素减量或停用。硫唑嘌呤 25 mg，隔日 1 次或每周 2 次维持，总疗程约需半年。在减量中如疾病复发，可恢复原来的剂量；停用免疫抑制剂后患者又复发，可重复应用激素。如 4 周内还未见效，可稍加大剂量，或改用其他药物。用药时必须定期检测血常规。

4. 大剂量 MG　剂量为 400 mg/（kg·d），5 天为一疗程，有效率约 40%。其作用机制是阻断巨噬细胞上的 Fc 受体，从而使抗体覆盖的红细胞破坏减少，可迅速使溶血停止；但作用较短暂，疗效不如特发性血小板减少性紫癜。

5. 药物

（1）达那唑：为人工合成的雄激素，有报道达那唑与泼尼松合用治疗继发于 SLE 的难治性 AIHA 有效。剂量为 600 mg/d，应用时需定期检测肝功能，发现有肝损者需及时停药。

（2）环孢素：是一种有效的免疫抑制剂，已用于治疗 AIHA，并有成功的报道。

（3）肾上腺皮质激素：为治疗温抗体型 AIHA 的首选药物。其作用机制是糖皮质激素能溶解淋巴细胞抑制抗体的产生；改变抗体对红细胞表面抗原的亲和力，迅速降低红细胞结合的抗体浓度；阻滞单核 – 巨噬细胞吞噬和破坏表面有免疫球蛋白覆盖的红细胞。

当患者出现明显的临床症状，首先选用泼尼松治疗。剂量一般为 1 ~ 1.5 mg/（kg·d），见效者一般于 10 天后可见网织红细胞逐步下降，随后血红蛋白及红细胞计数上升。如用泼尼松治疗 3 周无效，需及时更换其他疗法。待血红蛋白上升至正常水平后原剂量维持 4 ~ 6 周，然后逐渐每周减少日服量 10 ~ 15 mg；待每日量达 30 mg 后，每周或每 2 周减少日服量 5 mg；至每日量仅有 15 mg 后，每 2 周减少日服量 2.5 mg。小量激素维持至少 3 ~ 6 个月。文献报道，约 75% 患者可获得缓解，但这些患者有 50% 会因泼尼松减量或停药而复发。如出现复发，则需恢复至先前最后一次有效剂量，直至获得疗效为止。仅有 15% ~ 20% 患者在撤除激素后能获得长期缓解。对重度溶血或病程进展较快者可采用大剂量甲泼尼龙冲击治疗，剂量为 1 g/d，连用 3 天，然后改为常规剂量。

6. 血浆置换　原理是运用血细胞分离器将患者富含抗体的血浆去除，换以正常血浆。适用于严重患者，特别是 Evans 综合征，但效果是暂时的，无根治作用，因为 IgG 抗体主要在红细胞表面，血浆中很少。

7. 输血　要严格掌握指征。因为绝大多数 AIHA 患者可在短期内经激素治疗而纠正贫血。由于自身免疫性溶血患者的自身抗体有时对输入的红细胞也有致敏作用，因而输入红细胞的寿命明显缩短，发生溶血。因此原则上不予输血，如发生溶血危象或极度贫血，应输三洗红细胞悬液。同时输血前严格做好交叉配血试验，输血前或开始时应用地塞米松 5 mg 或氢化可的松 200 mg，可减轻溶血。

（五）预后

温抗体型 AIHA 经积极治疗，必要时辅以脾切除，不少患者均能控制溶血。按照 AIHA 的分型，根据红细胞破坏的程度不同，病变程度也不同：IgG + C3 型对红细胞破坏最甚，IgG 居中，而单纯 C3 型破坏最轻。一般患者恢复较缓慢，需要几个月甚至几年。

三、冷抗体型自身免疫性溶血性贫血

（一）冷凝集素综合征

冷凝集素综合征（CAS）与温抗体型 AIHA 相比较少见，主要发生在中老年，Lawrence 报道在 AIHA 中 CAS 约占 15.6%。CAS 可分为原发性和继发性两类。继发性多见于支原体肺炎及传染性单核细胞增多症，其次为淋巴系统肿瘤，偶见于慢性粒细胞白血病、骨髓瘤、系统性红斑狼疮、慢性肝病、巨球蛋白血症、疟疾、流感等。

1. 临床表现和发病机制　原发性进展很慢，大多数患者在寒冷环境下血液中冷抗体作用活跃，红细胞凝集导致局部血流滞缓。临床表现为耳郭、鼻尖、手指及足趾发绀，但一经加温即见消失。患者体征较少，除贫血和黄疸外，肝、脾、淋巴结肿大多不明显。继发性患者常以原发疾病的症状为主。某些患者因急剧血管内溶血而出现血红蛋白尿。

2. 辅助检查　常有轻至中度贫血，无明显红细胞畸形及大小不一，白细胞和血小板数多正常。可有轻度高胆红素血症。反复发作者有含铁血黄素尿，网织红细胞轻度增高。气温过低时静脉抽血可发现有红细胞凝集现象。

冷凝集素试验阳性，尤其是继发性 CAS，效价可高致 1 ∶ 1 000 甚至 1 ∶ 6 000（正常 < 1 ∶ 64）。当温度升高达 30℃ 时，在白蛋白或生理盐水内凝集素效价仍然增高，具有 CAS 的诊断价值。

3. 诊断　冷凝集素效价显著增高，DAT 阳性（主要是 C3 型）而 IgG 阴性，少数有酸溶血试验及糖水试验阳性。结合临床表现，可诊断为 CAS。

4. 治疗

（1）避免寒冷最重要，在室内保持较高的温度及在室外多穿衣服可预防 CAS 患者发生溶血危象。对轻微、代偿性贫血的 CAS 患者，不需特殊治疗。

（2）对较严重、原发性的 CAS 患者，糖皮质激素和脾切除治疗是无效的。苯丁酸氮芥治疗效果满意，剂量为 2 ~ 4 mg/d，至少 3 个月才能决定疗效，可使症状减轻、冷抗体效价降低及血红蛋白上升。环磷酰胺也可应用，每日 100 mg 口服。应用此类药物治疗时要定期检测血常规。个别也有用青霉胺获得较好效果，它可降低冷凝集素及溶血素的浓度。

（3）对急性继发性 CAS 患者，要积极治疗原发病，可以补充叶酸。

（4）输血：应尽量避免，因冷凝集素的存在使配血发生困难，而且输血可能激发溶血。如病情危重，必须输血时应输经洗涤后的红细胞，并应预温至 37℃ 后保温输注（包括输液）。配血试验应在 37℃ 进行。

（5）血浆置换：可在短时间内清除 IgM 抗体，用于重型溶血患者，但仅有短暂效果，应与免疫抑制剂合用，治疗时必须注意保温。

5. 预后　CAS 的预后较温抗体型 AIHA 为好，多数为轻度贫血，能长期存活。

（二）阵发性冷性血红蛋白尿

阵发性冷性血红蛋白尿（PCH）是一种罕见的冷抗体型 AIHA，以全身或局部受寒后突然发生的急性血红蛋白尿为特征，以儿童为常见，Dacie 和 Worlledge 报道在 AIHA 中 PCH 约占 5.1%。原发性 PCH 少见；继发性 PCH 大多继发于病毒感染，如水痘、传染性单核细胞增多症、麻疹、腮腺炎、腺病毒和流感病毒感染等，少见继发于梅毒。

1. 发病机制　PCH 的溶血是由于血中存在一种 7 秒 IgG 冷抗体（即 D－L 抗体）所致。当温度 < 20℃时，冷抗体即结合于红细胞上并激活补体。当温度升高至 37℃时，抗体脱落，补体激活的顺序完成，即发生溶血。D－L 抗体是一种溶血素，也有凝集作用。

2. 临床表现　多有明显受寒诱因。急性发作为寒战、发热（可高达 40℃）、全身乏力、腹部不适、腰背及下肢疼痛、恶心、呕吐，继而出现暗红色或酱油色尿。全身症状较 CAS 为重，受寒病史至血红蛋白尿发作约数分钟至 8 小时。急性全身反应及血红蛋白可在数小时内消失，偶有几日者。梅毒引起的 PCH 可有 Raynaud 现象。偶见有冷性荨麻疹。

3. 辅助检查　一般贫血不严重，但发作时贫血较严重，进展迅速，外周血有红细胞大小不一及畸形，并有球形红细胞、红细胞碎片、嗜碱性点彩细胞及幼红细胞。反复发作后有含铁血黄素尿。冷热溶血试验可阳性；DAT 阳性，为 C3 型。

4. 诊断　冷热溶血试验阳性为诊断本病的主要依据，结合临床表现，可诊断为 PCH。

5. 治疗　保暖最为重要。积极治疗原发病，同时采用支持疗法。

6. 预后　本病大多呈自限性，虽然发作时症状严重，但在几日或几周后可自发缓解。一般 D－L 抗体在发病 2~3 个月后消失，但也有持续多年的。

（王　静）

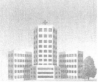

第三章 出凝血疾病

第一节　原发性血小板减少性紫癜

原发免疫性血小板减少症，也称"特发性血小板减少性紫癜"（idiopathic thrombocytopenic purpura, ITP），是一种获得性自身免疫性出血性疾病，约占出血性疾病总数的 1/3，以广泛皮肤黏膜及内脏出血为主要临床表现，以血小板减少、骨髓巨核细胞发育成熟障碍、血小板生存时间缩短及血小板膜糖蛋白特异性自身抗体出现等为特征。人群发病率为 5/（10 万）~10/（10 万），育龄期女性发病率高于男性，60 岁以上老年人是该病的高发群体。临床上可分为急性型和慢性型，前者好发于儿童，后者多见于成人。

一、病因

ITP 的发病原因尚不明确。

1. 感染　急性型 ITP 患者，发病前 2 周左右多有上呼吸道感染史，包括细菌感染或病毒感染。而慢性型 ITP 患者，常因感染而致病情加重，且血中可查见抗病毒抗体和免疫复合物。有研究认为，幽门螺杆菌的感染与 ITP 的发生有关，主要依据是清除幽门螺杆菌可使 ITP 患者的血小板计数上升。

2. 免疫因素　将 ITP 患者血浆输给健康受试者可造成受试者血小板一过性减少。50%~70% 的 ITP 患者血浆和血小板表面可检测到血小板膜糖蛋白特异性自身抗体。目前认为自身抗体致敏的血小板被单核 – 巨噬细胞系统过度吞噬破坏是 ITP 发病的主要机制。

3. 脾　是自身抗体产生的主要部位，也是血小板破坏的重要场所。脾切除后，大部分患者的血小板可迅速升至正常范围。

4. 其他因素　ITP 女性发病率高于男性，且育龄期妇女多见，推测本病的发生可能与雌激素有关。目前研究发现，雌激素可能有抑制血小板生成和（或）增强单核 – 巨噬细胞系列对与抗体结合之血小板吞噬的作用。

二、发病机制

1. 血小板抗体　ITP 的发病机制与血小板特异性自身抗体有关。在约 75% 的 ITP 患者血浆内，可检测出血小板相关抗体，其免疫球蛋白类型多为 IgG 或 IgA 型抗体，少数患者为 IgM 型抗体。这类抗体通过其 Fab 片段与血小板膜糖蛋白（GP）结合。与血小板自身抗体结合的血小板膜糖蛋白抗原类型包括血小板 GPⅡb/Ⅲa、GPⅠb/Ⅸ，少数情况下，也可与 GPⅣ和Ⅰa/Ⅱb 结合。自体抗体致敏的血小板通过与单核－巨噬细胞表面的 Fc 受体结合，而易被吞噬破坏，即自身抗体介导的血小板破坏。在一些难治性 ITP，抗血小板抗体对巨核细胞分化抑制作用可影响血小板的生成。

2. 血小板生成不足　过去认为 ITP 的发病主要是由于患者体内产生血小板自身抗体，自身抗体致敏的血小板被单核－巨噬细胞系统过度破坏，即自身抗体介导的血小板破坏。目前对 ITP 发病机制的研究发现介导血小板破坏的自身抗体或者细胞毒 T 细胞可损伤巨核细胞或抑制巨核细胞释放血小板，造成 ITP 患者血小板生成不足，即血小板生成不足亦是 ITP 发病的重要机制。

3. 血小板生存期缩短　用 ^{51} 铬或 ^{111} 铟标志 ITP 患者血小板，测定血小板体内生存期，发现在 ITP 患者，血小板生存期明显缩短至 2 ~ 3 天甚或数分钟，并且静脉血血小板计数与其生存期呈密切相关性。血小板生存期缩短的主要原因是脾脏对包裹抗体的血小板的"扣押"。脾在 ITP 的发病机制中有两方面作用：①脾脏产生抗血小板抗体。②巨噬细胞介导的血小板破坏。由于大部分接受脾切除的 ITP 患者，血小板计数在切脾后快速上升，因此，认为血小板在髓外破坏增加是 ITP 血小板数量减少的主要原因。

三、临床表现

肝、脾、淋巴结一般不大。如果查体见肝脾淋巴结肿大，应考虑其他疾病，或继发性血小板减少症。

（一）急性型

1. 起病情况　急性型 ITP 多见于儿童，冬春季多见，起病急，可有畏寒、寒战、发热等全身症状。多数患者发病前数天或数周有病毒感染史，以病毒性上呼吸道感染多见，也可为风疹、水痘、麻疹病毒或 EB 病毒感染等，亦可见于接种疫苗后。

2. 出血症状　出血常为紫癜性，皮肤黏膜出血较严重，表现为瘀点、瘀斑，体表分布不均匀，大小不等，压之不褪色。皮肤出血多见于机体负重部位或血液淤滞部位，如双下肢、踝关节部位皮肤及压脉带以下皮肤。黏膜出血以口腔、鼻腔、齿龈多见，严重者可有内脏出血，如消化道、泌尿道出血，表现为呕血、黑便、血尿等。

3. 病程长短　急性型 ITP 病情多为自限性，一般 4 ~ 6 周，95% 的病例可自行缓解。部分急性型 ITP 患者可转为慢性型。

（二）慢性型

1. 起病情况　慢性型 ITP 起病隐匿，多见于中青年女性。

2. 出血症状　出血程度取决于血小板计数水平，相对较轻，但易反复发生。PLT $> 50 \times 10^9$/L，无明显临床症状，出血风险小，多为查体发现。PLT $< 20 \times 10^9$/L，可出现内脏出血，如呕血、黑便、咯血、尿血等。女性患者可有阴道出血，部分女性患者以月经量多为唯一临床症状。血小板严重减少时，可发生颅内出血，表现为剧烈头痛、意识障碍、瘫痪及抽搐，一旦发生，病情严重，危及生命。颅内出血是本病致死的主要原因。出血量过大时，患者可出现不同程度的贫血、血压下降，严重贫血时可发生失血性休克。

3. 血栓形成倾向　研究证明，ITP 不仅是一种出血性疾病，同时也是一种血栓前疾病。因此，ITP 患者血小板计数控制在（50 ~ 100）$\times 10^9$/L 为最佳，而不需要将患者的血小板计数维持在正常水平。

4. 其他表现　多项研究发现，许多 ITP 患者存在明显的乏力症状，以往多将此归因于糖皮质激素的不良反应，现已确认乏力是 ITP 的临床症状之一，部分患者可无或仅有轻度出血症状但有明显乏力。

5. **病程长短** 慢性型 ITP 呈持续性，反复发作性，自发缓解者少见，即使缓解也不完全，每次发作可持续数周或数月，甚至迁延数年，相邻两次发作间隔时间长短不等。

四、实验室和特殊检查

1. **血象** 外周血血小板计数明显减少，急性型发作期血小板计数常 $< 20 \times 10^9/L$，甚至 $< 10 \times 10^9/L$；慢性型常为 $(30 \sim 80) \times 10^9/L$。血小板体积常常增大（直径 $3 \sim 4 \ \mu m$）。当用自动血细胞计数仪测定，平均血小板体积增大，血小板分布宽度增加，反映了血小板生成加速和血小板大小不均的异质程度。红细胞计数一般正常。如有贫血，通常为正细胞性，并与血液丢失程度平行。白细胞计数与分类通常正常。

2. **止血和血液凝固试验** 出血时间延长，血块退缩不良，束臂试验阳性。而凝血机制及纤溶机制检测正常。

3. **骨髓** 红系、髓系造血正常，巨核细胞数目正常或增多，但产生血小板的巨核细胞明显减少或缺乏。巨核细胞形态上表现为体积增大，可呈单核，胞质量少，缺乏颗粒等成熟障碍改变。无病态造血表现。

4. **抗血小板抗体** 在大部分 ITP 患者的血小板或血清，可检测出抗血小板膜糖蛋白（GP）复合物的抗体，包括抗 GPⅡb/Ⅲa、Ⅰb/Ⅸ、Ⅰa/Ⅱa、Ⅴ、Ⅳ抗体等。目前检测方法有单克隆特异性捕获血小板抗原试验（monoclonal antibody immobilization of platelet antigen assay，MAIPA）和流式微球法，MAIPA法具有较高特异性，对鉴别免疫性与非免疫性血小板减少有一定帮助，但不能作为鉴别标准。此外，即使采用此类敏感的检测方法，仍有 20% 的典型 ITP 无法检出抗血小板抗体。且继发于其他疾病的血小板减少，如系统性红斑狼疮、肝病、HIV 感染等，抗血小板抗体也可阳性。故虽然血小板抗体特异性较强，但仍存在假阴性和假阳性结果，且检验操作不方便，临床应用并不广泛，ITP 的诊断目前仍应以临床排除诊断为主。

5. **血小板生成素（thrombopoietin，TPO）** TPO 不作为常规检测。ITP 患者 TPO 水平一般正常或接近正常，有助于鉴别 ITP 与不典型再生障碍性贫血或低增生性骨髓增生异常综合征。

五、诊断和鉴别诊断

（一）诊断要点

ITP 的诊断是临床排除性诊断，其诊断要点如下。

1. 至少 2 次实验室检查血小板计数减少，血细胞形态无异常。

2. 脾脏一般不增大。

3. 骨髓检查为巨核细胞数量增多或正常，有成熟障碍。

4. 必须排除其他继发性血小板减少症，如自身免疫性疾病、甲状腺疾病、药物诱导的血小板减少、同种免疫性血小板减少、淋巴系统增殖性疾病、骨髓增生异常〔再生障碍性贫血（AA）和骨髓增生异常综合征（MDS）〕、恶性血液病、慢性肝病脾功能亢进、血小板消耗性减少、妊娠血小板减少、感染等所致的继发性血小板减少、假性血小板减少以及先天性血小板减少等。

5. **诊断 ITP 的特殊实验室检查**

（1）血小板抗体的检测：MAIPA 法和流式微球分析技术检测抗原特异性自身抗体的特异性较高，

可以帮助鉴别免疫性和非免疫性血小板减少，有助于 ITP 的诊断。主要应用于下述情况：骨髓衰竭合并免疫性血小板减少、一线及二线治疗无效的 ITP 患者、药物性血小板减少及罕见的复杂疾病（如单克隆病种球蛋白血症和获得性自身抗体介导的血小板无力症）。血小板抗体的检测不能鉴别原发与继发性免疫性血小板减少症。

（2）血小板生成素（TPO）水平检测：TPO 不作为 ITP 的常规检测。但其有助于 ITP 与不典型 AA 或低增生性 MDS 的鉴别。

（二）诊断疾病的分期

1. 新诊断的 ITP 　确诊后 3 个月以内的 ITP 患者。

2. 持续性 ITP 　确诊后 3～12 个月血小板持续减少的 ITP 患者，包括没有自发缓解和停止治疗后不能维持完全缓解的患者。

3. 慢性 ITP 　血小板减少持续超过 12 个月的 ITP 患者。

4. 重症 ITP 　PLT $< 10 \times 10^9/L$，且就诊时存在需要治疗的出血症状或常规治疗中发生了新的出血而需要加用其他升高血小板药物治疗或增加现有治疗药物剂量。

5. 难治性 ITP（refractory ITP） 　指满足以下所有 3 个条件的患者：①脾切除后无效或者复发。②仍需要治疗以降低出血的危险。③排除其他原因引起的血小板减少症，确诊为 ITP。

（三）鉴别诊断

1. EDTA 诱导的假性血小板减少 　抗凝剂 EDTA 可引起血小板聚集，自动血细胞分析检测受此影响而得出血小板减少的结果。但血涂片计数不会受此影响。故临床上实验室检查提示血小板减少而无其他支持证据时，需血涂片计数排除诊断。

2. 遗传/先天性血小板减少综合征 　罕见，有家族史，往往婴幼儿期即发病，表现为血小板减少性出血，外周血涂片可见血小板形态异常。常规治疗无效，常规输注血小板治疗有效。

3. 药物相关的血小板减少 　有可疑药物应用史，如部分解热镇痛药、奎宁、免疫抑制剂、抗肿瘤药物等，停药后血小板迅速升至正常范围。仔细询问病史，尤其是用药史，可资鉴别。

4. 病毒（HIV、HCV）相关性血小板减少 　临床上难以与原发性 ITP 鉴别，且血小板减少可能先于其他症状出现。疑似 ITP 的成人患者，均建议常规行病毒学血清检查。HIV、HCV 阳性的 ITP 患者，抗病毒治疗后血小板减少可取得完全缓解。

5. 继发性免疫性血小板减少症 　系统性自身免疫性疾病或淋巴增殖性疾病均可能导致继发性免疫性血小板较少症。前者通过临床表现、抗核抗体谱阳性可鉴别，尤其当患者为青年女性时应考虑到自身免疫性疾病的可能。后者如慢性淋巴细胞白血病等，查体可见肝、脾、淋巴结肿大，外周血象及免疫分型有特征改变，可资鉴别。

6. 其他 　酒精性肝硬化、骨髓疾病（包括骨髓增生异常综合征、白血病、骨髓纤维化、再生障碍性贫血等）、近期输血或疫苗接种等，均可能导致血小板减少，通过实验室检查及病史可进行鉴别。

六、治疗

治疗上应结合患者的年龄、血小板减少的程度、出血的程度及预期的自然病情予以综合考虑。对于出血严重，血小板计数 $< 10 \times 10^9/L$ 甚或 $< 5 \times 10^9/L$ 者，应入院接受治疗。对于危及生命的严重出血，如颅内出血，应迅速予以糖皮质激素、静脉注射免疫球蛋白、输入血小板作为一线治疗。同时，避免使

用任何引起或加重出血的药物，禁用血小板功能拮抗剂，有效地控制高血压以及避免创伤等。

（一）治疗原则

1. PLT≥$30×10^9$/L、无出血表现且不从事增加出血危险的工作或活动的成人 ITP 患者发生出血的危险性比较小，可予观察和随访。

2. 下列因素增加出血风险　①随着患者年龄增加和患病时间延长，出血风险加大。②血小板功能缺陷。③凝血因子缺陷。④未被控制的高血压。⑤外科手术或外伤。⑥感染。⑦必须服用阿司匹林等非甾体消炎药、华法林等抗凝药物。

3. 若患者有出血症状，无论此时血小板减少程度如何，都应该积极治疗。

（二）紧急治疗

重症 ITP 患者伴胃肠道、泌尿生殖道、中枢神经系统或其他部位的活动性出血或需要急症手术时，应迅速提高 PLT 至 $50×10^9$/L 以上。对于病情十分危重，须立即提升血小板计数的患者应给予随机供者的血小板输注，还可选用静脉注射免疫球蛋白和（或）甲泼尼龙。其他治疗措施包括停用抑制血小板功能的药物、控制高血压、局部加压止血、口服避孕药控制月经过多以及应用纤溶抑制剂（如氨甲环酸、氨基己酸）等。如上述治疗仍不能控制出血，可以考虑使用重组人活化因子Ⅶ。

（三）新诊断 ITP 的一线治疗

1. 肾上腺糖皮质激素　可用泼尼松治疗，剂量为 1.0 mg/（kg·d），分次或顿服，病情严重的患者用等效剂量的地塞米松、甲泼尼龙等非胃肠道给药方式，待病情好转时改为口服。病情稳定后，迅速激素减量至最小维持量（<15 mg/d），若维持剂量较大或减量后复发，应考虑二线治疗。泼尼松治疗 4 周仍无反应，说明泼尼松治疗无效，应迅速减量至停用。

除泼尼松外，也可使用大剂量地塞米松（high dose dexamethasone，HD－DXM），建议口服用药，剂量为 40 mg/d，连用 4 天，无效患者可在半个月后重复 1 次。用药期间，注意监测血压、血糖的变化，预防感染，保护胃黏膜。目前大剂量地塞米松是国际及国内指南均推荐的 ITP 一线治疗。但对于长期应用泼尼松及其他免疫抑制剂治疗效果欠佳的患者，HD－DXM 治疗可能引起感染等严重并发症，应慎用。

糖皮质激素长期应用有较多副作用，主要包括高血压、糖尿病、急性胃黏膜病变、骨质疏松、股骨头坏死等，一旦发生应及时给予相关检查并对症处理。

2. 静脉注射免疫球蛋白（immunoglobulin）治疗　主要用于：①ITP 的紧急治疗。②不能耐受肾上腺糖皮质激素或者拟行脾切除前准备。③合并妊娠或分娩前。④部分慢作用药物（如达那唑或硫唑嘌呤）发挥疗效之前。常用剂量 400 mg/（kg·d）×5d 或 1.0 g/（kg·d）×1 天（严重者连用 2 天），必要时可以重复。静脉注射免疫球蛋白慎用于 IgA 缺乏、糖尿病和肾功能不全患者。

（四）成人 ITP 的二线治疗

1. 脾切除　目前关于 ITP 患者选择脾切除的时机尚有争论，一般认为脾切除的指征为：①正规糖皮质激素治疗无效、病程迁延 6 个月以上。②泼尼松治疗有效，但维持量大于 30 mg/d。③有使用糖皮质激素的禁忌证。在脾切除前，必须对 ITP 的诊断作出重新评估。由于部分患者对激素的治疗效果呈延迟反应，故判断对糖皮质激素治疗反应应该个体化，以确定脾切除的最佳时间。切脾治疗前应完善检查，确定是否存在副脾，因为若存在副脾，切脾治疗后仍可出现 ITP 复发。

脾切除禁忌证：①年龄小于16岁。②妊娠早期和晚期。③因其他疾病不能手术。

2. 药物治疗

（1）免疫抑制治疗：该方法仅适用于糖皮质激素及脾切除疗效不佳或无反应者。常用药物有环磷酰胺，1.5～3 mg/（kg·d）口服，疗程需要数周，为保持持续缓解，需持续给药，治疗反应率16%～55%。副作用包括白细胞减少、脱发、出血性膀胱炎等。也可用长春碱类，如长春新碱（vincristine，VCR）、长春地辛（VDS）等，其主要不良反应包括周围神经炎、脱发、便秘和白细胞减少等。也有使用硫唑嘌呤（azathioprine）口服者，100～150 mg/d，分2～3次口服，根据患者白细胞计数调整剂量，其主要不良反应为骨髓抑制和肝、肾毒性。

（2）达那唑（danazol）：多与其他免疫抑制剂合用治疗难治性ITP，常用剂量为400～800 mg/d，分2～3次口服。该药起效慢，需持续使用3～6个月。与肾上腺糖皮质激素联合，可减少肾上腺糖皮质激素用量。主要不良反应为闭经、毛发增多、痤疮、皮疹、肝功能损害，停药后可恢复。对月经过多者尤为适用。

（3）CD20单克隆抗体（利妥昔单抗，rituximab）：具有选择性的免疫抑制作用，可使ITP患者获得长期持续缓解，但起效慢，一般在首次应用4～8周内起效。推荐剂量375 mg/m^2，静脉滴注，每周1次，共4次。国内外正在探索利妥昔单抗的联合治疗方案，以期达到在快速提高患者血小板计数的同时提高患者持续反应率。

（4）TPO和TPO受体激动剂（TPO receptor agonist）：主要机制是促进血小板生成而抑制血小板破坏。对于内源性TPO缺乏或血小板生产率降低的ITP可有一定效果，一般用于难治性ITP的治疗。此类药物的耐受性良好，不良反应轻微，但应注意骨髓纤维化以及血栓形成的风险。

（五）一、二线治疗无效ITP患者的治疗

一、二线治疗无效（包括不适合或不接受脾切除的患者），仍需治疗以维持安全血小板水平的患者，其治疗宜个体化。可以选用免疫抑制治疗、联合化疗、吗替麦考酚酯及造血干细胞移植等，也可选择中药临床试验。

（六）疗效判断

1. 完全反应（complete remission，CR）　治疗后PLT≥100×10^9/L，无出血症状。

2. 有效（remission，R）　治疗后PLT≥30×10^9/L，至少比基础血小板计数增加2倍，无出血症状。

3. 无效（not remission，NR）　治疗后PLT＜30×10^9/L者血小板计数增加不到基础值的2倍或者有出血症状。

在定义CR或R时，应至少检测2次，其间至少间隔7天。

七、预后

大多患者预后良好，部分易于复发。约50%的成人ITP死于慢性、难治性ITP。

（卢前微）

第二节 血栓性血小板减少性紫癜

血栓性血小板减少性紫癜（thrombotic thrombocytopenic purpura，TTP）是一种弥散性血栓性微血管病，临床上以典型的三联症为多见：血小板减少，微血管病性溶血性贫血，多变的神经系统症状和体征；若同时伴有肾损害和发热，则为TTP经典的"五联症"。本病最先由Moschcowitz于1924年报道，故又称"Moschcowitz综合征"。

一、发病情况

国内尚无这方面的资料，国外报道的发病率为 $3.7/10^6$。近些年由于对该病的认识更深入，继发于其他疾病和药物的患者增多，估计发病率可能更高一些。发病情况通常与种族差异无关，女性多于男性，两者比为3：2。虽然婴儿和90岁以上老年人均可发病，但是发病的高峰年龄是20～60岁，中位年龄35岁。

二、病因及发病机制

（一）病因

TTP病因不明。在下述情况，如感染、药物、癌症、胶原－血管病变、妊娠等状态，可出现类似于TTP或溶血尿毒综合征（hemolytic uremic syndrome，HUS）的临床过程。

（二）发病机制

1. 血管性血友病因子切割蛋白（vWF cleavage protein，vWFCP）的结构、功能及基因突变与TTP发病的关系 血管性血友病因子（von willebrand factor，vWF）是正常止血过程中必需的成分，在高剪切力血流状态时内皮细胞表面、血小板表面受体和vWF多聚体三者之间就会相互作用，导致血小板与内皮细胞黏附。vWF水平过高会造成慢性内皮细胞损伤，可导致血栓性疾病。vWF被分泌到血浆后要经历酶解过程，酶切位点是其 A_2 结构域的 Tyr842－Met843，执行这一酶切作用的是vWFCP。vWF多聚体越大，止血活性就越强。在复发性TTP患者易出现超大相对分子质量的vWF多聚体，在高剪切力情况下与血小板结合能力要比平时强得多，从而形成广泛的微血栓。

1996年，Furlan和Tsai分别证明在二价金属离子条件下一种金属蛋白酶切割vWF，这种酶缺乏可导致超大vWF多聚体形成，这种金属蛋白酶即vWFCP。vWFCP结构缺陷与家族性TTP密切相关，而后天获得性vWFCP自身抗体则会造成非家族性TTP。vWFCP基因定位于9q34（C9ORF8），全长37 kb，有29个外显子，编码1 427个氨基酸残基的蛋白。该蛋白为具有凝血酶敏感蛋白Ⅰ基序的裂解素和金属蛋白酶家族新成员（a disintegrin and metalloproteinase with thrombospondin type 1 motif，ADAMTS），因而被命名为ADAMTS13。与ADAM家族不同的是ADAMTS羧基端有一个或多个TSP1结构域，该结构域可调节细胞外基质相互作用。此外，ADAMTS缺乏EGF重复序列、跨膜区和胞质尾等在ADAM蛋白酶中常见的结构。

近年来研究表明vWFCP与纤维蛋白、纤维蛋白原和血小板凝血酶敏感蛋白的TSP1结构相似，而后者TSP1结构可与细胞表面及细胞外基质的几种糖蛋白或蛋白酶苷结合，执行相应的生物学功能。vWF-CP前导肽末端为RORR序列，vWFCP前体在细胞外切割与激活亦可被调节，反映了一种多水平的生物调控机制。

Levy 等通过对 4 个先天性 TTP 家族的调查发现，在全部 7 个患病个体血浆中 vWFCP 为正常人的 2% ~7%（0.02~0.07 U/mL），并且其 vWFCP 抑制性抗体均呈阴性。而他们的父亲或母亲 vWFCP 水平为 51%~68%（0.51~0.68 U/mL），表明具有杂合子携带特征。分析患者基因组 DNA 证实 AD-AMTS13 基因发生了 12 种突变，涉及所研究的 15 个等位基因中的 14 个。这些突变包括插入、缺失、置换和剪切等，其后果是导致 vWFCP 结构和功能改变。例如，催化结构域的 H96D 和第一个 TSP1 结构域的 R398H 会造成所有 ADAMTS 成员最保守的氨基酸残基发生改变，导致其活性的明显改变。此外，剪切突变或移码突变常以反式形式出现并伴随另一个等位基因的错义突变。最近几项研究也发现了在某些先天性 TTP 患者还存在着 ADAMTS13 基因其他位点的突变。这些事实说明 ADAMTS13 基因完全缺乏将是致死性的，这与观察到的家族性 TTP 患者仍有低水平的 vWFCP 活性的现象是一致的。

上述发现证实了大多数甚至全部家族性 TTP 发病的基本分子机制是 ADAMTS13 的基因缺陷。尽管症状性贫血和血小板减少通常在出生时出现，但 Levy 所研究的患者中有 2 例患者直到 4 岁和 8 岁才出现第一次 TTP 发作。而这两个患者的同胞在新生儿期即出现了 TTP 发作，这种在同一家族中发病年龄的高度不一致，提示可能有其他基因和（或）环境的变更因素参与，似乎也可以解释某些成年发病的散发型 TTP 亚型可能与 ADAMTS13 突变有关，此类突变的遗传方式可能是隐性的。虽然尚未发现任何明确的临床证据，但家族性 TTP 携带者或任何一种 ADAMTS13 突变的杂合子血栓形成的易感性或易于形成一种或几种获得性 TTP 的机会可能增加。以前的研究还证实大多数成人患者存在 vWFCP 自身抗体，提示了一种自身免疫性病因的存在。

上述实验证实 vWFCP（ADAMTS13）在 TTP 发病中起到病因学作用，而其活性低只是表现，本质的因素是其质、量或抗体存在。vWFCP 缺陷，活性降低，形成超大 vWF 多聚体，可触发病理性血小板聚集，导致 TTP；同样，vWF 降解减少亦可看作是 vWFCP 活性降低的结果。vWFCP 也可能在血栓止血或维持血管壁完整性方面有重要作用，从而在多方面影响 TTP 发病。

2. 血管内皮细胞损伤　TTP 患者内皮细胞受损为其发病的前提，内皮细胞受损的机制虽未完全明确，但许多因素如抗体、免疫复合物、病毒、细胞毒素以及某些化疗药物等可以损伤内皮细胞，刺激 vWF 大分子多聚体的释放。Kakishita 等认为 TTP 患者血清中存在某些物质，可引起血管内皮受损，此种物质可能是抗糖蛋白（glycoprotein，GP）Ⅳ 抗体和一氧化氮（nitrogen monoxide，NO）。已被证实 TTP 患者存在抗 GPⅣ（CD36）的自身抗体，这些抗体通过与血小板及内皮细胞上的抗原相互作用引起血管损伤。

三、病理

TTP 属于微血管病，全身微动脉和毛细血管均可受累。其典型病理损害是终末小动脉和毛细血管内血栓形成。过度增生的内皮细胞和血小板微血栓堵塞了血管，这种不完全的堵塞造成红细胞在通过微血管时损伤形成碎片细胞（裂细胞）。光镜下微血栓呈颗粒状，PAS 和 GIEMSA 染色阳性。免疫荧光和电镜研究均证明这种血栓主要成分是纤维素和血小板，偶尔也能发现补体和免疫球蛋白。由于内皮细胞过度增生，导致有些血栓出现在内皮下。血管损伤部位极其广泛，没有特异性，但是以肾脏、脑、脾、胰腺、心脏和肾上腺等部位最为常见，尤其是来源于心、肾、脑的内皮细胞更容易为体内的 TTP 血浆损伤。

皮肤、牙龈和骨髓活检可以发现 30%~50% 的患者有血管损伤证据。最常见的出血部位是受损血管附近，这些地方表现为紫癜，是活检的理想部位。虽然胰腺和肾脏出血和栓塞最常见，但是最广泛的出血经常发生在脑部，从而导致更严重的结果。

四、临床表现

1. 血小板减少性出血　皮肤瘀点、瘀斑或紫癜，其他如鼻出血、胃肠道出血、血尿、月经过多、视网膜出血也可发生，血小板数明显下降者有颅内出血的危险。

2. 微血管病性溶血性贫血　当红细胞经过病变血管时，由于机械损伤而被破坏，引起中至重度贫血，半数病例可出现黄疸。

3. 神经系统改变　包括头痛、精神改变、局部运动或感觉缺陷、视觉模糊，甚至昏迷。这些症状可以时好时坏，可能是由于脑部的微量出血和微血管血栓变化所致。视觉并发症一般是由于视网膜脉络膜或玻璃体出血造成的，偶尔与视网膜剥离有关。

4. 发热　90%的患者在病程的某一阶段发热，为低中度热，可能与体温调节中枢受损、组织坏死、继发感染等因素有关。

5. 肾脏改变　大约有88%的TTP患者可以累及肾脏。最常见的是蛋白尿，15%的患者可以有大量血尿。严重病例可以发生急性肾衰竭。这些患者的肾小球毛细血管可以发现微血管堵塞现象。

其他较为少见的症状还有心脏传导异常、急性心肌梗死、肺出血、急性呼吸窘迫综合征、呼吸衰竭，约有20%患者可有腹部血管栓塞表现。

五、临床分类及分型

（一）原发性

1. 急性型　较常见，进展迅速，7～14天出现症状。在血浆置换用于临床前多在3个月内死亡。

2. 慢性型　少见，病情波动，时好时坏，可持续数月或者数年。

3. 反复发作型　由于治疗进展，有些患者可以数周或者数月反复发作1次，平均存活期9～12年。

4. 先天性或遗传性　可在婴儿期发病，多较重，多属于ADAMTS13质量异常。

（二）继发性

自身免疫病、恶性肿瘤、器官移植、药物、妊娠等诸因素都可以导致TTP。

六、实验室检查

1. 血象　血小板减少最为常见，一般小于20×10^9/L。大多数TTP患者表现为中度贫血，血红蛋白在100 g/L以下。TTP患者外周血涂片可以见到大量的大小、形状各异的红细胞碎片（裂体细胞），碱性点彩红细胞也经常可见，网织红细胞增多，并与贫血程度平行。患者可以出现中度的白细胞增多伴随核左移，但是没有形态学异常和成熟障碍。

2. 骨髓象　骨髓检查示增生性骨髓象，红系前体细胞和巨核细胞增多。偶尔会出现巨幼样改变，经过叶酸治疗后可以恢复。

3. 溶血　以血管内溶血为特征，本病患者可以表现为血浆结合珠蛋白水平降低，非结合胆红素水平上升，乳酸脱氢酶增加，血红蛋白尿，红细胞生存时间缩短。部分患者可以出现蛋白尿和氮质血症。本病患者Coombs试验阴性。

4. vWFCP 活性测定　健康成人血浆 vWFCP 活性水平为 50%～178%。在家族性 TTP，vWFCP 活性完全缺乏或者严重减低，在获得性特发性 TTP 的初始发病及后期复发阶段，可有 vWFCP 活性明显降低或缺乏，而继发性 TTP 通常不存在 vWFCP 活性严重缺乏。因此，此项检查对于 TTP 诊断的特异性和敏感性尚存在疑问，但作为 TTP 预后评估是有价值的。

七、诊断

本病的诊断目前主要靠临床表现、外周血涂片和血细胞计数等。多数学者认为满足三联症即可，但也有部分学者仍然强调五联症。至于 vWFCP 活性测定，尽管近几年有大量的研究，但如何用于临床诊断还有待进一步观察。

需要指出的是许多疾病可以继发 TTP，而这类患者 vWFCP 活性通常不缺乏。

八、鉴别诊断

（一）溶血尿毒综合征（hemolytic uremic syndrome，HUS）

关于 TTP 与 HUS 关系问题的争论已久，有人认为这是同一种血栓性微血管病的两种不同临床表现形式，也有人认为这是两种不同的疾病，目前尚无定论。倾向于肾脏损害为主的诊断为 HUS，神经系统改变为主的考虑 TTP。对于实在难以区别的患者，可以暂定为 TTP-HUS 综合征。毕竟两者具有十分相似的发病机制（血管内皮损伤、血小板血栓形成）、临床表现（TTP 可以有肾脏表现而 HUS 可以出现肾外症状）和实验室检查结果。近几年的研究结果表明，TTP 患者 vWFCP 活性明显下降，而后者则表现为 vWFCP 活性正常，这在一定程度上为两者的鉴别提供了有利的证据。这虽然可以解释血浆置换为什么对 TTP 患者较 HUS 患者有效，但是血浆置换对于初次发作的急性 TTP 疗效欠佳，这可能与这类患者体内的 vWFCP 抗体数量大、作用时间长有关。另外，TTP 患者胃肠道缺血症状（如腹痛）、血小板减少、溶血性贫血的严重程度以及 LDH 升高常比 HUS 患者发生概率大一些，但是 HUS 患者伴有高血压的较多，且死亡率要低于 TTP。

（二）HELLP 综合征

以溶血（hemolysis，H）、肝酶升高（elevated liver enzymes，EL）和血小板减少（low platelets，LP）为特点，是一种发生于妊娠期妇女的综合征，表现为子痫或溶血、肝脏酶学指标升高，以及血小板减少。

（三）Evans 综合征

该病也是免疫因素造成的自身免疫性溶血性贫血和血小板减少，容易误诊为 TTP，但是直接 Coombs 试验一般呈阳性，且多无神经系统改变。

九、治疗

（一）血浆置换

血浆置换法以后，原发性 TTP 的死亡率由过去的 90% 下降到现在的 10% 左右。血浆置换的作用原理可能是新鲜血浆的输入取代了原有的 vWFCP，去除了自身抗体和 vWF 多聚体。如果条件允许应该尽早进行血浆置换。国外文献推荐血浆置换血浆剂量为 40 mL／（kg·d）。血浆置换治疗终止的指征为血小板数目正常和神经系统症状消失，血红蛋白稳定，乳酸脱氢酶正常。如果患者对开始的血浆置换不敏感，一般不推荐将血浆置换的频率提高到 2 次/天，而是主张用新鲜冰冻血浆（fresh frozen plasma, FFP）替代，因为新鲜冰冻血浆中的冻存上清被认为是 TTP 的有效治疗成分。血浆置换在各项指标恢复正常后还应该再继续应用一段时间，如果病情无反复，可以在一两周的时间内逐步减量。复发患者多发生在血浆置换减量后 1 周到 1 个月的时间内。有 12%～40% 的患者在治疗后还会出现少量并发症，但是一般都能耐受。这些并发症的原因多与枸橼酸毒性有关，常见症状包括感觉异常、抽动、肌紧张、低钙时的手足抽搐。与血浆置换/置换相关的并发症有发热、寒战、支气管痉挛、低血压、胸痛、心律失常、胃肠道症状等。

虽然 TTP 患者有严重的血小板减少，但是避免血小板输注还是非常关键的。许多报道提到了关于输注血小板以后患者病情迅速恶化甚至死亡。尸检发现这些血小板输注后死亡的患者血小板聚集在一起，特别是中枢神经系统更为明显，这表明血小板输注可能加剧 TTP 的病理生理学进展，造成更为严重的结果。

（二）血浆输注

对于遗传性 TTP 患者，应首选血浆输注。这类患者是 vWFCP 缺乏所致，而非存在 vWFCP 抗体。此外，对于无血浆置换条件的，也可以选择血浆输注。

（三）糖皮质激素

糖皮质激素能稳定血小板和内皮细胞膜，抑制 vWFCP 抗体的产生。治疗时可选用甲泼尼龙或泼尼松等，连续使用至病情缓解，通常与血浆置换/输注联合应用。

（四）免疫抑制剂

硫唑嘌呤和环磷酰胺对于难治性 TTP 可以通过抑制自身抗体产生而达到治疗的目的。此外，抗 CD20 单抗——利妥昔单抗（美罗华）已在 100 余例复发或难治性 TTP 患者中使用，具体用法为 375 mg/m²，每周 1 次，共 4 周，95% 的患者获得完全缓解。静脉注射免疫球蛋白（intravenous immune globulin，IVIG）治疗对于部分血浆置换无效的患者有一定的疗效。此外，环孢素也可能对部分患者有效。

（五）脾切除

脾切除适用于那些血浆置换效果欠佳或者复发的病例，有 50% 左右的患者经切脾治疗效果较好。从理论上讲，脾切除后红细胞和血小板扣留和破坏的场所消失，从而达到治疗的目的。

（六）抗血小板药物或抗凝

1. 阿司匹林与双嘧达莫 阿司匹林为环氧化酶抑制剂，小剂量口服可抑制血小板聚集。双嘧达莫为磷酸二酯酶抑制剂，作用与阿司匹林相似。有研究发现给药后出血没有加重，且可以降低病死率。

2. 前列环素 是作用于受损血管部位的天然血小板活化和聚集抑制剂。早期的研究显示血浆 PGI_2 和 6 - 酮 $PG_{1\alpha}$ 下降，可能涉及 TTP 的发病过程，但实际观察疗效不确切。

3. 低分子右旋糖酐 能覆盖血管内皮，降低血小板聚集，对部分患者有效。

（七）基因重组蛋白酶和基因治疗

由于 vWFCP - cDNA 已成功克隆，采用基因工程的方法，大量生产 rh - vWFCP 对 TTP 患者进行补充治疗，将有一个更加美好的治疗前景。它不仅可以产生良好的治疗效果，还可以避免因输血而出现的不良反应及疾病传播的危险。ADAMTS13 基因在人类基因组的位置已经确定，提示人们可以采用与治疗血友病相似的方法对这种疾病进行基因治疗，如基因载体可采用质粒、逆转录病毒、腺病毒或脂质体等，转染基因的表达场所可为肝细胞或成纤维细胞。能否成功有待人们进一步尝试。

十、转归与预后

在未引入血浆交换疗法以前，TTP 患者死亡率达 90%。随着血浆置换的临床应用，本病的预后大大改善，但报道的死亡率仍有 10% 左右，老年 TTP 患者死亡率相对要高。研究表明，vWFCP 活性是一个比较理想的预后指标。如果患者在缓解时 vWFCP 活性仍然缺乏，60% 的患者将复发，而如果缓解时 vWFCP 活性正常，复发率仅为 19%。至于继发性 TTP，其预后通常与原发病的控制与否有关。复发性 TTP 的死亡率明显低于初发病例。

（杨 柳）

第三节 弥散性血管内凝血

弥散性血管内凝血（disseminated intravascular coagulation，DIC）病理状态广泛存在于各种疾病。实际上，DIC 不是一个独立的疾病，而是在某些严重疾病基础上由特定诱因引发的复杂病理过程，其主要基础疾病包括严重感染、恶性肿瘤、病理产科、手术及外伤等。DIC 过程中，致病因素引起人体凝血系统激活、血小板活化、纤维蛋白沉积，导致弥散性血管内微血栓形成；继之消耗性降低多种凝血因子和血小板；在凝血系统激活的同时，纤溶系统亦可激活，或因凝血启动而致纤溶激活，导致纤溶亢进。DIC 的临床表现因原发病不同而差异较大，但 DIC 病理生理过程相关的临床表现为自发性的出血，不易用原发病解释的休克或微循环衰竭，多发性的微血管栓塞和微血管病性溶血。DIC 必须存在基础疾病，结合临床表现和实验室检查才能做出正确诊断。DIC 多病情凶险，进展迅速，不仅是危重症的严重并发症，而且是多器官功能障碍综合征（multiple organ dysfunction syndrome，MODS）的重要发病环节。国外学者把 DIC 看作是死亡即将来临的代名词。

国际血栓与止血学会科学标准化委员会（ISTH-SSC）2001 年公布 DIC 定义为："DIC 是指不同病因导致局部损害而出现以血管内凝血为特征的一种继发性综合征，它既可由微血管体系受损而致，又可导致微血管体系损伤，严重损伤可导致多器官功能衰竭。"需要强调的是：①微血管体系在 DIC 发生中的地位。②DIC 为各危重疾病的一个中间病理环节，DIC 终末损害多为器官功能衰竭。③DIC 的发病机制虽然复杂，但始终是以凝血酶的生成为中心关键环节，纤溶并非 DIC 的必要条件，因为 DIC 的纤溶属继发性，DIC 早期多无纤溶现象。ISTH-SSC 将 DIC 分为 2 型：显性 DIC 与非显性 DIC。显性 DIC 包含了既往分类、命名的急性 DIC 与失代偿性 DIC，而后者包含了慢性 DIC 与代偿性 DIC，DIC 前期亦纳入在内。

一、病因

易于发生 DIC 的基础疾病甚多，几乎遍及临床各科，其中以感染性疾病最为常见，其次为恶性肿瘤、严重创伤和病理产科，约占 DIC 发病总数的 80% 以上。

（一）严重感染

严重感染是诱发 DIC 的主要病因之一。包括：细菌感染的革兰氏阴性菌感染，如脑膜炎球菌、大肠埃希菌、铜绿假单胞菌感染等，革兰氏阳性菌感染，如金黄色葡萄球菌感染等；病毒感染，如流行性出血热、重症肝炎等；立克次体感染，如斑疹伤寒等；其他感染，如脑型疟疾、钩端螺旋体病、组织胞浆菌病等。

（二）恶性肿瘤

恶性肿瘤是诱发 DIC 的主要病因之一，近年来有上升趋势。常见者如急性白血病、淋巴瘤、前列腺癌、胰腺癌及其他实体瘤。在白血病中，DIC 最常见于急性早幼粒细胞白血病（AML－M_3）的患者。

（三）病理产科

见于羊水栓塞、感染性流产、死胎滞留、重度妊娠高血压综合征、子宫破裂、胎盘早剥、前置胎盘等。

（四）手术及创伤

富含组织因子的器官如脑、前列腺、胰腺、子宫及胎盘等，可因手术及创伤等释放组织因子，诱发 DIC。大面积烧伤、严重挤压伤、骨折也易致 DIC。

（五）其他

严重中毒或免疫反应易致 DIC，如毒蛇咬伤、输血反应、移植排斥等。其他疾病如恶性高血压、巨大血管瘤、急性胰腺炎、重症肝炎、溶血性贫血、急进型肾炎、糖尿病酮症酸中毒、系统性红斑狼疮、中暑等也易导致 DIC 的发生。

二、发病机制

正常人体内有完整的凝血、抗凝及纤维蛋白溶解系统。凝血及抗凝，既对立又统一，保持着动态平衡。在正常人的血液中，如果有少量活性凝血中间产物形成，就迅速被单核－巨噬细胞系统消除，或被血液中的抗凝物质中和。纤溶系统能不断溶解在小血管破损处所形成的少量纤维蛋白。DIC 的发生是由于在各种致病因素的作用下，血循环内出现了促动和激活凝血的过程，产生过量的凝血酶，破坏了体内凝血与抗凝的平衡。

不同疾病的 DIC 发病机制虽不相同，但一般认为是在内毒素、革兰氏阳性细菌感染、抗原抗体复合物、血管炎病变等致病因素作用下，激活机体单核－巨噬细胞和血管内皮细胞等表达释放组织因子（TF），启动外源性凝血系统。持续的凝血激活使得体内抗凝因子如抗凝血酶（AT）、蛋白 C 及蛋白 S 消耗，致使生理抗凝作用的减弱、纤溶活性的异常，在细胞因子（促炎因子、抗炎因子、促炎因子抑制剂）的共同作用下导致凝血功能失衡，凝血酶过度形成，从而在毛细血管和小血管内形成广泛的微血栓。与此同时，凝血过程消耗大量的凝血因子（包括纤维蛋白原）和血小板，并激活纤维蛋白溶解系统，引起继发性纤维蛋白溶解亢进，从而导致广泛出血、微循环障碍和休克等一系列临床表现。

凝血酶为 DIC 发病机制中的关键因素。它一方面直接使纤维蛋白原转化为纤维蛋白形成血栓，同时通过对凝血因子和血小板等强大的正性反馈作用进一步加速凝血过程；另一方面可直接激活纤溶系统，加重凝血紊乱。

凝血学说的现代概念确定了组织因子（TF）启动作用的重要性，TF 可通过双重途径激活凝血过程。凝血过程分为 2 个阶段：首先是启动阶段，这是通过组织因子途径（外在途径）实现的，由此生成少量凝血酶。然后是放大阶段，即少量凝血酶发挥正反馈：激活血小板，磷脂酰丝氨酸由膜内移向膜外发挥 PF3 作用；激活 FⅤ、FⅧ；在磷脂与凝血酶原存在条件下激活 FⅪ（FⅪ作为组织因子途径与内在途径连接点），从而通过"截短的"内在途径生成足量凝血酶，以完成正常的凝血过程。人体许多组织、细胞，如血管内皮细胞、单核细胞等富含 TF。此外，病理条件下人体多种组织、细胞可异常表达 TF，以及一些进入血流的外源性物质，具有与组织因子相同的活性和作用，也可成为 DIC 的始动因素。

在感染性 DIC 的发病机制中，内毒素导致的炎症因子的释放起到了至关重要的作用。内毒素可损伤血管内皮细胞，引起 TF 表达和释放增加，启动凝血系统。内毒素还可促进血小板聚集及活化。另外，病原体可以通过炎症因子网络直接与凝血系统作用，肿瘤坏死因子、血小板活化因子、IL-1、花生四烯酸代谢产物、IL-6、IL-8 等均参与作用，从而使得微血管内广泛血栓形成，导致休克及多器官功能衰竭。

恶性肿瘤中常发生组织损伤，促凝物质在局部或释放到血循环中起作用，与胶原本身或蛋白多糖，或其他结缔组织成分结合激活因子Ⅻ，从而启动凝血过程。组织损伤释放 TF 可在因子Ⅶ存在下激活因子Ⅹ。急性早幼粒细胞白血病细胞含有组织凝血活酶，可导致 TF 的释放，癌症患者的单核细胞表达的组织因子活性比正常人高。

创伤和广泛的组织坏死，可使具有促凝血活性的物质进入血循环。病理产科时的羊水栓塞，是因为羊水中有促凝物质。同样，化疗时由于大量细胞被破坏，也可产生促凝物质。

毒蛇咬伤可因毒蛇种类不同而出现不同情况。蝰蛇蛇毒含有类凝血活酶物质，它可直接作用于凝血酶原产生凝血酶。而蝮蛇蛇毒含有类凝血酶物质，它可直接凝固纤维蛋白原。单核-吞噬细胞系统可以清除循环中活化的凝血因子，所以单核-吞噬细胞系统功能障碍也可促进 DIC 发生。主动脉瘤和巨大血管瘤由于局部消耗纤维蛋白原和血小板，亦可出现全身 DIC。

三、病理及病理生理

（一）微血栓形成

微血栓形成是 DIC 的基本和特异性病理变化，主要为纤维蛋白血栓及纤维蛋白-血小板血栓。其发生部位广泛，多见于肺、肾、脑、肝、心、肾上腺、胃肠道及皮肤、黏膜等部位，可导致血流中红细胞机械性损伤及溶血。

（二）凝血功能异常

①高凝状态：为 DIC 的早期改变。②消耗性低凝状态：出血倾向，PT 显著延长，血小板及多种凝血因子水平低下，此期持续时间较长，常构成 DIC 的主要临床特点及实验检测异常。③继发性纤溶亢进状态：多出现在 DIC 后期，但亦可在凝血激活的同时，甚至成为某些 DIC 的主要病理过程。

（三）微循环障碍

毛细血管微血栓形成、血容量减少、血管舒缩功能失调、心功能受损等因素造成微循环障碍，并进一步导致肺、肾、肝、脑、心等器官的功能衰竭。

四、临床表现

DIC 的临床特点是病理过程的体现，主要表现如下。

（一）出血倾向

出血是 DIC 最常见的临床表现。DIC 出血常有以下特点：①不能用原发病解释的多部位、多脏器的自发性出血（一般有 2 个部位以上自发性出血），如同时出现皮肤和黏膜出血、咯血、呕血、血尿等。②早期可表现为注射、穿刺部位瘀斑、出血不止或试管内血不凝固。③严重者可致颅内出血，且常为

DIC 的致死病因。

（二）休克或微循环衰竭

为一过性或持续性血压下降，早期即出现器官功能不全，表现为肢体湿冷、少尿、呼吸困难、发绀及神志改变等。DIC 所致休克一般有以下特点：①起病突然，早期常找不到明确病因。②休克程度与出血量常不成比例。③常早期即出现肾、肺、大脑等重要脏器功能衰竭。④休克多甚顽固，常规抗休克治疗效果不佳。顽固性休克也是 DIC 病情严重、预后不良的征兆。

（三）微血管栓塞

DIC 的微血栓可出现在各个器官，常见的是肾、肺、肾上腺与皮肤，其次是胃肠道、肝、脑、胰与心脏等。临床上较少出现局部坏死和溃疡，但由于深部器官微血管栓塞导致的器官功能衰竭在临床上常见。对各个具体病例而言，栓塞症状取决于受累器官与受累程度。皮肤黏膜微血栓表现为血栓性坏死，肺微血栓常表现为不明原因的呼吸浅快、低氧血症，肾微血栓表现为少尿、无尿，心脏微血栓表现为不明原因的心跳加快，脑组织受累可表现为神志模糊、嗜睡与昏迷等。感染性 DIC 时广泛的微血栓形成也是引起多器官功能障碍（MOF）的重要因素。

（四）微血管病性溶血

临床上表现为黄疸、腰痛、酱油色尿、少尿、无尿等症状，出现进行性贫血，贫血程度与出血量不成比例。症状的出现率不高，约低于 10%。但若以实验室检查来看，DIC 时血管内溶血三大表现（血浆结合珠蛋白减少、血浆游离血红蛋白升高、红细胞碎片与异常红细胞增多）的发生率可达 80%。

（五）原发病临床表现

DIC 是原发病基础上的特殊病理过程，原发病及 DIC 的临床表现会同时存在，增加了临床判断的难度。

因此，DIC 的临床表现可因原发病、DIC 的不同病理状态而有较大差异。DIC 原发病的复杂性决定了其临床表现多种多样，特别是在患者有严重基础疾病情况下，易忽视 DIC 早期表现，错失 DIC 抢救的黄金时机，因而临床医师应在下列症状出现时提高警惕：不明原因的呼吸浅快、低氧血症；少尿、无尿；不明原因的心率增快；皮肤黏膜坏死；注射、穿刺部位大片瘀斑或出血不止；产科倾倒性大出血等。DIC 时凝血酶与纤溶酶之间的平衡决定了临床表现是以血栓形成、器官缺血为主还是以明显的出血为主。

五、实验室检查

在原发病和临床表现存在的前提下，实验室检查对于 DIC 诊断有重要的支撑作用。由于 DIC 为复杂的病理过程，目前尚无单一指标能圆满解决患者的诊断问题。因此，DIC 的实验室检查包括两方面：一是反映凝血因子消耗的证据，包括凝血酶原时间（PT）、活化的部分凝血活酶时间（APTT）、纤维蛋白原（Fbg）浓度及血小板计数；二是反映纤溶系统活化的证据，包括纤维蛋白降解产物（FDP）、D-二聚体、3P 试验。DIC 是一个动态的过程，检测结果只反映这一过程的某一瞬间，而且临床状况会影响检测结果，因此密切结合临床的检测指标（血浆鱼精蛋白副凝固试验，以及凝血、纤溶、血小板活化分子标记物测定）的动态观察有助于 DIC 的诊断。

（一）血小板计数

血小板计数减少或进行性下降是诊断 DIC 敏感但非特异的指标。因血小板消耗是由凝血酶诱导的血小板聚集所致，所以血小板计数低与凝血酶生成密切相关。但单次血小板计数对诊断帮助不大，因为其可能在正常范围，而血小板计数进行性下降对诊断 DIC 更有价值。值得注意的是，血小板计数减少还可见于未合并 DIC 的急性白血病或败血症。

（二）凝血酶原时间和活化的部分凝血活酶时间和 APTT

由于凝血因子的消耗与合成的减少（肝功能异常、VitK 的缺乏、合成蛋白的减少、大量出血），DIC 患者可在疾病的某一阶段存在 PT 和 APTT 的延长。然而，也可能出现 PT 和 APTT 正常或缩短，这是由活化的凝血因子（如凝血酶或因子Ⅹa）所致。因此，PT 和 APTT 正常并不能排除凝血系统的激活，必须进行动态监测。

（三）纤维蛋白原

Fbg 测定对 DIC 的诊断帮助不大，因 Fbg 属急性期反应蛋白，尽管持续消耗，但在血浆中的水平仍可在正常范围。在临床上，低 Fbg 的敏感性在 DIC 中不高，并且仅在极为严重的 DIC 患者存在低 Fbg 血症。Fbg 水平在部分 DIC 患者处于正常水平。

（四）纤维蛋白降解产物及 D - 二聚体

反映继发性纤维蛋白溶解亢进的指标中，临床最常用者为 FDP 和 D - 二聚体测定。FDP 是纤维蛋白原和铰链纤维蛋白单体的降解产物，而 D - 二聚体仅为铰链纤维蛋白被纤溶酶降解的产物，故后者对诊断 DIC 更有特异性。但由于在外伤、近期手术或静脉血栓栓塞时 FDP 和 D - 二聚体均会升高；且 FDP 可经肝脏代谢与肾脏分泌，肝肾功能异常可干扰 FDP 的水平，因此这两项指标不宜作为单独诊断 DIC 的标准，必须结合血小板计数与凝血时间的改变才能做出正确判断。

（五）血浆鱼精蛋白副凝固试验（简称"3P 试验"）

是反映血浆内可溶性纤维蛋白复合体的一种试验。当血管内凝血时，FDP 与纤维蛋白单体结合形成可溶性复合物，不能被凝血酶凝固。鱼精蛋白可使复合物分离，重新析出纤维蛋白单体。纤维蛋白单体发生自我聚合，形成肉眼可见的絮状沉淀，称为"副凝固试验"。3P 试验简单易行，但可有假阳性或假阴性结果，应结合其他的纤溶指标如 FDP 和 D - 二聚体综合分析，以判断纤溶系统的活化状态。

（六）凝血、纤溶、血小板活化分子标记物测定

1. 凝血和抗凝活化分子标记物相关实验　血浆凝血酶碎片 1 + 2（F1 + 2）、纤维蛋白肽 A（FPA）、血浆组织因子（TF）水平、组织因子途径抑制物（TFPI）水平、血浆可溶性纤维蛋白单体复合物（SFMC）、凝血酶抗凝血酶复合物（TAT）、抗凝血酶（AT）、蛋白 C（PC）活性、凝血酶调节蛋白（TM）等测定。

2. 纤溶活化分子标记物相关实验　血浆纤溶酶原（PLG）、血浆纤溶酶 - 纤溶酶抑制复合物（PIC）等测定。

3. 血小板活化分子标记物相关实验　血浆内皮素 - 1（ET - 1）等测定。

六、诊断标准

（一）ISTH - SSC 制定的 DIC 诊断积分系统（2001）

该积分系统为 ISTH - SSC 综合 17 篇建议稿与 3 次会议而成。由来自美国、英国、日本、荷兰 4 个国家的 5 位专家撰写稿中所公布的 DIC 计分诊断标准。与专家评估的 DIC 相比，该积分的敏感度为

91%、特异度为97%，并且适用范围广，可用于急性或慢性DIC、感染或非感染因素所致DIC的诊断，对诊断典型DIC有较高的价值。

DIC诊断积分系统显性DIC计分诊断法如下。

1. 风险评估　病人有无与典型DIC发病有关的潜在疾病。包括：①败血症/严重感染（任何微生物）。②创伤（多发性创伤、神经损伤、脂肪栓塞）。③器官损坏（重症胰腺炎）。④恶性肿瘤（实体瘤、骨髓增殖/淋巴增殖恶性疾病）。⑤产科意外（羊水栓塞、胎盘早剥）。⑥血管异常（大血管动脉瘤、kasabach - Merritt综合征）。⑦严重肝衰竭。⑧严重中毒或免疫反应（毒蛇咬伤、输血反应、移植排斥）。若有其中任何一项，则进入到下述程序；若无则不进入下述程序。

2. 进行全面的凝血指标检测（包括血小板计数、凝血酶原时间、纤维蛋白原浓度、可溶性纤维蛋白单体或纤维蛋白降解产物）。

3. 积分凝血试验结果　血小板计数（$>100 \times 10^9/L = 0$，$<100 \times 10^9/L = 1$，$<50 \times 10^9/L = 2$）；纤维蛋白相关标志（包括D - 二聚体、纤维蛋白降解产物、可溶性纤维蛋白单体）（无增加 = 0，中度增加 = 2，显著增加 = 3）；凝血酶原时间延长（<3秒 = 0，>3秒但<6秒 = 1，>6秒 = 2）；纤维蛋白原浓度（$>1.0 \, g/L = 0$，$<1.0 \, g/L = 1$）。

4. 将第3项中的各分数相加。

5. 结果判定　如积分≥5，符合典型DIC；每天重复积分。如积分<5，提示非典型DIC，其后1～2天重复积分。

该积分系统通过5个步骤、应用简单易行的检测项目（包括血小板计数、凝血酶原时间、纤维蛋白原浓度及纤维蛋白相关标记物）对DIC进行评分。存在引起DIC的潜在疾病是应用该积分系统的前提。

注：非显性DIC诊断标准亦为计分评判模式，但对于非显性DIC的概念与诊断尚不够确切。

（二）中国DIC诊断标准

上述ISTH - SSC提出的DIC诊断标准具有规范、标准和科学性强的优点，但由于该法评分及判断相对繁琐，而我国多数基层医院实验室检查水平有限，因此，从临床角度来看并不适用。我国血栓与止血专业组制定了针对我国具体情况的DIC诊断标准。

DIC诊断标准修订方案（第八届全国血栓与止血学术会议，2001年，中国武汉）：

1. 存在易于引起DIC基础疾病，如感染、恶性肿瘤、病理产科、大型手术及创伤等。

2. 有下列2项以上临床表现　①严重或多发性出血倾向。②不易用原发病解释的微循环障碍或休克。③多发性微血管栓塞症状、体征，如广泛性皮肤、黏膜栓塞，灶性缺血性坏死、脱落及溃疡形成，或不明原因的肺、肾、脑等脏器功能衰竭。④抗凝治疗有效。

3. 实验室检查符合下列标准（同时有以下3项以上异常）

（1）血小板小于$100 \times 10^9/L$或呈进行性下降。

（2）血浆纤维蛋白原含量小于1.5 g/L或呈进行性下降，或大于4.0 g/L。

（3）3P试验阳性或血浆FDP大于20 mg/L或D - 二聚体水平升高（阳性）。

（4）PT缩短或延长3秒以上或呈动态性变化，或APTT延长10秒以上。

（5）疑难或其他特殊患者，可考虑行AT、FⅧ：C以及凝血、纤溶、血小板活化分子标记物测定：血浆纤溶酶原（PLG）$<300 \, mg/L$；抗凝血酶（AT）活性小于60%或蛋白C（PC）活性降低；血浆内

皮素 - 1（ET - 1）含量大于 8 pg/mL 或凝血酶调节蛋白（TM）增高；血浆凝血酶碎片 1 + 2（F1 + 2）、凝血酶抗凝血酶复合物（TAT）或纤维蛋白肽（FPA）水平增高；血浆可溶性纤维蛋白单体复合物（SFMC）含量增高；血浆纤溶酶 - 纤溶酶抑制复合物（PIC）水平增高；血浆组织因子（TF）水平增高或组织因子途径抑制物（TFPI）水平下降。

肝病合并 DIC 的实验室诊断标准：

（1）血小板小于 50×10^9/L 或呈进行性下降，或血小板活化，代谢产物升高。

（2）维蛋白原含量小于 1.0 g/L。

（3）Ⅷ：C 活性小于 50%（必备）。

（4）PT 延长 5 秒以上。

（5）3P 试验阳性或血浆 FDP 大于 60 mg/L 或 D - 二聚体水平升高（阳性）。

白血病合并 DIC 实验室诊断标准：

（1）血小板小于 50×10^9/L 或呈进行性下降，或血小板活化、代谢产物升高。

（2）血浆纤维蛋白原含量小于 1.8 g/L。

（3）PT 延长 5 秒以上或进行性延长。

（4）3P 试验阳性或血浆 FDP 大于 60 mg/L 或 D - 二聚体水平升高（阳性）。

七、鉴别诊断

DIC 鉴别诊断的重点是与原发性纤溶亢进症、血栓性血小板减少性紫癜、严重肝病、原发性抗磷脂综合征等鉴别。鉴别诊断有赖于病史、临床症状和实验室依据的综合判断。

（一）原发性纤溶亢进症

由于并无血管内凝血，故不存在血小板活化，血小板计数通常正常，也缺乏微血管溶血性贫血表现。D - 二聚体水平正常。据此可将 DIC 与原发性纤溶亢进症区别开来，见表 3 - 1。

表 3 - 1 DIC 与原发性纤溶亢进症的鉴别要点

鉴别要点	DIC	原发性纤溶亢进症
病因或基础疾病	种类繁多	多为手术、产科意外
微循环衰竭	多见	少见
微血管栓塞	多见	罕见
微血管病性溶血	多见	罕见
血小板计数	降低	正常
血小板活化产物	增高	正常
D - 二聚体	增高或阳性	正常或阴性
红细胞形态	破碎或畸形	正常

（二）血栓性血小板减少性紫癜

以血小板减少和微血管病性溶血为突出表现，可伴随发热、神经系统症状、肾脏损害，但缺乏凝血因子消耗性降低及纤溶亢进等依据，可资鉴别，见表 3 - 2。

表 3 – 2　DIC 与血栓性血小板减少性紫癜的鉴别要点

鉴别要点	DIC	TTP
起病及病程	多数急骤，病程短	可急可缓，病程长
微循环衰竭	多见	少见
黄疸	轻，少见	较重，极常见
FⅧ：C	降低	正常
vWF 裂解酶	多为正常	多为显著降低
血栓性质	纤维蛋白血栓为主	血小板血栓为主

（三）严重肝病

由于有出血倾向、血纤维蛋白原浓度、多种凝血因子浓度下降，血小板减少，PT 延长以及肝脏对 FDP 及蛋白酶抑制物清除降低，这些表现与 DIC 类似，鉴别诊断常困难。但严重肝病者多有肝病病史，黄疸、肝功能损害症状较为突出，血小板减少程度较轻、较少，FⅧ：C 活性正常或升高，纤溶亢进与微血管病性溶血表现较少等可作为鉴别诊断参考，见表 3 – 3。但须注意严重肝病合并 DIC 的情况。

表 3 – 3　DIC 与严重肝病的鉴别要点

鉴别要点	DIC	严重肝病
微循环衰竭	早，多见	晚，少见
黄疸	轻，少见	重，极常见
肾功能损伤	早，多见	晚，少见
红细胞破坏	多见（50%～90%）	罕见
FⅧ：C	降低	正常
D – 二聚体	增加	正常或轻度增加

（四）原发性抗磷脂综合征（APS）

APS 的特点是：①临床表现有血栓形成、习惯性流产、神经症状（脑卒中发作、癫痫、偏头痛、舞蹈症）、肺高压症、皮肤表现（网状皮斑、下肢溃疡、皮肤坏死、肢端坏疽）等。②实验室检查，抗磷脂抗体抗体（APA）、抗心磷脂抗体（ACA）、狼疮抗凝物质（LA）阳性，BFP – STS 相关抗体假阳性，Coomb 试验阳性，血小板数减少及凝血时间延长。

八、治疗

（一）治疗原则

原发病的治疗是终止 DIC 病理过程的最为关键和根本的治疗措施。在某些情况下，凡是病因能迅速去除或控制的 DIC 患者，凝血功能紊乱往往能自行纠正。但多数情况下，相应的支持治疗，特别是纠正凝血功能紊乱的治疗是缓解疾病的重要措施。

（二）主要治疗措施

由于 DIC 是一种处于不断发展变化中的病理过程，治疗方法即使是对同一病例，亦必须根据 DIC 不同型、期及其变化，有针对性地采取不同治疗措施。近年来关于 DIC 的治疗倾向于在治疗原发病基础上进一步采取分层治疗原则，即根据 DIC 病理进程采取相应干预，根据不同分期采取不同的措施综合治疗。这一系列措施均是阻止或纠正 DIC 凝血异常状态，减轻微血管体系损伤，并为治疗原发病争取时间。

1. 治疗原发病，去除诱因　大量证据表明，凡是病因能迅速去除或者控制的 DIC 患者，其治疗较易获得疗效。譬如感染，特别是细菌感染导致的败血症，是 DIC 最常见病因。针对重症感染诱发的 DIC 患者，主张"重锤出击"的抗感染策略，抗生素应用宜早期、广谱、足量，经验性用药则应采取"降阶梯"原则，尽早减轻感染对微血管系统损害。又如在胎盘早剥等病理产科导致的 DIC 患者，终止妊娠往往能有效扭转病情。相反，如原发病不予治疗或难以控制者，则 DIC 虽经积极治疗，仍难控制其病情发展或易于复发。此外，感染、休克、酸中毒及缺氧状态等是导致或促发 DIC 的重要因素，积极消除这些诱发因素，可以预防或阻止 DIC 发生、发展，为人体正常凝血－抗凝血平衡恢复创造条件。

2. 干预 DIC 病理生理过程的治疗措施　DIC 治疗宜采取分期治疗原则。需要指出的是，临床所见 DIC 患者分期多存在一定重叠，故在治疗上需紧密结合患者临床过程及实验室改变进行判定，采取综合措施。

（1）通过简单易行的实验室检测对 DIC 的临床分期进行判定：不同时期的 DIC 相关实验室检查具有不同的特点，归纳如下，见表 3－4。

表 3－4　DIC 分期的判定

项目	早期	中期	后期
血小板计数	正常或升高	降低（进行性）	降低（非进行性）
纤维蛋白原	正常或升高	降低（进行性）	降低（非进行性）
PT	正常或缩短	延长（进行性）	延长（非进行性）
D－二聚体	正常	中度升高	显著升高

（2）DIC 的严重度评估：关于 DIC 严重程度，目前尚无满意的评估标准。一般认为严重度的判断应主要根据血浆纤维蛋白原含量、血小板计数与症状体征情况；中度与重度 DIC 通常伴有不同程度活动性出血或栓塞表现；轻度 DIC 可无明显临床表现。见表 3－5。

表 3－5　DIC 严重程度判断指标

严重程度	Fbg（g/L）	PLT（$\times 10^9$/L）
轻度	>1.0	>50
中度	0.5～1.0	20～50
重度	<0.5	<20

（3）根据 DIC 临床分期进行分层治疗

1）DIC 早期（弥散性微血栓形成期）：以微血栓形成为主，此期治疗目的在于抑制广泛性微血栓形成，防止血小板及各种凝血因子进一步消耗，因此治疗以抗凝为主。未进行充分抗凝治疗的 DIC 患者，不宜单纯补充血小板和凝血因子。无明显继发性纤溶亢进者，不论是否已进行肝素或其他抗凝治疗，不宜应用抗纤维蛋白溶解药物。

肝素治疗是 DIC 的主要抗凝措施，肝素可与体内 AT 协同产生抗凝作用，诱导内皮细胞释放 TF 抑制物，抑制 TF 的释放，控制 DIC 的病理进程。其治疗的关键在于治疗时机的把握、剂量的选择和疗效的监测。

肝素使用的适应证：①DIC 早期（高凝期）。②血小板及凝血因子呈进行性下降，微血管栓塞表现（如器官功能衰竭）明显者。③消耗性低凝期但病因短期内不能去除者，在补充凝血因子情况下使用。

④排除原发病因素，顽固性休克不能纠正者。

在以下情况下肝素应该禁忌使用：①手术后或损伤创面未经良好止血者。②近期有严重的活动性出血。③蛇毒所致 DIC。④严重凝血因子缺乏及明显纤溶亢进者。目前，临床上使用的肝素分为沿用已久的标准肝素，亦称"普通肝素"，以及低分子量肝素（LMWH）。

低分子量肝素（low molecular weight heparin，LMWH）为一组由标准肝素裂解或分离出的低分子碎片，相对分子质量在 3 000 ~ 6 000 之间。与普通肝素相比，LMWH 具有抗凝血因子 Xa 作用强、抗凝血因子 IIa 作用弱、生物利用度高、血浆半衰期长、较低的出血倾向及较少的血小板减少症发生等优点，还有轻微抗凝活性，且无剂量依赖性，对 APTT 延长不明显，并且有促纤溶作用，可促进 VEC 释放纤维蛋白溶解酶原激活剂和缩短优球蛋白溶解时间，故抗栓作用强，在增强 VEC 抗血栓作用的同时又不干扰 VEC 其他功能，故对出血和血小板功能无明显影响。有资料表明，在治疗和预防深度静脉血栓并以出血为主的 DIC 患者时，应用 LMWH 比普通肝素和普通的抗凝血剂更有效。鉴于 LMWH 的诸多优点，在防治 DIC 中正日趋取代普通肝素。但有学者认为在急性 DIC 时 LMWH 不能替代普通肝素。

小剂量肝素足以发挥抗凝效果，不但能够阻断 DIC 的发展，而且有一定抗炎症作用，同时可以避免肝素剂量过大导致的出血并发症。使用方法如下。①普通肝素：一般不超过 12 500 U/d，每 6 小时用量不超过 2 500 U，静脉或皮下注射，根据病情决定疗程，一般连用 3 ~ 5 天。②低分子量肝素：剂量为 3 000 ~ 5 000 U/d，皮下注射，根据病情决定疗程，一般连用 3 ~ 5 天。普通肝素使用的血液学监测最常用者为 APTT，肝素治疗使其延长为正常值的 1.5 ~ 2.0 倍时即为合适剂量。普通肝素过量可用鱼精蛋白中和，鱼精蛋白 1 mg 可中和肝素 100 U。低分子肝素常规剂量下无需严格血液学监测，如用量过大或疑有用药相关性出血，可抗 Xa 活性试验进行监测，使其维持在 0.4 ~ 0.7 U/mL 为最佳治疗剂量。

2）DIC 中期（消耗性低凝血期）：此期微血栓形成仍在进行，抗凝治疗仍然必不可少，但因凝血因子进行性消耗，临床中引发出血情况，故在充分抗凝基础上，应进行补充血小板和凝血因子的替代治疗。目前推荐的替代治疗制剂包括输注血浆（包括新鲜血浆、新鲜冷冻血浆、冷沉淀、凝血酶原复合物）和血小板等。各类替代治疗制剂输入后疗效主要观察出血症状改善情况，实验室检测仅作为参考。

替代治疗的适应证：DIC 患者血小板和凝血因子的补充，应在充分抗凝治疗基础上进行。DIC 时，尤其是在早期，如未行抗凝治疗而单纯补充血小板及凝血因子，往往可加重病情。

新鲜血浆：新鲜血浆所含凝血因子与新鲜全血相似，并可减少输入液体总量，避免红细胞破坏产生膜磷脂等促凝因子进入患者体内，是 DIC 患者较理想的凝血因子的补充制剂。同时血浆输入还有助于纠正休克和微循环。

纤维蛋白原：适用于急性 DIC 有明显低纤维蛋白原血症或出血极为严重者。首剂 2 ~ 4 g，静脉滴注，以后根据血浆纤维蛋白原含量而补充，以使血浆纤维蛋白原含量达到 1.0 g/L 以上为度。由于纤维蛋白原半存期达 96 ~ 144 小时，在纤维蛋白原血浆浓度恢复到 1.0 g/L 以上或无明显纤溶亢进的患者，24 小时后一般不需要重复使用。

血小板悬液：未出血的患者血小板计数低于（10 ~ 20）×10⁹/L，或者存在活动性出血且血小板计数低于 50×10^9/L 的 DIC 患者，需紧急输入血小板悬液。血小板输注要求足量。

其他凝血因子制剂：从理论上讲，DIC 的中、晚期，可出现多种凝血因子的缺乏，故在病情需要和条件许可的情况下，可酌情应用下列凝血因子制剂。①凝血酶原复合物（PCC）：剂量为 20 ~ 40 U/kg，每次以 5% 葡萄糖液 50 mL 稀释，要求在 30 分钟内静脉滴注完毕，每日 1 ~ 2 次；PCC 具有容量小的优点，但缺少因子 V，而且有可能加重凝血功能紊乱，发生血栓栓塞，故应谨慎使用。②因子 VIII：C 浓缩剂：剂量为每次 20~40 U/kg，使用时以缓冲液稀释，20 分钟内静脉输注完毕，1 次/日。③维生素 K：在急性 DIC 时的应用价值有限，但是在亚急性和慢性型 DIC 患者，作为一种辅助性凝血因子补充剂仍有一定价值。

3）DIC 晚期（继发性纤溶亢进期）：此期微血栓形成已基本停止，继发性纤溶亢进为主要矛盾。若临床确认纤溶亢进是出血首要原因，则可适量应用抗纤溶药物，同时由于凝血因子和血小板消耗，也应积极补充。鉴于抗纤溶制剂作为止血药物已在临床上广泛使用，因此有必要强调，对于有出血倾向而没有排除 DIC，或怀疑为 DIC 所致患者，不宜将抗纤溶制剂作为首选止血药物单独予以使用，以免诱发或加重 DIC 发展。少数以原发或继发性纤溶亢进占优势的疾病，如急性早幼粒细胞白血病（AMI - M₃）或某些继发于恶性肿瘤的 DIC 可考虑使用抗纤溶药物。但需要注意的是，AML - M₃ 的标准诱导分化治疗（全反式维 A 酸）可增加血栓形成的风险，因此在以上患者使用氨甲环酸应特别谨慎。

纤溶抑制物适应证：①DIC 的病因及诱发因素已经去除或基本控制，已行有效抗凝治疗和补充血小板、凝血因子，出血仍难控制。②纤溶亢进为主型 DIC。③DIC 后期，纤溶亢进已成为 DIC 主要病理过程和再发性出血或出血加重的主要原因。④DIC 时，纤溶实验指标证实有明显继发性纤溶亢进。

主要制剂、用法和剂量：①氨基己酸（EACA），DIC 治疗一般用注射剂，每次 4~10 g，以 5% 葡萄糖或生理盐水 100 mL 稀释，维持剂量 1 g/h；小剂量为每日 5 g 以下，中等剂量为每日 10 g 以下，大剂量为每日可达 20 g；本品快速静脉注射可引起血压下降，休克者慎用。②氨甲苯酸（抗血纤溶芳酸，PAMBA），每次 200~500 mg 加于葡萄糖液 20 mL 中，静脉注射，每日 1~2 次，或加于液体静脉滴注，每小时维持量 100 mg。③氨甲环酸（止血环酸），DIC 时多用注射剂，用量为氨基己酸的 1/10，1~2 次/日，或静脉滴注，每小时维持量 0.1 g；小剂量为 0.5 g/d，中等剂量为 1.0 g/d 以下，大剂量可达 2.0 g/d。④抑肽酶（aprotinin），抑肽酶系兼有抑制纤溶酶和因子 FX 等激活的作用，产生纤溶、凝血双相阻断，在理论上最适合于 DIC 的治疗。常用剂量每日 8 万~10 万单位，分 2~3 次使用，或首剂 5 万单位，随后每小时 1 万单位，缓慢静脉注射。

3. DIC 其他治疗手段

（1）抗休克治疗，纠正缺氧、酸中毒，以及水、电解质平衡紊乱。

（2）糖皮质激素治疗不作常规应用，但下列情况可予以考虑：①基础疾病需糖皮质激素治疗者。②感染中毒性休克合并 DIC 已经有效抗感染治疗者。③并发肾上腺皮质功能不全者。

新的抗凝药物处于研究的不同阶段，如活化的蛋白 C、AT、TFPI，但目前仍存在较多争议，临床治疗的有效性尚待确证。

（李兆建）

第四节　血友病

血友病是一组由凝血因子减少甚至缺乏或功能异常导致的出血性疾病。既往认为血友病的发病率无明显的种族或地区差异，我国学者最新得出的研究数据显示，中国大陆血友病加权患病率为 2.7/10 万人口，低于西方国家，与日本相近，欧美国家数据显示患病率为（5~10）/10 万人口。

血友病根据其凝血因子缺陷的类型有血友病 A、血友病 B 和血友病 C。血友病 A 为凝血因子Ⅷ异常；血友病 B 为凝血因子Ⅸ异常；血友病 C 为凝血因子ⅩⅠ异常。根据其病因可分为遗传性和获得性血友病两类，后者发病机制目前尚不明确。

以下将重点介绍遗传性血友病 A、B 及获得性血友病，我国血友病中，血友病 A 约占 80%，血友病 B 约占 15%，遗传性 FXI 缺乏症极少见。

一、血友病 A

血友病 A（hemophilia A），也称为"遗传性抗血友病球蛋白缺乏症"或"凝血因子Ⅷ：C（FⅧ：C）缺陷症"，国内也称为"血友病甲"，患者血浆中因子Ⅷ水平有不同程度降低。以其阳性家族史、自幼发病、自发或轻度外伤后出血不止、深部血肿形成及关节出血为特征。血友病 A 为血友病各类型中最为常见的一种，占所有血友病类型的 80% ~85%。

（一）遗传规律

遗传性血友病 A 为 X 染色体连锁的隐性遗传性疾病，即遗传规律符合典型的 X 性染色体隐性遗传疾病遗传规律。绝大多数为女性携带致病基因，男性发病，如男性患者与女性致病基因携带者婚配，可能出现纯合子女性患者，此情况十分罕见。其遗传规律见图 3-1。

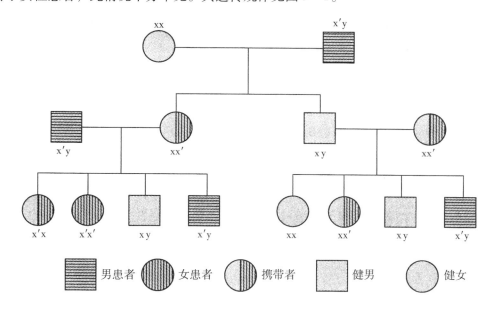

图 3-1 血友病 A 遗传规律

（二）病因及发病机制

FⅧ由 FⅧ凝血活性部分（Ⅷ：C）和 vW 因子（vWF）两部分组成，两者以复合物形式存在于血浆中。激活的 FⅧ与Ⅸa、Ca^{2+}、磷脂形成复合物，可激活因子 X，促进凝血酶原转变为凝血酶，继之使可溶性纤维蛋白原转换为纤维蛋白。vWF 作为一种黏附分子参与血小板与受损血管内皮的黏附，且有稳定及保护 FⅧ：C 的作用。血友病 A 患者体内凝血因子Ⅷ：C 的基因因遗传或突变而出现缺陷，导致凝血因子Ⅷ表达水平降低，因而血友病 A 患者正常凝血酶减少或缺乏，凝血功能异常，导致出血发生。出血的严重性与 FⅧ缺乏程度呈正相关。

FⅧ：C 基因位于 X 染色体长臂末端（Xq28），因子Ⅷ基因全长约 186 kb，由 26 个外显子和 25 个内含子组成。其缺陷类型有：因子Ⅷ基因大片段缺失、阅读框架移位、剪接错误、错义突变、无义突变及 FⅧ基因倒位等。这些缺陷是血友病 A 患者发病的分子基础，并与临床表现密切关联。重型血友病 A 患者，基因倒位发生率近 1/2，而在轻中型血友病则大多发生核苷酸错义突变。

血友病 A 患者常见的 FⅧ基因突变类型概括为：

1. 内含子倒位　最常见于内含子第 22 位，约 30% 的血友病 A 患者发生该位点基因突变，其中约 50% 为重型血友病 A 患者。

2. 点突变　点突变中最常见的类型为错义突变，约 50% 的点突变发生于 CpG 二联体。

3. 片段插入或缺失　包括小片段（＜200bp）插入/缺失和大片段（＞200bp）插入/缺失。其中小片段插入/缺失以单碱基缺失/插入最为常见，多导致重型血友病的发病。大片段的缺失可能与重复序列有关。

（三）临床表现

1. 出血症状　明显的出血症状为血友病 A 患者最主要的临床表现，显著特征为自发性出血或轻微外伤后过度出血，通常自幼即有出血倾向。

（1）关节出血：是其特征性表现，且常为自发性，累及的关节依次为：膝、肘、踝、肩、髋、腕。关节出血局部表现为肿胀、压痛、活动受限，出血停止血肿吸收后关节活动可恢复，反复的关节出血血肿吸收不全可致滑膜炎、永久性关节破坏、骨质疏松、关节变形最终致活动受限。

（2）内脏器官出血：如消化道、呼吸道、泌尿道等，也可出现腹腔内、腹膜后出血，致命性出血有颅内出血、咽颈部出血和无准备的创伤、手术出血等。

（3）皮下或肌内血肿：表现为大块皮下瘀斑，肌内血肿多位于筋膜腔隙和深部肌肉组织，可产生压迫症状。

2. 血肿、压迫症状

（1）血肿：常见于肌肉出血，临床表现为血肿部位疼痛、活动受限等压迫症状。如肌肉血肿压迫到周围神经，还可引起受压神经对应支配区域的麻痹、感觉障碍、剧烈疼痛、肌肉压迫性萎缩等。

（2）关节腔出血：多由外伤引起，少数也可为自发，全身各关节均有可能受累。关节腔出血最多见于膝关节，其次为肘关节、踝关节、肩关节、腕关节等。其临床表现为出血关节肿胀、疼痛、活动受限、周围皮肤皮温升高等，且症状进行性加重。关节腔出血可导致血友病性关节炎。如早期未进行有效处理，可导致关节活动严重受限，甚至畸形。

（四）实验室检查

1. 初筛试验

（1）活化部分凝血活酶时间（APTT）延长并可被正常血浆所纠正，血浆凝血酶原时间（PT）正常。

（2）凝血活酶生成试验（TGT）以及纠正试验 TGT 延长并可被硫酸钡吸附血浆纠正，该实验可用于初步鉴定血友病类型：血友病 A 能被硫酸钡吸附血浆所纠正，不能被正常血清纠正；血友病 B 能被正常血清纠正，但不能被硫酸钡吸附血浆纠正。但该试验仅限基层单位初步筛查使用（附：经硫酸钡吸附的血浆只含有因子Ⅷ和因子Ⅺ，不含有因子Ⅸ；正常血清中含有因子Ⅸ和因子Ⅺ，不含有因子Ⅷ）。

（3）血小板计数、出血时间（BT）、凝血酶时间（TT）、纤维蛋白原（Fg）含量等均正常。

2. 临床确诊试验　血友病 A 患者的确诊依赖于 FⅧ活性（FⅧ：C）及血管性血友病因子抗原（vWF：Ag）的测定，血友病 A 患者的 FⅧ：C 减低或缺乏，vWF：Ag 正常，FⅧ：C/vWF：Ag 比值明显降低。

3. 抑制物检测 既往确诊为血友病且替代治疗有效的患者，一旦出现疗效不如既往的情况，应该考虑患者是否出现了 FⅧ 抑制物，应行凝血因子抑制物滴度检测。如条件允许，所有血友病患者均应在接受凝血因子替代治疗后定期检测抑制物。另外，所有患者在接受手术前，均必须行抑制物检测。

（1）抑制物筛选：采用 APTT 纠正试验，即正常血浆与患者血浆按 1 : 1 等比混合，即刻及 37℃ 孵育 2 小时后分别再次检测 APTT，并与正常人及患者本身的 APTT 进行比较，若不能纠正至正常应考虑可能存在抑制物。

（2）抑制物滴度的测定：确诊存在抑制物，必须依赖抑制物滴度测定。一般通过 Bethesda 法检测。将不同稀释度的患者血浆与正常血浆等量混合，37℃ 孵育 2 小时，测定残余 FⅧ：C。能使正常血浆 FⅧ:C 减少 50% 时，则定义为 FⅧ抑制物的含量为 1 个 Bethesda 单位（BU），此时患者血浆稀释度的倒数即为抑制物滴度，以 "BU/mL 血浆" 表示。2001 年国际血栓与止血学会规定：抑制物滴度 >5BU 为高滴度抑制物，≤5BU 为低滴度抑制物。

4. 基因诊断实验 目前常用 PCR 技术检测致病基因以达到诊断及产前诊断的目的。首先测 FⅧ 内含子 22 倒位和内含子 1 倒位，约有 50% 的重型血友病 A 患者可被检出；行遗传连锁分析检测 FⅧ 基因内、外 8 个短串联重复序列（STR）位点，包括 DXS15、DXS52、DXS9901、葡萄糖 - 6 - 磷酸脱氢酶（G - 6 - PD）、DXS1073、DXS1108、F8civs22、F8civs13 及性别基因位点等，基本可得出正确诊断。如经上述检查仍不能确诊，可直接测序以明确。

（五）诊断

1. 临床表现

（1）有明显的出血倾向和出血压迫症状。

（2）出血可引起血肿、关节畸形等。

2. 临床分型 血友病 A 的出血程度常常与 FⅧ：C 的缺乏程度呈正相关。根据血浆 FⅧ：C 水平，可将血友病 A 分为亚临床、轻、中、重型四型，见表 3 - 6。

表 3 - 6 血友病 A 的临床分型

分型	FⅧ：C 水平	临床症状
亚临床型	25% ~45%	常在创伤、术后有异常出血
轻型	5% ~25%	大手术或外伤可致严重出血
中型	1% ~5%	小手术或外伤后可严重出血，偶有自发性出血
重型	<1%	肌肉或关节自发性出血，血肿

3. 遗传学诊断

（1）家系调查：血友病 A 为 X 染色体连锁的隐性遗传性疾病，一般规律为男性患病，女性传递。约 2/3 的血友病 A 患者有阳性家族出血史，一般需追询三代以上，必要时可行患者家族成员的普查。

（2）患者及携带者的诊断：血友病 A 致病基因携带者的诊断有着较大的遗传学意义，对临床优生有指导价值。由于因子Ⅷ基因已克隆成功且其分子结构测定明确，现已能通过基因检查准确判断血友病 A 患者及携带者。诊断技术包括遗传表型分析法和基因型分析法，后者相对来说更准确。

（六）鉴别诊断

1. 血管性血友病 血管性血友病（von willebrand disease，VWD）是指由于血浆中 vWF 含量减少或质量异常导致的出血性疾病。vWD 为常染色体不完全显性遗传病，少数呈常染色体隐性遗传方式，男女均可发病。出血临床表现与血友病 A 相较，vWD 出血多以皮肤和黏膜出血为主，肌内血肿及关节腔出血相对少见，且出血倾向可随年龄增长而改善。

实验室检查：①血管性血友病患者多见出血时间（BT）延长。②血小板黏附试验示血小板黏附能力下降。③血浆中因子Ⅷ：C 活性正常，因子 vWF：Ag 减低，Ⅷ：C/vWF：Ag 的比值增高，而血友病 A 除Ⅷ：C/vWF：Ag 比值降低外，其他检查均正常。④阿司匹林耐量试验多为阳性。

2. 获得性血友病　遗传性血友病与获得性血友病临床表现较为相似，故在临床上易发生误诊。获得性血友病患者多成年发病，多数可继发于肿瘤、自身免疫性疾病或妇女围生期，且无家族史，实验室抑制物筛选检查结果阳性可资鉴别。

（七）预防与治疗

1. 预防

（1）患者应尽量避免肌内注射及手术等创伤性治疗，避免外伤，要限制其活动强度。

（2）建立完善的遗传咨询机构，加强婚前检查和产前诊断。

（3）患者禁用可能影响血小板聚集的药物，如阿司匹林、非甾体抗炎类药物等。

（4）维持关节和肌肉正常功能，延缓关节病变。

2. 凝血因子替代疗法　补充凝血因子是控制血友病出血最有效的措施。可选择的制剂有：人新鲜血浆或新鲜冰冻血浆、FⅧ浓缩制剂、冷沉淀物、基因重组人 FⅧ，这些制剂可人为提高血友病 A 患者血液中 FⅧ的含量，控制出血症状，改善患者生活质量，降低死亡率。需要注意的是作为血液制品，血源性 FⅧ浓缩制剂用于替代疗法最常见的并发症为病毒感染，主要为肝炎病毒（如 HCV）和 HIV 的感染。因此，首选人基因重组 FⅧ制剂或病毒灭活的血源性 FⅧ制剂，无条件者可选用新鲜血浆、新鲜冰冻血浆、冷沉淀等。

剂量推荐：每次输注 1 U/kg 的 FⅧ制品，可使患者循环血液中 FⅧ（FⅧ：C）水平提高 2%。FⅧ在体内的代谢半衰期为 8～12 小时，故血友病 A 患者开始时需每 8～12 小时输注 1 次，以后酌情延长间歇时间，直至出血停止、FⅧ：C 水平恢复至出血前水平。最低止血要求 FⅧ：C 水平达 20% 以上，出血严重或欲行中型以上手术者，应使 FⅧ：C 活性水平达 40% 以上。每次输入 FⅧ：C 剂量（U）＝体重（kg）×（目标 FⅧ：C 止血水平% – 实测患者 FⅧ：C 水平%）×0.5（附：因 FⅧ1 U 相当于正常血浆 1 mL 所含的浓度）。

举例：患者体重 60 kg，目标 FⅧ：C 水平为 40%，实测 FⅧ：C 水平为 1%，所需 FⅧ制品的剂量（U）＝60×（40 – 1）×0.5 = 1 170 单位/次。

3. DDAVP 应用　DDAVP 即 1 – 脱氨基 – 8 右旋 – 精氨酸加压素，用于治疗轻型血友病。该药可促进贮存池 FⅧ：C 的释放而暂时性提高血浆 FⅧ：C 的水平，用药常规剂量为 0.3μg/kg，用药后可使患者 FⅧ：C 水平增加 3 倍左右，但多次注射可致贮存池 FⅧ：C 耗竭而疗效下降。药物的副作用有：一过性颜面潮红、灼热，偶可引起血压波动或水钠潴留等副作用。

4. 抗纤溶药物　常用抗纤溶药物包括氨基己酸、抑肽酶、氨甲苯酸等。此类药物通过防止纤维蛋白凝块溶解发挥止血作用。

5. 抑制物的处理

（1）急性出血的治疗：抑制物水平低滴度者可通过增加 FⅧ制剂剂量以增加止血效果。对于抑制物水平呈高低度的患者，则应考虑使用人基因重组的活化 FⅦ制剂或凝血酶原复合物（PCC）以控制出血。

（2）免疫抑制治疗：要彻底清除抑制物，需进行免疫抑制治疗。在进行替代治疗时，应该同时使用免疫抑制剂，如醋酸泼尼松 1.0 ~ 1.5 mg/（kg·d）（或等效的甲泼尼龙），同时还可选择环磷酰胺、硫唑嘌呤、环孢素或 CD20 单抗（利妥昔单抗）等。

6. 对症治疗　对于血友病 A 患者的出血应立即进行局部处理，如出血部位加压包扎、出血部位血管手术结扎等。应避免活动，卧床休息，尽可能避免关节穿刺抽吸，局部冷敷等。

7. 物理治疗和康复训练　正确、适当的物理治疗可促进肌肉及关节间积血的吸收，维持和增强肌肉力量，以达到维持和改善关节功能的目的。另外，在非出血期间进行积极、适当的运动对维持身体肌肉的功能正常并保持身体平衡以预防出血至关重要。需要特别指出，物理治疗和康复治疗均应在专业医师指导下进行。

二、血友病 B　

血友病 B（hemophilia B）又称"遗传性 FIX 缺乏症"，国内也称为"血友病乙"，是一种遗传性疾病，遗传方式和临床表现与血友病 A 相似。为血友病中较少见的一个亚型，发病率远低于血友病 A，占所有血友病 15% 左右。

（一）遗传学规律

血友病 B 为 X 染色体连锁的隐性遗传性疾病，其遗传学规律与血友病 A 相同。男性患病，女性传递。血友病的一般遗传规律如下：①血友病 B 患者的女儿均为携带者。②患者的儿子都正常。③女性携带者的女儿有 50% 的可能成为携带者。④女性携带者的儿子发病的概率为 50%。

（二）病因及发病机制

血友病 B 的病因为ⅨX减少或缺乏。FIX 是一种单链糖蛋白，相对分子质量 56 000，参与内源性 FX 激活。肝脏为其合成部位，合成依赖维生素 K。其基因位于 X 染色体长臂（Xq27），包含 8 个外显子及 7 个内含子。因遗传或基因突变均导致 FIX 表达缺陷，合成减少，最终导致血友病 B 的发生。

1. 交叉反应物的出现　近 1/3 的血友病乙患者表现为交叉反应物质阳性（CRM +）。此类患者因子Ⅸ抗体水平正常，而因子Ⅸ活性都有不同程度的降低，因存在功能低下或无功能的因子Ⅸ分子。其机制乃突变影响了转录后蛋白质加工、γ-羧基化、脂质结合、酶原的活化及对底物的识别以及酶的活性。

2. 基因突变　目前已发现能够导致血友病 B 基因发生的点突变有 378 种（包括无义突变和错义突变）。

3. 基因缺失　包括因子Ⅸ基因中外显子 5 和 6 的内源性丢失，基因外显子 1 ~ 3 的缺失等。

4. 基因插入　如于外显子 4 附近插入了 1 个 6.1 kb 的片段，致使因子Ⅸ活性只有正常的 1%；内含子 6 处发生的 2 kb 片段的插入和 1 kb 片段的丢失形成的突变称血友病乙 Sydney，外周血中完全无因子Ⅸ抗原。

5. 抗因子Ⅸ抗体　因子Ⅸ反复替代治疗可产生抗因子Ⅸ抗体。

（三）临床表现

1. 出血症状　血友病 B 的出血症状与血友病 A 相似，但出血程度较轻，且可以为迟发性，自发性出血较少见。颅内出血是本病致死的一个主要因素。

2. 血肿及压迫症状

（1）关节腔出血：为血友病 A 和血友病 B 的共同表现。

（2）软组织血肿：亦可发生于血友病 B 患者，但相较于血友病 A 患者，血肿往往体积较小，且较为局限。但出血严重或压迫重要部位时亦可出现严重症状甚至危及患者生命。

（3）血尿：见于几乎所有重型血友病患者，严重血尿可导致大量失血，血尿可反复发作，出血凝块可阻塞尿路，需要进行积极治疗。

（四）实验室检查

1. 初筛试验

（1）血细胞分析：血小板计数正常，出血严重者可出现不同程度的失血性贫血。

（2）凝血酶原时间（PT）、凝血酶时间（TT）、出血时间等正常，血块回缩试验正常，纤维蛋白原定量正常。APTT 视 FIX 减低程度而延长，轻型血友病患者 APTT 仅轻度延长或正常。在血友病 B 患者中，延长的 APTT 可被正常血浆所纠正。

2. 确诊实验　血友病 B 患者的确诊依赖于 FIX：C 活性测定，血友病 B 患者的 FIX：C 水平视病情严重程度呈不同程度的减少或缺乏。因凝血因子IX的活性与疾病严重程度相关，故可根据其活性进行血友病 B 的临床分型：FIX活性5%～40%，为血友病 B 轻型；FIX活性1%～5%为血友病 B 中间型；FIX<1%为血友病 B 重型。

3. 基因检测

（1）携带者诊断：血友病 B 致病基因携带者可通过因子IX活性和因子IX抗原测定检出。具体方法包括：寡核苷酸杂交法检测 DNA、依赖限制性片段长度多态性（RFLP）法、DNA 印记法及聚合酶链反应（PCR）。但因带有突变基因的 X 染色体个体间差异较大，以上方法的检出率最高只有80%。

（2）产前诊断：上述 RFLP、DNA 印迹法、PCR 等基因诊断技术均可应用于产前检查，通过对孕6～11 周胎儿绒毛或羊水细胞 DNA 的 RFLP 分析，确定胎儿是否携带血友病 B 基因。

4. 凝血活酶生成试验　凝血活酶生成实验有助于诊断血友病和鉴别血友病亚型。正常值为 10～14 秒，大于 15 秒为异常。当简易凝血活酶生成试验结果大于 15 秒时，用正常人硫酸钡吸附血浆和正常人血清，来纠正患者的凝血活酶生成不良，加入各种纠正血浆或血清后，延长时间纠正到正常范围之内（即 10～15 秒）。

简易凝血活酶生成纠正试验临床意义为：①当加入正常人硫酸钡吸附血浆，使患者简易凝血活酶得以纠正者，提示因子Ⅷ缺乏，见于血友病 A。②当加入正常人血清，使患者简易凝血活酶生成得以纠正者，则表示因子IX缺乏，见于血友病 B。但该试验仅限于基层单位对于血友病的初步筛选。无论血友病 A 或血友病 B，其确诊需依赖于 FⅧ活性（FⅧ：C）或 FIX活性（FIX：C）测定。

（五）诊断

1. 根据患者自幼出血倾向和典型关节血肿病史，以及家族史遗传规律，不难判断为血友病。

2. 结合实验室检查，可判断疾病是否为血友病 B。

3. 对孕 6～11 周的胎儿可通过检测羊水或绒毛细胞 DNA 诊断其是否患有先天性血友病 B。

（六）鉴别诊断

1. 与获得性凝血因子病相鉴别　血友病 B 与获得性凝血因子病的鉴别方法同血友病 A 与获得性凝血因子病的鉴别相似。

2. 与血管性血友病相鉴别　血友病 B 与血管性血友病的鉴别要点同血友病 A 与血管性血友病的鉴别相似。

（七）预防与治疗

1. 损伤预防及产前诊断　血友病 B 患者应尽量避免手术及创伤，以防止出血及血肿的发生，提高患者生存率及生活质量。

2. 凝血因子补充疗法　凝血因子Ⅸ的补充治疗，以 1 U/kg 的剂量补充 FⅨ可使患者血浆 FⅨ水平提高 1% 左右。FⅨ的代谢半衰期为 18 ~ 30 小时，故血友病 B 患者开始时需每天输注 1 次，以后酌情延长间歇时间，直至出血停止、FⅨ水平恢复至出血前水平。每次输入 FⅨ的剂量（U）＝体重（kg）×所需提高的活性水平（%）×1（附：因子Ⅸ1 U 相当于正常血浆 1 mL 所含的浓度）。

3. 药物治疗

（1）抗纤溶药物：尤其适用于口腔、鼻腔、消化道等黏膜出血或拔牙后出血，多与凝血因子制品合用。包括氨甲环酸、氨基己酸、氨甲苯酸等，但泌尿道出血者禁用，且避免与凝血酶原复合物合用。使用剂量如下。①氨甲环酸：口服 0.25 克/次，1 ~ 3 次/天。②氨基己酸：静脉滴注，首次 5 g，以后 1 g/h，连用 8 小时，最大剂量应 <20 g/d；儿童每次 50 ~ 100 mg/kg，每 8 小时 1 次，最大剂量应 <5 g/d。③氨甲环酸溶液：10 g 含漱，每 6 小时使用 1 次，用于拔牙、口腔出血等。

（2）肾上腺皮质激素：对控制血尿、加速急性关节出血的吸收、减少局部炎症反应等有辅助作用。适用于无激素禁忌证的口腔出血、拔牙出血、鼻出血、关节/肌肉出血、泌尿道出血等，治疗剂量为 40 ~ 60 mg/d，连用 3 ~ 7 天，以后逐渐减量，疗程一般不超过 2 周。

4. 因子Ⅸ抑制物的处理　对于低滴度抑制物患者，可以加大纯化的 FⅨ制剂剂量，以达到止血目的；而对于高滴度抑制物水平患者，可使用凝血酶原复合物，因其具有"旁路"活性。动物试验表明重组因子Ⅶa 对于存在因子Ⅸ抑制物的动物模型同样具有有效的止血作用，初试于人结果亦满意。要彻底清除抑制物，需进行免疫抑制或诱导免疫耐受。

5. 物理治疗和康复训练　正确、适当的物理治疗及康复训练对于维持肌肉力量、改善关节功能及预防出血至关重要。

6. 基因治疗　随着现代医学、分子生物学的快速发展，因子Ⅸ的基因结构已弄清，未来的基因治疗为血友病 B 的治愈提供了广阔的前景。

三、获得性血友病

获得性血友病（acquired hemophilia），系患者体内产生针对 FⅧ、FⅨ的自身抗体，导致 FⅧ、FⅨ灭活，根据其对凝血因子灭活的类型可分为获得性血友病 A 和获得性血友病 B 两型。获得性血友病临床上较为罕见，相关文献报道其年发病率为 0.2 ~ 1.9/每百万人口，平均发病年龄为 60 岁左右。临床上绝大多数获得性血友病为获得性血友病 A 型，因此目前习惯上所说的获得性血友病多是指获得性血友病 A。其特点为既往无出血史和无阳性家族史的患者出现自发性出血或在手术、外伤或其他侵入性检查时发生出血，是一种自身免疫性疾病。

（一）病因及发病机制

1. 风湿免疫性疾病　为诱发获得性血友病的常见疾病，如干燥综合征、系统性红斑狼疮、类风湿关节炎等。

2. 恶性肿瘤 诱发获得性血友病的常见基础病之一。

3. 妊娠 妊娠致机体免疫状态改变可诱发获得性血友病。

4. 药物 某些药物，如抗生素（青霉素、环丙沙星、磺胺类药物等）、免疫调节剂（干扰素）、血小板抑制剂（氯吡格雷）等可诱发获得性血友病。

5. 其他 如感染、创伤、过敏反应等也可作为诱发因素。此外，约50%患者无明显病因可循。

（二）临床表现

1. 自发性出血 获得性血友病以皮肤和软组织出血为主，临床上多表现为皮肤瘀斑和软组织血肿。出血症状具有异质性，可以发生轻微出血，也可发生消化道出血、腹膜后出血和颅内出血等致命性出血。不同于遗传性血友病出血特征，该病患者很少出现关节出血及关节畸形表现。

2. 原发病相关临床表现。

（三）实验室检查

既往无出血史的患者（尤其是老年或分娩后妇女）出现自发性出血或在手术、外伤或其他侵入性检查时发生出血，或者不能解释的单纯活化的部分凝血酶原时间（APTT）延长，应考虑本病。

1. 凝血相关检查 血小板数量及功能检查正常；出血时间（正常）；PT、TT、Fbg、vWF实验室检查正常；APTT明显延长，正常血浆不能纠正。

2. 抑制物筛选 可采用APTT纠正试验，即将患者血浆与正常血浆1：1混合，分别于即刻和37℃孵育2小时后测定其APTT，与正常人和患者本身的APTT检测结果进行比较，若不能纠正应考虑可能存在抑制物。

3. 凝血因子活性测定 APTT延长或者具有获得性血友病典型特征的患者应检测FⅧ、FⅨ、FⅪ、FⅫ活性，出现单一FⅧ活性降低提示可能为获得性血友病A。

4. 凝血因子抑制物（FⅧ：Ab）滴度定量 一般通过Bethesda法检测。将不同稀释度的患者血浆与正常血浆等量混合，37℃孵育2小时，测定残余FⅧ：C。能使正常血浆FⅧ：C减少50%时，则定义为FⅧ抑制物的含量为1个Bethesda单位（BU），此时患者血浆稀释度的倒数即为抑制物滴度，以"BU/mL血浆"表示。2001年国际血栓与止血学会规定：抑制物滴度＞5BU为高滴度抑制物，≤5BU为低滴度抑制物。获得性血友病患者凝血因子抑制物水平明显升高。该检查可有助于本病确诊。

5. 原发病相关检查 如肿瘤、风湿免疫病相关实验室检查等。

（四）诊断

对于明显出血倾向且抗血友病常规治疗效果不佳的患者，若无家族出血史，且无自幼出血史者，应考虑本病的可能性。结合相关实验室检查，可确诊本病。

（五）鉴别诊断

本病主要须与血友病A伴抑制物和狼疮抗凝物相鉴别。

1. 血友病A伴抑制物 患者多有自幼反复发作的自发性出血史，以肌肉和关节出血、关节畸形为特点，多有家族出血史，符合X连锁隐性遗传规律。血友病A患者产生的同种抗体可完全灭活FⅧ，无残存FⅧ：C。临床上表现为输注既往有效的相同剂量的FⅧ制剂后，止血效果不佳。

2. 狼疮抗凝物 由于对磷脂的抑制作用，狼疮抗凝物可能导致体外试验中凝血因子减少的假象。狼疮抗凝物为非时间依赖性，延长的APTT不能被正常血浆纠正，而补充外源磷脂能使延长的APTT缩短甚至纠正，并且可进一步通过各种依赖磷脂的试验及稀释的蝰蛇毒试验（dRVVT）予以证实。但抗

FⅧ自身抗体和狼疮抗凝物可能并存于同一患者，对于这种复杂病例，可用 ELISA 试验鉴别 FⅧ抑制物和狼疮抗凝物，选用对狼疮抗凝物不敏感的 APTT 试剂，有助于排除其对于凝血的影响。临床上，有狼疮抗凝物的患者多以血栓事件为主要表现，很少发生出血。

（六）治疗

1. 控制急性出血

（1）一般止血治疗：制动、加压、ε-氨基己酸等保守措施均可考虑采用，而肌内注射或含有阿司匹林的药物应禁用。

（2）FⅧ抑制物的旁路治疗：一线止血治疗药物包括人重组活化因子Ⅶ（rFⅦa）和活化人凝血酶原复合物（aPCC）。rFⅦa 推荐剂量为 90 μg/kg 每 2~3 小时静脉注射 1 次，直至出血控制。aPCC 推荐剂量为 50~100 U/kg 每 8~12 小时静脉注射 1 次［最大剂量 200 U/（kg·d）］。我国目前尚无 aPCC 产品供应，但国产凝血酶原复合物也有止血效果，可能在其生产过程中部分凝血因子被激活。rFⅦa 和 aPCC 诱发血栓形成的证据尚不充分，但在有冠心病史或有血栓并发症危险因素和老年患者应谨慎应用。

2. 抑制物清除治疗

（1）免疫抑制剂：抑制抗体的产生，一线药物有糖皮质激素，如醋酸泼尼松 1 mg/（kg·d），或者联合细胞毒药物，如环磷酰胺 1.5~2.0 mg/（kg·d）。糖皮质激素单药治疗可用于妊娠和药物引发的获得性血友病。环磷酰胺较少单独使用，多作为基础用药与糖皮质激素联合使用，用药剂量应该根据血常规进行调整并且不超过 6 周。不明原因的发热、脓毒血症、严重的感染及围生期妇女禁用环磷酰胺。

也有国外学者因考虑到获得性血友病的相对自限性，不主张将免疫抑制剂治疗用于儿童、产后妇女和药物相关性获得性血友病患者。若一线药物治疗 4~6 周后无反应，应该考虑应用利妥昔单抗或者联合皮质类固醇作为替代治疗方案。还可考虑选用的二线治疗药物，如细胞毒药物如硫唑嘌呤、长春新碱、吗替麦考酚酯和环孢素等。在治疗成功后或者换二线治疗以后，应该尽快减停皮质类固醇。

（2）免疫球蛋白：静脉注射可中和抑制物抗体。

（3）体外去除抗体：如血浆置换疗法和免疫吸附疗法，常可用于糖皮质激素治疗无效，抗体滴度仍较高或严重出血的患者。

3. 原发病的治疗。

4. 疗效评价 治疗有效性的评价应该基于出血是否控制，如血肿的大小、血红蛋白/血细胞比容的稳定和血肿引起的疼痛程度来判定。目前对获得性血友病治疗的疗效评价可分为：①抑制物彻底清除，不能检测到抑制物和 FⅧ水平正常。②持续缓解，免疫抑制治疗后不能检测到抑制物（<0.6BU）和 FⅧ水平 >50%。

5. 治疗后随访 由于本病可能复发，建议在完全缓解后随访，最初 6 个月内每个月检查 1 次 APTT 和 FⅧ：C；6~12 个月为每 2~3 个月 1 次持续 1 年；第 2 年每 6 个月检查 1 次，条件允许可适度延长。

（郭荣荣）

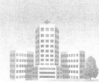

第四章

白血病

第一节 急性髓系细胞白血病

急性髓系细胞白血病（acute myeloid leukemia，AML）是一类起源于造血干、祖细胞的髓系造血系统恶性肿瘤。白血病细胞分化阻滞于不同髓系发育的早期阶段，表现为髓系发育的形态和免疫表型特征。

一、发病情况

AML 年发病率为（2～4）/100 000，中位发病年龄为 64～70 岁，为老年性疾病。发病随年龄增大而增加。AML 约占急性白血病（acute leukemia，AL）的 70%，分别占婴儿、儿童和成年人 AL 的 55%～70%、17%～20% 和 80%～90%。婴儿发病以女婴多见，儿童无明显性别差异，成年人男性稍多于女性（3：2）。成年人以北美、西欧和大洋洲发病率最高，亚洲和拉美最低；儿童发病率则以亚洲最高，北美和南亚次大陆最低。美国 AML 年死亡率约为 2.2/100 000；我国缺乏相关统计数据，估计高于西方发达国家。

环境因素、化学品和药品以及放射线等与 AML 致病有关，某些有前趋血液病史和遗传病史的患者易患 AML。离子射线、烷化剂可诱导 DNA 双链断裂，引起点突变、遗传物质丢失或染色体易位等。烷化剂治疗相关的 AML 发病与患者年龄和药物累积剂量有关，一般潜伏期为 4～8 年，常先有骨髓增生异常综合征（myelodysplastic syndrome，MDS）表现，具有 -7/7q$^-$、5/5q$^-$ 等染色体核型改变，疗效差。拓扑异构酶 II（Topo II）抑制药可稳定 Topo II 与 DNA 的结合，使 DNA 断裂。Topo II 抑制药治疗相关的 AML 潜伏期一般仅 1～3 年，主要为 M4、M5，也可为 M3 或 M4Eo，常无 MDS 前趋病史，主要遗传学改变为 11q23/MLL 基因易位，也可为 AML1 基因易位或 inv（16）、t（15；17）等，预后相对较好。某些血液系统疾病，如 MDS、CML、PV、ET 和 PNH 等，可继发 AML。MDS 病程中 10%～50% 继发 AML。CML 急性变占 70%～85%，AML 或髓、淋双表型 AL 占 75%。约 26% 的 SAA 经 ATG 治疗 8 年继发 AML/MDS；CSA、G-CSF 治疗的 AA 也有 22% 继发 AML/MDS。PNH 继发的 AML，恶性细胞来源于 PNH 克隆。遗传因素对 AL 发病有重要影响。体质性 8-三体综合征和 Down 综合征（21-三体）可发生家族性白血病。Down 综合征白血病患病率增加 10～18 倍，其中 AML-M7 发病率是正常人群的 500 倍；3 岁以下多为 AML，3 岁以上则以 ALL 为主。Down 综合征继发 AML 与 21q22.3/AML1 基因异常和造血转录因子基因 GATA-1 缺失突变有关。DNA 损伤修复缺陷的遗传病如 Bloom 综合征、Fanconi 贫血等，AML 患病率明显增高。多发性神经纤维瘤位于 17q11.2 上的 NFI 抑癌基因突变失活，继发

AML/MDS 的机会增加。常染色体显性遗传病 Li – Fraumeni 综合征有抑癌基因 p53 突变失活，X 连锁免疫缺陷病 Wiskott – Aldrich 综合征存在 WASP 基因突变，常染色体隐性遗传病 Kostmann 婴儿遗传性粒细胞缺乏症有 G – CSF 受体基因突变，这些患者以及 Blackfan – Diamond 综合征的 AML 患病率均有增加。

二、发病机制

细胞、分子遗传异常是 AML 的致病基础。AML 约 60% 有克隆性染色体数量、结构异常，更多的患者存在与细胞增殖、生存或分化调节有关的基因突变或表达异常。遗传学变异主要表现为抑癌基因丢失或突变失活、癌基因表达增高或突变激活等。AML 中常见 Ras、KIT 和 Flt3 等原癌基因激活突变，与细胞获得增殖、生存优势有关。Tp53、Rb 和 Myc 等抑癌基因失活突变将使细胞周期停滞，凋亡受抑。与实体肿瘤不同，AML 还常伴有特异的染色体易位或基因重排。易位基因包括转录因子基因、造血发育必需基因、造血分化基因、同源功能基因及凋亡相关基因等，以转录因子基因易位最为多见。易位形成融合基因，编码融合蛋白，使基因表达异常，或表达产物的稳定性、定位和功能异常，引起造血干/祖细胞恶性转化和增殖、分化或凋亡障碍。AML 染色体易位和基因突变类型多达 200 多种，常见的有：t（8；21）（q22；q22）；AML1 – ETO/t（15；17）（q23；q21）；PML – RARα 及其变异易位、inv（16）或 t（16；16）（p13；q22）；CBFp – MYHII 和 11q23 易位/MLL 基因重排等。与 11q23/MLL 基因易位相关的伴侣基因则多达 80 余种。AML 中以 t（9；11）（p22；q23）；MLL – AF9、t（11；19）（q23；p13.1）；MLL – ELL 和 t（6；11）（q27；q23）；MLL – AF6 等最为多见，MLL 基因的内部部分串联重复（MLL – PTD）也与 AL 发病有关。

三、分型

AML 的诊断分型从最初的形态诊断逐渐过渡到结合形态、细胞免疫表型和遗传特征的 MIC（M）诊断分型体系，2001 年世界卫生组织（WHO）又借鉴淋巴瘤 REAL 的分型原则，综合现已认知的各种疾病要素来精确定义疾病，制订了包括急性白血病在内的造血与淋巴组织恶性肿瘤新的诊断分型标准。这一开放性的诊断分型系统更为科学、客观地反映了疾病的本质，现已为广大血液学工作者所接受。经过数年的实践，在新的临床和实验研究证据基础上，2008 年 WHO 对此又做了重新修订。以下着重介绍 FAB 分型和 WHO 2001 年诊断分型。

（一）FAB 分型

1976 年法 – 美 – 英协作组（French – American – British Cooperative Group，FAB）首先提出了急性白血病的诊断分类标准，沿用至今。FAB 标准将原始细胞≥30% 作为急性白血病的诊断门槛。按细胞形态和细胞化学染色将 AML 分为 M1 ~ M6 型，后来又增加了 M0 和 M7 2 个亚型。为与 MDS 相区分，1986 年新修订的 FAB 标准要求分别计数原始细胞占骨髓全部有核细胞（ANC）的百分数和占骨髓除外有核红细胞的有核细胞百分数（NEC）。当有核红细胞≥50%（ANC）时，如原始细胞≥30%（NEC），即使原始细胞 <300%（ANC），也可诊断为 AML（即 M6）。NEC 计数是指不包括浆细胞、淋巴细胞、组织细胞、巨噬细胞及有核红细胞的骨髓有核细胞计数。

FAB – AML 各亚型的形态特点如下：

1. M0（急性髓系白血病微分化型） 骨髓原始细胞胞质透亮或中度嗜碱性，无嗜天青颗粒及 Au –

er 小体，核仁明显；原始细胞 POX 和 SBB 染色阳性率 <3%；免疫表型 CD33 及 CD13 髓系标志可阳性，淋系抗原阴性，但可有 CD7、TdT 表达；免疫电镜 MPO 阳性。

2. M1（急性粒细胞白血病未分化型）　骨髓原始粒细胞（Ⅰ+Ⅱ型）≥90%（NEC），原始细胞 POX 和 SBB 染色阳性率≥3%；早幼粒以下各阶段粒细胞或单核细胞 <10%。

3. M2（急性粒细胞白血病部分分化型）　骨髓原始粒细胞（Ⅰ+Ⅱ型）占 30%~90%（NEC），早幼粒以下至中性分叶核粒细胞 >10%，单核细胞 <20%；如有的早期粒细胞形态特点不像原始粒细胞Ⅰ和Ⅱ型，也不像正常或多颗粒的早幼粒细胞，核染色质很细，核仁 1~2 个，胞质丰富，嗜碱性，有不等量的颗粒，有时颗粒聚集，这类细胞 >10% 时，也属此型。

4. M3（急性早幼粒细胞白血病）　骨髓中以异常的多颗粒早幼粒细胞为主，>30%（NEC），多数 >50%，且细胞形态较为一致，原始粒细胞和中幼粒以下各阶段细胞均较少；其胞核大小不一，胞质内有大量嗜苯胺蓝颗粒。分为两个亚型：M3a 为粗颗粒型，胞质内的嗜苯胺蓝颗粒粗大，密集甚至融合；M3v 为细颗粒型，胞质内嗜苯胺蓝颗粒细小而密集。

5. M4（急性粒-单细胞白血病）　有以下多种情况。

（1）骨髓原始细胞 >30%（NEC），原粒加早幼、中性中幼及其他中性粒细胞占 30%~80%，原、幼及成熟单核细胞 >20%。

（2）骨髓同上，外周血中原、幼及成熟单核细胞≥$5×10^9$/L。

（3）骨髓同上，外周血中原、幼及成熟单核细胞 <$5×10^9$/L，但血清溶菌酶及细胞化学染色支持单核系细胞数量显著者。

（4）骨髓象类似 M2，但骨髓原、幼及成熟单核细胞 >20%，或外周血中原、幼及成熟单核细胞≥$5×10^9$/L，或血清溶菌酶超过正常（11.5±4 mg/L）3 倍，或尿溶菌酶超过正常（2.5 mg/L）3 倍。

M4Eo（急性粒单细胞白血病伴嗜酸性粒细胞增多）：除具有上述 M4 各型特点外，骨髓嗜酸性粒细胞 >5%（NEC），其形态除有典型嗜酸性颗粒外，还有大而不成熟的嗜碱性颗粒，核常不分叶，CE 及 PAS 染色明显阳性。

6. M5（急性单核细胞白血病）　分为两个亚型。

（1）M5a（未分化型）：骨髓原始单核细胞≥80%（NEC）。

（2）M5b（部分分化型）：骨髓原始单核细胞 <80%（NEC），其余为幼稚及成熟单核细胞等。

7. M6（急性红白血病）　骨髓原始粒细胞/及原始单核细胞≥30%（NEC），有核红细胞≥50%（ANC）。

8. M7（急性巨核细胞白血病）　骨髓原始巨核细胞≥30%，如原始细胞形态不能确认，应做免疫电镜 PPO 染色检查或 CD41、CD61 单抗检查；如因骨髓纤维化而骨髓干抽，需行骨髓活检及免疫化学染色证实有原始巨核细胞增多。

FAB 标准统一了 AL 在诊断、分型上的混乱，使各家的白血病资料具有可比性，极大地促进了 AL 的诊断、治疗，至今仍是 AL 诊断分型的工作基础。但 FAB 标准诊断的可重复性仅 60%~70%，将原始细胞≥300/（NEC）定义为 AL 太武断，根据胞浆中嗜天青颗粒多少将原始粒细胞分为原粒Ⅰ型和Ⅱ型在实际工作中不易掌握，易有歧义；除 t（8；21）主要见于 AML-M2，t（15；17）见于 AML-M3，inv（16）或 t（16；16）主要见于 M4Eo 外，多数形态学分型与细胞遗传学改变无关；除 M3 临床出血重、早期死亡率高，M7 伴有骨髓纤维化，M4 和 M5 常有牙龈增生和脾浸润外，多数形态学分型与临床特点无关，也不能反映预后。

（二）WHO 分型

1986 年国际上提出了白血病 MIC（形态、免疫、细胞遗传学）分型，明确了 AML 亚型与免疫表型、染色体核型之间的密切关系。2001 年世界卫生组织（WHO）又借鉴淋巴瘤的 REAL 分型原则，结合病因、发病机制、细胞系列归属、临床、治疗和预后特点，提出了 AML 新的诊断分型标准，把 AML 分为"伴重现性染色体异常的 AML""伴多系增生异常的 AML""治疗相关的 AML 和 MDS"和"不另分类的 AML"等 4 类，以下又分若干亚类。因 MDS－RAEBt 的临床转归和治疗、预后与 AML 一致，WHO 分型建议将骨髓或外周血中原始细胞≥20％作为 AML 的诊断标准，摒弃了 MDS－RAEBt 的诊断。对于 t（8；21）（q22；q22）、inv（16）（p13q22）或 t（16；16）（p13；q22）等特殊染色体易位，即使原始细胞比例达不到 20％也可诊断。因此，WHO 2001 分型标准更为科学、准确、可靠，已逐渐为国内外广大血液学工作者接受。具体如下：

1. AML 伴重现性染色体异常

（1）t（8；21）（q22；q22）；（AML1－ETO）/AML：主要见于年轻患者；初诊时可有粒细胞肉瘤，骨髓原始细胞比例可少于 20％。细胞形态多为 FAB－M2 型，原始细胞胞体较大，胞质丰富，常有较多的嗜天青颗粒，部分原始细胞还可见假 ChediakHi－gashi 颗粒；Auer 小体常见，呈两头尖的针棒状，亦可见于成熟中性粒细胞；外周血中较易见到胞体较小的原始细胞；骨髓早幼粒、中幼粒和成熟中性粒细胞有不同程度增生异常的特点，表现为核分叶异常（假 pelger－Huet 核），或均匀一致的粉红色胞质；不成熟嗜酸性粒细胞常增多，但形态和细胞化学染色特点与 inv（16）的异常嗜酸性粒细胞不同；也可见嗜碱性粒细胞/及肥大细胞增多；而原始红细胞和巨核细胞形态正常。白血病细胞表达 CD13、CD33、MPO 和 CD34 抗原，且常表达 CD19 和 CD56；CD56 的表达可能与预后不良有关；部分患者 TdT 也可阳性。具有特异的 t（8；21）（q22；q22）和 AML1－ETO 融合基因；部分患者无 t（8；21），但融合基因阳性；多数还伴有性染色体丢失或 del（9）（q22）等继发性染色体异常。t（8；21）（q22；q22）/AML 患者对化疗敏感，CR 率高，采用含 HD－AraC 的方案治疗无病生存期较长。

（2）inv（16）（p13；q22）或 t（16；16）（p13；q22）；（CBFβ－MYH11）/AML：主要见于年轻患者。初诊时可有粒细胞瘤，有时粒细胞瘤为复发的唯一表现。细胞形态一般为 FAB－M4Eo，骨髓中可见各分化阶段的嗜酸性粒细胞，少数患者的骨髓嗜酸性粒细胞可不增多。外周血中嗜酸性粒细胞常不增多。异常的嗜酸性颗粒较大，主要见于早幼粒和中幼粒细胞，有时因嗜酸性颗粒太多而使细胞形态难于辨认。这类异常嗜酸性粒细胞 CE 染色弱阳性，与正常嗜酸性粒细胞或 t（8；21）所见的嗜酸性粒细胞不同。原始细胞可见 Auer 小体，MPO 阳性率＞3％。原始和幼稚单核细胞的 AE 染色阳性，部分患者阳性程度较弱。患者的骨髓中性粒细胞较少，成熟中性粒细胞比例减低。极少数患者原始细胞比例可低于 20％。原始细胞表达 CD13、CD33 和 MPO 抗原，常表达单核细胞分化抗原 CD14、CD4、CD11b、CD11c、CD64 和 CD36，也常共表达 CD2。细胞遗传学异常以 inv（16）居多，t（16；16）较少；两者都形成 CBFβ－MYH11 融合基因。inv（16）有时核型分析不易发现，这时融合基因检测阳性。由于 inv（16）/t（16；16）和 t（8；21）均涉及组成核心结合因子（CBF）的 CBFβ 和 AML1 基因易位，发病机制上存在共同之处，因此常将两者并称为 CBF AML。采用 HD－AraC 治疗 CR 率高，生存期长。

（3）t（15；17）（q22；q21）；（PMLRARα）/AML 及其变异型：t（15；17）（q22，q21）/AML 主要见于中年患者，常伴 DIC，临床出血重，早期死亡率高；FAB 分为 M3（粗颗粒型）和 M3v（细颗粒型）两型。M3 的核形和大小不规则，常为肾形核或双叶核；胞浆内充满粗大的嗜天青颗粒，部分细胞胞质则充满细小的粉尘状颗粒；Auer 小体粗大，常呈"柴束状"，电镜表现为六边形的管状结构；MPO 染色强阳性；近 25% 的患者 AE 染色弱阳性。M3v 白血病细胞无颗粒或少颗粒，多为双叶核形，易与急性单核细胞白血病混淆，但仍可见少量的白血病细胞有典型的 M3 细胞形态特点；患者 WBC 常显著增高，MPO 染色强阳性，与急性单核细胞白血病不同。ARTA 治疗复发的患者异常早幼粒细胞胞质常呈强嗜碱性。APL 细胞均匀一致地高表达 CD33，CD13 表达程度不一，HLA – DR 和 CD34 一般阴性；CD15 常为阴性或弱阳性；常共表达 CD2 和 CD9。有人根据白血病细胞抗原表达谱的特点（即 CD33 和 CD13 阳性，CD117、CD15、CD11b、CD34 和 HLA – DR 阴性）来诊断粗颗粒型 t（15；17）/AML，但有假阴性和假阳性；Paietta 等认为，M3 和 M3v 的 t（15；17）APL 都低表达 HLA – DR、CD11a 和 CD18，这一特点在 3 种不同 PML、RARα 断裂融合的患者间无差异，可依此做出明确诊断，但尚需进一步证实。M3 和 M3v 都有特征性的 t（15；17）和 PML – RARα 融合基因，少数患者复杂易位检测不到 t（15；17），但 PML – RARα 融合基因阳性。t（15；17）/AML 对 ATRA 极为敏感，采用 ATRA、As203 或蒽环类药物治疗能取得良效。

t（11；17）（q23；q21）/AML 的白血病细胞核形较为规则，胞质颗粒较多，常无 Auer 小体，易见假 Pelger – Huet 核细胞，与典型 APL 不同；患者 MPO 染色强阳性；对 ATRA 治疗无反应。t（5；17）/AML 细胞多为粗颗粒型，少数细胞呈细颗粒型，且无 Auer 小体，ATRA 可取得疗效。

（4）11q23（MLL）异常的 AML：临床上婴儿 AML 和 TopoⅡ 抑制药治疗相关的 AML 易见 11q23 或 MLL 基因异常。11q23（MLL）异常主要见于儿童患者，可伴 DIC，也可发生单核细胞肉瘤或牙龈、皮肤浸润；细胞形态常为 M4 或 M5，以 M5a 多见；AE 染色常为强阳性，原始单核细胞 MPO 染色常阴性；白血病细胞免疫表型并不特异，常表达 CD13 和 CD33，可表达 CD14、CD4、CD11b、CD11c、CD64、CD36 及溶菌酶等单核分化抗原，M5a 患者 CD34 常阴性。与 11q23 易位相关的染色体区带或基因多达 40 余种，均涉及 MLL 基因重排。AML 中最常见的易位类型为 t（9；11）（p21；q23）、t（11；19）（q23；p13.1）和 t（11；19）（q23；p13.3），分别形成 MLL – AF9、MLL – ELL 和 MLL – ENL 融合基因；分子检测常较常规核型分析更为敏感，通常应用 MLL 基因离断探针进行 FISH 检查，或用长片段反向 PCR 技术确定 MLL 基因重排及其伴侣基因。少数正常核型或 +11 的患者 MLL 基因不重排，而是发生内部部分串联重复（MLL – PTD）突变。具有 11q23/MLL 基因异常的患者预后中等或较差。

2. AML 伴多系增生异常　AML 伴多系增生异常可为原发性，也可既发于 MDS 或 MDS/MPD。诊断主要基于细胞形态。患者多为老年人，常有严重的全血细胞减少，骨髓或周血中原始细胞≥20%。未经治疗患者骨髓中至少有 2 系超过 50% 的细胞存在增生异常的形态特点。粒系表现为中性粒细胞颗粒少，核低分叶（假 Pelger – Huet 核）或多分叶，在部分患者的外周血中粒细胞增生异常更为明显。红系常有巨幼样变、核碎裂、核分叶或多核有核红细胞，环型铁粒幼红细胞、胞浆空泡易见，PAS 染色阳性。有小巨核细胞、单叶或多分叶的巨核细胞。诊断时主要需与 M6 和 M2 鉴别。骨髓原始细胞 CD34、CD13 和 CD33 阳性，常表现 CD56/ 及 CD7，粒系分化抗原表达可与正常发育分化的粒细胞不同。原始细胞 MDR – 1 表达率高。染色体异常类似 MDS，常见 – 7/7q⁻、– 5/5q⁻、+ 8、+ 9、+ 11、11q⁻、12p⁻、– 18、+19、20q⁻ 和 +21，t（2；11）、t（1；7）和 3q21 与 3q26 易位较少见；inv（3）（q21；q26）、t（3；3）（q21；q26）和 ins（3；3）的患者常伴血小板增多。inv（3）（q21；q26）也见于其他类型的 AML 和 MPD，伴血小板增多，骨髓中巨核细胞增多。t（3；21）（q21；q26）常与治疗相关，或见于 CML 急变期，而 t（3；5）（q25；q34）表现为多系增生异常，但无血小板增多。患者的 CR 率低，预后差。

3. 治疗相关的 AML 和 MDS　包括烷化剂相关、Topo Ⅱ 抑制药相关和其他药物相关的 AML 和 MDS。患者如有特异的形态或遗传学异常应归类到其他相应的类别，但需冠名"治疗相关"。

烷化剂治疗相关的 AML 和 MDS 发病的中位潜伏期为 5~6 年（10~192 个月），与患者年龄和烷化剂的累积用量有关。常先发生 MDS：2/3 为 RCMD，1/3 的环形铁粒幼红细胞超过 15%，近 1/4 符合 RAEBI 或 2 的诊断。多数患者死于 MDS 的造血衰竭，少数逐步进展为多系增生异常的 AML。也有直接表现为 AML，伴多系增生异常。增生异常一般涉及所有髓系系列，几乎所有病例都有粒系和红系病态造血。60% 的患者环形铁粒幼红细胞增多，25% 的患者骨髓嗜碱性粒细胞增多，1/4 的患者巨核细胞增生异常、数量增多。少数患者可见 Auer 小体。部分患者的细胞形态与 M2 一致，少数为 M4、M5、M6 或 M7，M3 罕见。骨髓病理显示 50% 的患者增生活跃，25% 增生正常或减低，近 15% 伴不同程度的骨髓纤维化。免疫表现也具异质性；原始细胞比例不是很高，一般表达 CD34、CD13 和 CD33，常表达 CD56/ 及 CD7，其他髓系抗原的表达也与正常的分化细胞不同。原始细胞 MDR-1 表达增高。常有克隆性细胞染色体异常，类似于 AML 伴多系增生异常或原发性 MDS-RC-MD、MDS-RAEB，主要涉及 5 号/ 及 7 号染色体长臂部分或全部缺失或不平衡易位，5 号染色体长臂缺失常包含 5q23-q32；也可见 1、4、12、14 和 18 号染色体的非随机异常；复杂核型最为多见。患者一般对化疗不敏感，生存期短。

Topo Ⅱ 抑制药治疗相关 AML 和 MDS 见于各种年龄患者，发病潜伏期短，中位时间仅为 33~34 个月（12~130 个月）；常无 MDS 期；形态表现以 M5a、M4 为主，也可为其他类型的急性粒细胞型白血病，偶有 MDS 的特点，或表现为 M7。Topo Ⅱ 抑制药治疗也可致 t（4；11）（q21；q23）ALL。AML 中遗传学异常主要为 11q23 或 MLL 基因的平衡易位，t（9；11）、t（11；19）和 t（6；11）常见，也可见 t（8；21）、t（3；21）、inv（16）、t（8；16）和 t（6；9）等，t（15；17）（q22；q21）也有报道。患者的疗效和预后与遗传学异常的类型有关。

4. 不另分类的 AML　包括了不能归类为上述任一疾病实体的其他 AML，诊断主要依赖细胞形态和细胞化学染色。白血病细胞比例需达急性白血病诊断标准。除原始粒细胞外，APL 中的异常早幼粒细胞、单核细胞分化的 AML 中原始、幼稚单核细胞都归类为原始细胞。纯红细胞白血病的诊断应基于异常原始有核红细胞的比例，较为特殊。

（1）AML 微分化型：即 FAB 分型中的 M0，占 AML 的 5%，绝大多数为成人患者。白血病细胞形态上难以确认是属于 AML 还是 ALL，MPO、SBB 和 CE 染色阴性（即原始细胞阳性率 <3%），且 AE 和 NBE 染色阴性或弱阴性，与单核细胞不同。电镜可见原始细胞的胞浆内小颗粒、内织网、高尔基体或核膜 MPO 染色阳性。原始细胞表达至少一种髓系抗原（CD13、CD33 和 CD117），anti-MPO 常为阴性，但少数原始细胞可阳性；一般不表达粒细胞和单核细胞分化抗原如 CD11b、CD15、CD14、CD65 等；无淋巴细胞特异抗原 CyCD3、CyCD79a 和 CyCD22 等的表达；绝大多数 CD34、CD38 和 HLA-DR 阳性，1/3 的患者 TdT 可阳性，常有 CD7、CD2 或 CD19 等淋系相关的非特异抗原弱表达。骨髓病理常显著增生，原始细胞分化程度低。本病需与 ALL、M7、双表型 AL 鉴别，有时也要与大细胞淋巴瘤（LCL）白血病相鉴别。鉴别主要依靠细胞免疫表型。染色体异常多为复杂核型、+13、+8、+4 和 -7 等，不具有特异性；IgH 和 TCR 基因多为胚系结构。患者预后较差，CR 率低，生存期短，早期复发率高。

（2）AML 不成熟型：即 FAB 分型中的 M1，占 AML 的近 10%，大多为成人患者，中位发病年龄 46 岁。骨髓增生明显活跃，也可正常或增生减低；骨髓中原始细胞显著增多（≥90% NEC），MPO 或 SBB 阳性率 ≥3%，胞质内可有细小颗粒或 Auer 小体。应主要跟 ALL 鉴别，尤其是当胞质内无颗粒、MPO

阳性率低时。原始细胞至少表达两种髓系抗原，如 CD13、CD33、CD117 或 MPO 等；CD34 和溶菌酶可阳性；一般 CD11b 和 CD14 阴性，淋巴细胞抗原 CD3、CD20 和 CD79a 阴性。无特征性的重现性染色体异常。绝大多数患者 IgH 和 TCR 基因为胚系结构。高白细胞数的患者病情进展较快。

（3）AML 成熟型：即 FAB 分型中的 M2，占 AML 的 30%～45%，见于各年龄阶段，40% 的患者 > 60 岁，< 25 岁者占 20%。骨髓或外周血原始细胞≥20%，早幼粒以下阶段粒细胞≥10%，常可见不同程度增生异常；单核细胞 < 20%。原始细胞胞质可有或无嗜天青颗粒，Auer 小体易见。不成熟嗜酸性粒细胞常增多，但形态和细胞化学染色有异于 inv（16）AML。有时也可见嗜碱性粒细胞、肥大细胞增多。骨髓增生活跃，原始细胞的 MPO 和溶菌酶反应阳性。原始细胞比例较低时应注意与 MDSRAEB 鉴别，比例较高时应与 Ml 急性粒细胞白血病不成熟型鉴别，伴单核细胞增多时应与急性粒 - 单核细胞白血病鉴别。原始细胞表达 1 个或多个 CD13、CD33 和 CD15 等髓系抗原，也可表达 CD117、CD34 和 HLA - DR。伴嗜碱性粒细胞增多的病例可有 12p11 - 13 缺失或易位，也可有 t（6；9）（p23；q34）/ DEK - CAN 融合基因；极少数患者有 t（8；16）（p11；p13），常有血细胞吞噬现象，特别是噬红细胞现象。患者经强化治疗有效，但伴 t（6；9）的患者预后较差。伴 t（8；21）者应归类为 t（8；21）（q22；q22）/AML。

（4）急性粒 - 单核细胞白血病（AMML）：即 FAB 分型中的 M4，占 AML 的 15%～25%，以年龄较大的患者多见，中位发病年龄为 50 岁，男女之比为（1.0～1.4）：1。骨髓中原始细胞比例≥20%；原始、幼稚粒细胞和单核细胞增生，原始、早幼粒细胞和单核细胞比例均≥20%，有别于 AML 不成熟型和成熟型。外周血白细胞可增高，可有单核细胞增多（常≥5×10⁹/L）。原始和幼稚单核细胞有时不易区分。原始单核细胞胞体较大，胞浆丰富，呈中度或强嗜碱性，可有伪足；可见散在的细小嗜天青颗粒和空泡；核圆或类圆形，染色质纤细呈起伏状，可有 1 个或多个大的核仁。幼稚单核细胞形态较不规则，染色质纤细、较致密，胞质嗜碱性偏弱，颗粒相对易见，有时较大，也可见空泡。外周血中易见较成熟的单核细胞。细胞化学染色时原始细胞 MPO≥3%；单核系细胞的 AE 染色一般阳性，部分患者可弱阳性或阴性；形态似单核细胞而 AE 染色阴性不能除外诊断；AE 和 CE 双染色时可见双阳性细胞。原始细胞常表达 CD13 和 CD33，一般表达某些单核细胞分化抗原如 CD14、CD4、CD11b、CD11c、CD64、CD36 和溶菌酶等；CD34 可为阳性。绝大多数患者无特异的细胞遗传学异常，有 inv（16）或 11q23/MLL 基因重排的应归类到"伴重现性染色体易位的 AML"。临床上应主要与 AML 成熟型和急性单核细胞白血病鉴别。患者需接受强化治疗，预后不一。

（5）急性原始单核细胞白血病和急性单核细胞白血病：即 FAB 分型中的 M5a 和 M5b，M5a 占 AML 的 5%～8%，主要见于年轻患者；M5b 则占 3%～6%，主要见于成年人（中位发病年龄 49 岁），男女之比为（1.0～1.8）：1。临床常见出血，皮肤、牙龈和中枢神经系统浸润较常见。M5a 80% 的白血病细胞为原始、幼稚和成熟单核细胞，且以原始单核细胞为主（≥80%），粒系比例可低于 20%；M5b 中则以幼稚单核细胞为主。原始和幼稚单核细胞的形态如上所述。M5a 中 Auer 小体罕见，骨髓中如有噬血细胞或噬红细胞现象常提示有 t（8；16）（p11；p13）。绝大多数患者原始和幼稚单核细胞 AE 染色强阳性，而约 10%～20% 的 M5a AE 染色阴性或弱阳性，需经细胞免疫表型加以确定。MPO 染色在原始单核细胞为阴性，幼稚单核细胞一般为弥散阳性。M5a 和 M5b 都常表达 CD13、CD33、CD117 等髓系抗原，一般同时表达某些如 CD14、CD4、CD11b、CD11c、CD64、CD36 和溶菌酶等单核细胞分化抗原，CD36、CD64、CD4 和 CD11c 的表达较 CD14 多见；CD34 常阴性，但 CD33 常为强阳性。11q23 缺失或易位主要见于 M5a，偶可见于 M5b 和 AMML 或 AML 成熟型和不成熟型，需归类到"伴 11q23/MLL 基因易位的 AML"；t（8；16）（p11；p13）可见于 M5b 或 AMML。患者常需强化治疗。

（6）急性红白血病：一类以红系细胞群为主的 AML，根据有无原始粒细胞显著增多分为 M6a（红白血病，即 FAB 分型中的 M6a）和 M6b（纯红细胞白血病）两类。M6a 主要见于成年人，占 AML 的 5%～6%；骨髓中有核红细胞比例≥50%，且原始粒细胞≥20% NEC。M6b 极罕见，可见于任何年龄阶段，为有核红细胞恶性增殖性疾病，红系比例≥80%，但无原始粒细胞显著增多。个别慢性髓性白血病急性变时可呈 M6a，或 M6b。

M6a 既可原发，也可继发于 MDS - RAEB 或 RCMD；骨髓增生活跃以上，各阶段有核红细胞均可见，并有增生异常的特点，表现为巨幼样变或双核、多核有核红细胞，胞质内可有分界不清的空泡；巨核细胞也可增生异常；原始粒细胞中等大小，胞质内常含少许颗粒，Auer 小体偶见；骨髓铁染色可见环形铁粒幼红细胞，有核红细胞 PAS 染色可阳性；原始粒细胞 MPO 或 SBB 染色可阳性。原始红细胞一般不表达髓系抗原标记，anti - MPO 常阴性，但血型糖蛋白 A 和血红蛋白 A 抗原阳性。原始粒细胞表达多种髓系相关抗原，如 CD13、CD33、CD117 和 MPO 等，CD34 和 HLA - DR 可为阳性或阴性。本病应与 MDS - RAEB、伴有核红细胞增多的 AML 成熟型以及 AML 伴多系增生异常相鉴别。当骨髓红系≥50% 有核细胞、而原始粒细胞少于 20% NEC 时，应诊断为 RAEB；如红系或巨核系≥50% 的细胞有增生异常的特点，则应诊断为 "AML 伴多系增生异常"。

M6b 未分化型的原始有核红细胞胞体中等大小或较大，核圆，染色质细，有 1 个到多个核仁，胞浆强嗜碱性，常无颗粒，有分界不清的空泡，PAS 染色常阳性；少数情况下原始红细胞类似于原始淋巴细胞，但电镜可发现有典型的有核红细胞特点，如胞质内可见游离铁蛋白和铁蛋白体等；PPO 可阳性。原始红细胞 MPO 和 SBB 染色阴性，AE、ACP 和 PAS 染色阳性。有核红细胞分化较好时免疫表型的特点为血型糖蛋白 A 和血红蛋白 A 阳性，而 MPO 或其他髓系抗原阴性，原始有核红细胞 CD34 和 HLA - DR 阴性；分化差时血型糖蛋白 A 也常为阴性或弱阳性，CD36、碳脱水酶 1（carbonic anhydrase1）和 Gero 抗原等常阳性。CD41 和 CD61 一般阴性，但某些病例可部分表达。应与维生素 B$_{12}$、叶酸缺乏所致的巨幼红细胞性贫血相鉴别。有核红细胞分化差者应与其他类型 AML（特别是 M7）、急性淋巴白血病和淋巴瘤鉴别；无淋巴细胞抗原表达可排除急性淋巴白血病和淋巴瘤的诊断，如存在有核红细胞免疫表型特点则可与 M7 区分开来；确有少数患者免疫表型模棱两可，可能红系和巨核系都受累，此时如有多系增生异常的特点，应归类为 "AML 伴多系增生异常"。

本组疾病无特异遗传学异常，常为复杂核型，5 号和 7 号染色体异常最为多见。

M6a 临床恶性程度较高，原始粒细胞比例可逐渐增多，中位生存期仅为 25 个月。M6b 原发耐药，中位生存期仅为 3 个月。

注：近来又有人把骨髓原始红细胞（占红系比例）和原始粒细胞（NEC 比例）均超过 30% 的患者归类为 M6c；白血病细胞对现有药物原发耐药，中位生存期仅为 10 个月。

（7）急性原始巨核细胞白血病：为 FAB 分型的 M7，占 AML 的 3%～5%，成年人和儿童均可发病。患者外周血细胞减少，通常血小板减少，偶也可增高；中性粒细胞和血小板可有发育异常的形态特点。一般无肝脾大，但伴 t（1；22）的儿童患者常有明显的腹腔包块；患儿可有溶骨性损害；年轻男性发病可能与胚细胞瘤有关，常于胚细胞瘤发生后 0～122 个月出现白血病。原始巨核细胞中等大小或较大，核圆或稍不规则、锯齿状，染色质细网状，有 1～3 个核仁；胞质嗜碱性，常无颗粒，可有明显空泡或假伪足；一些患者以小的原始细胞为主，核浆比高，类似淋巴细胞；同一患者中可见大和小的原始细胞。原始细胞有时呈小簇状分布。外周血中亦可见小巨核细胞、原始巨核细胞碎片和发育异常的大血小板、少颗粒中性粒细胞。小巨核细胞有 1～2 个圆形核，染色质较致密，胞质成熟，不属于原始细胞。骨髓纤维化是本型患者的特点之一，但并不是所有患者都存在。因骨髓广泛纤维化而"干抽"，常需通过骨髓病理切片来确定诊断。伴 t（1；22）（p13；q13）婴儿患者的骨髓有如转移瘤细胞浸润。原始巨核细胞 SBB、MPO 染色阴性，PAS、ACP 和 AE 可阳性；电镜显示核膜和内质网 PPO 阳性，MPO 仍为阴性。原始巨核细胞表达一种以上的血小板糖蛋白抗原（CD41、CD61），CyCD41 和 CyCD61 检测更为敏感，CD42 的表达较低；也可表达 CD13 和 CD33 等髓系抗原，CD34、CD45 和 HLA－DR 一般阴性，尤其是儿童患者；CD36 也为阳性，但 anti－MPO、髓系分化抗原、淋系标记和 TdT 阴性，而 CD7 可为阳性。成人患者无特异的核型异常，有时可见 inv（3）（q21；q26），但也见于其他类型 AML。儿童、特别是婴儿患者可有 t（1；22）（p13；q13）；继发于间质胚细胞瘤的年轻男性患者可见包括 12p 等臂染色体在内的数种染色体异常。诊断上应与 AML 微分化型、急性全髓增殖症伴骨髓纤维化、急性淋巴白血病、M6b、慢性髓性白血病急变期（CML－BC）及特发性骨髓纤维化相鉴别。后两种疾病一般病史较长，脾肿明显肿大。特发性骨髓纤维化的红细胞异形明显，慢性髓性白血病则有 Ph 染色体或 BCRABL 融合基因。某些转移瘤骨髓浸润的改变与本病类似，特别是儿童患者；如神经母细胞瘤骨髓转移就类似于 t（1；22）婴儿急性巨核细胞白血病。本病与急性全髓增殖症伴骨髓纤维化不易区分；一般而言，前者以原始巨核细胞增殖为主，后者则表现为粒、红和巨核系三系增殖。患者预后常常很差，特别是 t（1；22）婴儿患者。

（8）急性嗜碱粒细胞白血病：为 AML 的一种罕见类型（＜1%），部分患者源于慢性髓性白血病急性变。可有皮肤浸润、器官肿大和高组胺血症表现。患者白血病细胞向嗜碱性粒细胞分化。外周血可有或无原始细胞。骨髓或外周血中的原始细胞中等大小，核浆比高，核呈卵圆、圆形或双分叶形，染色质松散，有 1 个至多个明显的核仁；胞浆中度嗜碱性，含数量不等的粗大嗜碱性颗粒，甲苯胺蓝染色可阳性，亦可见胞质空泡。成熟嗜碱性粒细胞常较少见，散在分布。有核红细胞可有发育异常的特点。电镜显示嗜碱性颗粒具有不成熟嗜碱性粒细胞或肥大细胞颗粒的超微结构特点。一些不成熟细胞可同时含嗜碱性颗粒和肥大细胞颗粒。原始细胞最大的特点是甲苯胺蓝染色阳性；ACP 染色常为弥漫阳性，一些患者 PAS 染色呈团块状，而 SBB、MPO 和 AE 常为阴性。电镜下原始细胞的核膜、内质网和胞质颗粒 POX 染色可阳性。骨髓病理显示原始细胞弥漫性浸润，不成熟嗜碱性粒细胞增多；白血病细胞向肥大细胞分化时，核卵圆形，胞质细长，骨髓网状纤维增生常较明显。原始细胞 CD13、CD33 等髓系抗原和 CD34、HLADR 等早期造血标记阳性，常表达 CD9，有时 TdT 阳性，但无特异的淋系标记。患者无特异的染色体核型异常，少数为原发性 Ph 染色体阳性的 AML。临床上应主要与慢性髓性白血病急变期、伴嗜碱性粒细胞增多的 AML［如 M2、12p 异常或 t（6；9）的 AML］及急性嗜酸性粒细胞白血病鉴别，少数情况下也要与具有明显粗大颗粒的 ALL 相鉴别。临床特点、细胞遗传学和原始细胞形态有助于与慢性髓性白血病急变期和伴嗜碱性粒细胞增多的 AML 鉴别，通过免疫表型可与急性淋巴白血病相区别，MPO 染色和电镜特点与急性嗜酸性粒细胞白血病不同，可资鉴别。患者预后一般较差。

（9）急性全髓增殖症伴骨髓纤维化：临床罕见，主要为成人患者。既可是原发性，也可继发于烷化剂或放疗后。常有严重的全血细胞减少，脾不大或稍肿大，临床进展快，化疗反应差，生存期短。外周血可见红细胞大小不均、大红细胞和有核红细胞，但红细胞异形性不明显；偶见原始和幼稚粒细胞，且常有发育异常；也可见不典型的血小板。骨髓穿刺常"干抽"。骨髓病理示增生活跃以上，粒、红、巨核三系均有不同程度增生；包括原始细胞在内的不成熟粒细胞散布其中，较晚期阶段的有核红细胞成簇分布；大量巨核细胞异常增殖且形态异常，细胞大小不一，核常不分叶，染色质松散；胞浆嗜酸性，

PAS 染色阳性；Ⅷ因子相关抗原和 CD61 可阳性。骨髓纤维化程度不一，网状纤维显著增生，胶原纤维增生较少见。细胞免疫表型较具异质性，原始细胞表达一种或多种髓系相关抗原（CD13、CD33、CD117 和 MPO），部分患者的不成熟细胞可表达红系或巨核系分化抗原。骨髓免疫组化可见 MPO、溶菌酶、CD41 和 CD61、Ⅷ因子等巨核细胞标记，也不同程度地表达血型糖蛋白 A 和血红蛋白 A 等红系标记。常有异常染色体核型，如复杂核型、或 5/7 号染色体异常等，无特异性。临床上应主要与急性原始巨核细胞白血病、伴骨髓纤维化的其他类型急性白血病、伴纤维结缔组织增生的骨髓转移瘤以及慢性特发性骨髓纤维化（CIMF）相鉴别。应该注意的是，伴骨髓纤维化的急性原始巨核细胞白血病、AML 伴多系增生异常和急性全髓增殖症伴骨髓纤维化的区别是人为定义的，目前还不知道它们之间是否有一定的临床相关性。一般地说，如果增殖是以一个髓系系列为主，应将其归类为该系列类型的 AML（伴骨髓纤维化）；如果增殖见于所有髓系系列或大多数髓系系列，则归类为急性全髓增殖症伴骨髓纤维化较为准确。应做骨髓免疫化学染色以对髓系系列类型加以确定。CIMF 起病缓慢，脾肿大明显，骨髓中增多的巨核细胞大多数核扭曲、染色质致密，是较成熟的巨核细胞；而急性全髓增殖症伴骨髓纤维化的患者起病急，发展快，一般无脾肿大，骨髓中巨核细胞较不成熟，核不分叶或少分叶，染色质松散。伴骨髓纤维化的转移瘤细胞不属造血细胞，通过细胞免疫表型可资鉴别。

（10）髓细胞肉瘤：为原始、幼稚髓系系列细胞浸润髓外或骨形成的瘤性包块，见于 AML、MDS 或慢性髓性白血病等慢性骨髓增殖性疾病。可独立发生，或与以上疾病同时发生，亦可为 AML 治疗后复发的初始表现。髓细胞肉瘤最常见于颅骨、鼻窦、胸肋骨、椎骨和盆骨等骨膜下骨质，也见于淋巴结、皮肤等处，可先 AML 数月或数年发生。髓细胞肉瘤一般包括两类，一类是最常见的粒细胞肉瘤，根据细胞成分不同可分为原始粒细胞型、不成熟粒细胞型（以原始和早幼粒细胞为主）和分化型（以早幼粒和更成熟的粒细胞为主）；另一类是较少见的单核细胞肉瘤，含较多的原始单核细胞，常先于或与急性单核细胞白血病同时发生。慢性骨髓增殖性疾病进展期也可发生粒、红、巨核细胞浸润性瘤块，或有核红细胞、巨核细胞为主的瘤块。临床上髓细胞肉瘤需主要与霍奇金淋巴瘤、Burkitt 淋巴瘤、大细胞淋巴瘤和一些小圆形细胞肿瘤，特别是儿童神经母细胞瘤、横纹肌肉瘤、尤因肉瘤（Ewing sarcoma）/原始神经外胚层瘤（PNET）和髓母细胞瘤等鉴别。应根据病理组织的细胞化学染色或免疫组化来确定髓细胞肉瘤的诊断。组织印片中原始粒细胞和中性粒细胞的 MPO 和 CE 染色阳性，单核细胞 NSE 染色可阳性；免疫组化检测 MPO 和溶菌酶以及 CE 染色是诊断的关键指标。粒细胞肉瘤的原始粒细胞表达 CD13、CD33、CD117 和 MPO 等髓系相关抗原；单核细胞肉瘤的原始单核细胞可表达 CD14、CD116、CD11c 等，且溶菌酶和 CD68 常阳性。绝大多数髓细胞肉瘤表达 CD43。当肿瘤细胞 CD43⁺CD3⁻时应高度怀疑髓细胞肉瘤，可行 MPO、溶菌酶、CD61 等检查加以确认。粒细胞肉瘤可能发现 t（8；21）（q22；q22）、inv（16）（p13；q22）等遗传学异常，单核细胞肉瘤则可能发现涉及 11q23/MLL 基因的易位。MDS 或 MPD 发现髓细胞肉瘤时应视为急性变。单纯髓细胞肉瘤可局部放射性治疗。

四、临床表现

AML 临床表现主要是骨髓正常造血受抑和白血病髓外浸润。起病前可先有感冒样症状，或局部皮肤破损后难愈、感染扩散，或骨、关节肿痛，有时也可先表现为 Sweet 综合征（正常中性粒细胞浸润引起的皮肤红斑、结节）。Sweet 综合征可先 AML 数月出现，与白细胞多少无关，皮质激素治疗有效，继而出现头晕、乏力、苍白、心悸等贫血表现。血小板减少或并发凝血障碍（DIC 或原发性纤维蛋白溶解症）时可有皮肤、黏膜自发出血或创伤后出血不止。感染以口咽、呼吸系统、胃肠道或肛周等最多见，少数表现为阑尾炎、急性坏死性结肠炎或肠梗阻，尤其是强化治疗期间。也有相当多的患者找不到明确感染病灶。一般以细菌感染最为多见。白细胞低、中性粒细胞功能异常、长期使用广谱抗生素等也可导致真菌和其他机会性感染。真菌感染以念珠菌和曲霉菌最多见。念珠菌感染常发生于舌、软腭、硬腭等处，有时也发生肺、食管念珠菌病，甚至念珠菌血症。曲霉菌感染多在肺部和鼻窦。也可发生疱疹病毒或巨细胞病毒（CMV）感染。AML 可有轻、中度脾或肝大。脾大一般不超过肋下 5 cm。巨脾提示可能继发于骨髓增殖性疾病（MPD）。与急性淋巴白血病不同，AML 一般无淋巴结和胸腺浸润表现。牙龈增生、皮肤浸润性结节或斑块多见于 AML－M4、AML－M5。粒细胞瘤常为孤立性的皮下包块，以颅骨、眼眶、硬脊膜等处多见。原始细胞含较多髓过氧化物酶颗粒，瘤体切片在遇空气时易氧化成绿色，故称绿色瘤。粒细胞瘤在 t（8；21）、inv（16）和白细胞显著增多的 AML 较多见。AML 初诊时中枢神经系统白血病（CNSL）少见，脑脊液检查仅发现 5%～7% 初诊患者存在 CNSL，多为外周血原始细胞数过高、血清 LDH 增高以及 M4、M5 的患者。软脑膜或脑实质可见原始细胞浸润性瘤灶。脑神经根麻痹较罕见，一般见于白细胞 >50×10⁹/L 者，与白血病浸润神经根鞘有关，以第 V（三叉神经）、Ⅶ（面神经）脑神经损害较多见。脑神经根浸润可见于无 CNSL 的患者，脑脊液可找不到白血病细胞，MRI 或 CT 检查可见神经鞘增厚。白血病细胞浸润眼部视盘、视神经浸润可致突然失明，也可浸润脉络丛、视网膜等其他组织。眼底镜检查时如发现视盘水肿和视盘苍白即应考虑白血病眼部浸润。而眼部浸润高度提示脑膜白血病；患者的复发率高，生存期较短。外周血原始细胞超过 50×10⁹/L 时易发生颅内和肺内白血病细胞淤滞。颅内白血病细胞淤滞与白血病细胞黏附、浸润和颅内局部解剖结构有关，表现为弥漫性头痛、疲乏，可迅速出现精神错乱、昏迷。肺内白血病细胞淤滞在单核细胞白血病和 M3v 较为多见。此时肺内微血管栓塞、麻痹，体液渗漏，患者可突然出现气短、进行性呼吸窘迫，或有发热，双肺广泛水泡音；胸片见弥漫性肺间质渗漏。有高碳酸血症、低氧血症和进行性酸中毒时，即使迅速降低白细胞数、机械辅助通气，预后也差。心功能改变通常是肺功能障碍和代谢、电解质紊乱的结果。化疗毒性是心功能改变的主要原因。蒽环类药物可致急、慢性心脏毒性，且与其他药物有协同作用。应于开始化疗前评估心脏功能及左心室、右心室射血分数。

五、实验室检查

$\qquad$AML 常有代谢紊乱、电解质异常。高尿酸症最为多见。低血钾症主要见于 AML－M4、AML－M5。单核细胞内溶菌酶浓度较高，大量溶菌酶释放可损伤近端肾小管，使钾离子经肾丢失过多；白血病细胞合成肾素样因子及抗生素、化疗药物、腹泻、呕吐和低镁血症等也与低血钾症形成有关。白血病细胞迅速杀灭也可致高血钾症。高钙血症与骨质浸润、破骨细胞活化和继发性溶骨有关，也可能与白血病细胞释放甲状旁腺素或甲状旁腺素样物质有关。血钙水平与疾病严重程度正相关。低钙血症可能与白血病细胞释放加快骨形成的因子有关，或与肾损害后血中磷酸盐过多有关，表现为手足抽搐，甚至致命性心律失常。乳酸酸中毒可能与白血病细胞无氧糖酵解有关，主要见于原始细胞数极高和髓外浸润、白血病细胞淤滞表现的患者。外周血大量原始细胞时也可出现假性低血糖和动脉血氧饱和度降低，可能与白血病细胞代谢时消耗氧和血糖有关。原始细胞数极高或增殖快的 AML 易发生肿瘤溶解综合征，尤其是接触化疗药物之后，表现为高尿酸血症、高钾血症、高磷酸盐血症和低钙血症、代谢性酸中毒等，病情快速进展，可出现急性肾损害、致死性心律失常和手足抽搐、肌痉挛等。

$\qquad$AML 常有红细胞、血小板减少，白细胞可高可低，多为（5 000～30 000）×10⁹/L。外周血涂片可见原始和幼稚髓系细胞，有时也可见有核红细胞。根据典型症状、体征和外周血常规，多数患者能确定急性白血病诊断意向。骨髓和外周血细胞形态、免疫表型、细胞遗传学检查能进一步明确诊断、分型。AML 骨髓增生多明显至极度活跃，也可减低，少数甚至骨髓"干抽"，主要见于白血病显著增高或并发骨髓纤维化的患者，需骨髓活检明确诊断。细胞形态是急性白血病诊断、分型的基础。急性白血病骨髓或外周血中原始细胞应≥20%。AML 原始细胞包括原始粒细胞（Ⅰ型和Ⅱ型）、M3 中的异常早幼粒细胞、M4/M5 中的原始和幼稚单核细胞以及 M7 中的原始巨核细胞，但不包括原始红细胞。细胞化学染色是形态诊断的重要组成部分。AML 原始细胞髓过氧化物酶（POX）、苏丹黑（SBB）、特异性酯酶（CE）或非特异性酯酶（AE）等染色阳性；单核细胞白血病的 AE 染色可被氟化钠抑制。电镜下原始细胞的 MPO 阳性率≥3%，M7 的原始巨核细胞 PPO 染色阳性。原始细胞表达 CD117、cMPO、CD33、CD13、CD11b、CD14、CD15、CD64、血型糖蛋白 A 和 CD41、CD42b、CD61 等髓系抗原标记，以及 CD34、HLA－DR 等早期造血细胞抗原；也可跨系表达淋系相关抗原。某些特殊类型的 AML 诊断需依赖细胞免疫表型。如 MO 在形态上不能辨认，MPO 和 SBB 染色阴性，只能通过免疫表型加以确认，需至少表达一个髓系特异抗原（cMPO、CD13/Cy－CD13 和 CD33/CyCD33 等）；M7 诊断需有 CD41、CD42b、CD61 抗原表达或通过电镜证实 PPO 阳性。细胞遗传学检查可确定克隆性特征，对 AML 诊断有重要意义，也是判断预后、确定治疗选择的最重要的因素之一。常规染色体核型通常分析 20～25 个分裂中期细胞，需至少 2 个分裂中期细胞具有相同的染色体增加或结构异常、或至少 3 个细胞有一致的染色体缺失方能定义为异常克隆。某些特殊易位如 t（8；21）和 inv（16）或 t（16；16）等，只要在一个分裂中期细胞发现就能确定为异常克隆。荧光原位杂交（FISH）、Southern 印迹杂交、RT－PCR 和基因芯片等分子遗传学检测方法敏感性高，特异性强，是染色体核型分析的重要补充。敏感的分子检测方法可用于对有特殊遗传标记的 AML 治疗后微小残留白血病检测。

六、鉴别诊断

1. 类白血病反应　表现为外周血白血病增高，可见幼稚细胞或有核红细胞。骨髓增生，原始、幼稚细胞比例可增高，可有核左移。但患者一般有感染、中毒、肿瘤或应激等病理基础；一般无贫血、血小板减少，无髓外白血病浸润表现；骨髓、外周血中原始细胞比例低于 20%，无 Auer 小体；无克隆性细胞遗传学异常；粒细胞胞质内中毒颗粒多，中性粒细胞碱性磷酸酶不低；去除原发病后血常规、骨髓象可恢复正常。

2. 再生障碍性贫血　急性再障以感染、出血为主要表现，进行性贫血，病情进展快；慢性再障以贫血为主，可有反复感染、出血，病情迁延。一般无脾大，无白血病髓外浸润表现。外周血常规示"全血细胞减少"，无幼稚粒、单核细胞，网织红细胞比例和绝对计数减少。骨髓增生低下，造血细胞减少，原始、幼稚细胞比例不高，而非造血细胞比例相对增多，小粒空虚，巨核细胞绝对减少。

3. 骨髓增生异常综合征　表现为贫血、出血，反复感染；起病缓慢，病史较长。外周血常规示 1～2 种或全血细胞减少，可见幼稚粒细胞、有核红细胞，可见巨大红细胞或巨大血小板。骨髓增生程度不一，有一系、二系或三系病态造血的形态特点；原始和幼稚粒细胞比例增高，原始细胞达不到急性白血病的诊断标准；可有 Auer 小体。可有 +8、－7/7q⁻、－5/5q⁻、+11 等克隆性染色体异常。高风险发展为 AML。

4. 慢性粒细胞性白血病　一般慢性起病，进展缓慢。初期可无贫血、血小板少。骨髓和外周血中粒系比例显著增多，以中幼粒、晚幼粒和杆状核粒细胞为主。脾显著增大。骨髓增生极度活跃，原始粒细胞比例在慢性期、加速期不超过 20%，嗜酸性、嗜碱性粒细胞可增多。中性粒细胞碱性磷酸酶减低。

具有特征性 Ph 染色体，或 BCR – ABL 融合基因阳性。

5. 淋巴瘤 一般表现为淋巴结、脾（肝）、胸腺或结外淋巴组织、器官肿大，可伴发热、骨痛、皮疹、瘙痒等表现，可有贫血、血小板减少，外周血可见幼粒、幼红细胞。淋巴组织或骨髓病理检查可见淋巴瘤细胞增生、浸润，淋巴组织正常结构破坏。有淋巴细胞克隆性增殖的证据（异常染色体核型，异常淋巴细胞免疫表型，TCR 或 IgH 基因重排等）。

6. 其他 如乳腺癌、肺癌、胃癌或肝癌等实体肿瘤骨转移所致的骨髓结核性贫血可依据相应病史和检查除外。

七、治疗

近 40 年来 AML 治疗已取得长足进展，完全缓解（CR）率已达 50% ~ 80%，30% ~ 40% 可望获得"治愈"；其中 60 岁以下 CR 率 70% ~ 80%，3 年总生存（OS）率 50%。疗效提高主要得益于化疗方案改进、依复发风险进行危险度分层治疗、支持治疗的加强和干细胞移植技术的进展与广泛应用等。AT-RA、砷剂治疗急性早幼粒细胞性的白血病（APL）是 AML 治疗史上的一大创举，改变了以往单纯依赖化疗来试图"完全杀灭"白血病细胞的治疗观念。如今 APL 的 CR 率已达 90% 以上，5 年 OS 率为 80%。尽管如此，仍有 10% ~ 20% 的 AML 不能取得缓解，大约 10% 的患者在诱导治疗期间死于各种并发症，CR 患者中 50% ~ 70% 仍终将复发，再缓解率亦仅 25% ~ 40%，中位生存期不足 6 个月。老年人 AML 的 CR 率不足 50% ~ 60%，3 年 OS 率低于 10%。难治、复发和老年人 AML 成为临床治疗难点。

（一）治疗标准

现行"CR"标准是由 1990 年 NCI 提出来的，包括：①骨髓增生正常，原始细胞 <5%；②外周血无原始细胞。③无髓外白血病表现。④PLT ≥ 100.0×10^9/L，PMN ≥ 1.5×10^9/L。随着治疗强度加大和微小残留病监测水平的提高，CR 标准已日趋严格。患者骨髓恢复期出现的原始细胞也并非都是白血病细胞，30% ~ 50% 属正常克隆造血来源：2001 年一个国际工作组重新修订了 AML 的疗效标准，提出了"形态学无白血病状态"的概念，即计数 200 个骨髓有核细胞，原始细胞 <5%，不存在有 Auer 小体的原始细胞，无髓外白血病。在此基础上将 CR 分为形态学 CR、形态学 CR 伴不完全血常规恢复（CRi）、细胞遗传学 CR（CRc）和分子生物学 CR（CRm）。形态学 CR 需符合形态学无白血病状态，且外周血 PMN ≥ 1.0×10^9/L，PLT ≥ 100.0×10^9/L，不需红细胞输注。CRi 是指符合形态学无白血病状态，但外周血常规未达形态学 CR 的标准。CRc 是指在形态学 CR 基础上，如患者治疗前有克隆性细胞遗传学异常，在治疗后基于常规显带技术或 FISH 核查恢复到正常核型。CRm 是指在形态学 CR 基础上，应用敏感的方法（如 RT – PCR 等）检测原有的阳性特征分子标记（如 PML – RARα 等）转阴。而部分缓解（PR）是指血常规符合 CR 的标准，而骨髓原始细胞降低 50% 以上，达 5% ~ 25%；或虽然骨髓原始细胞 <5%，但仍发现含 Auer 小体的原始细胞。借此可更深入地研究不同 CR 状态的预后意义，更好地指导治疗。

AML 治疗的根本目的就在于取得 CR，降低死亡率，使患者长期无病生存，乃至治愈。达 CR 患者的生存期显著延长。CR 维持 3 年以上的，复发率不到 10%。持续 CR 3 ~ 5 年以上的基本可认为"治愈"。病情不同治疗目的也不尽一致。老年人、伴有其他疾病、身体条件差、或继发于 MDS 和放、化疗的患者，总体疗效差，可根据个人意愿采取以支持治疗为主的姑息性治疗；复发患者则力争取得再次缓解，延长生存。

（二）支持治疗

AML 的治疗是一个整体，除抗白血病治疗外，支持治疗和并发症处理是取得预期疗效的重要保证。支持治疗以抗感染、血制品和细胞因子输注为代表。AML 整体疗效的提高很大程度上与支持治疗的改进有关。感染患者应及时应用高效、广谱抗生素治疗，并根据疗效和微生物培养结果及时调整。明显贫血、出血时应输红细胞、血小板，一般将 Hb 维持在 80 g/L 以上、血小板维持在（10~20）×10⁹/L 以上较为安全，APL 的血小板应达（30~50）×10⁹/L 以上。化疗后粒细胞缺乏期应用 G-CSF 可促进粒细胞恢复，缩短粒缺持续时间。白细胞显著增高可导致肺内或颅内白血病细胞淤滞、肿瘤溶解综合征，可给予降白细胞治疗。发生肿瘤溶解时应水化、碱化利尿，抑制尿酸形成，保护肾功能。有 CNSL 表现者应及时腰穿检查，明确诊断后药物鞘注治疗，或局部放疗。

（三）联合化疗

现阶段抗白血病治疗仍以联合化疗为主，是以循证医学为依据的经验性治疗。一般采用一种蒽环类或蒽醌类药物联合阿糖胞苷（Ara-C）为基础的方案，分为诱导治疗和缓解后治疗两个阶段。

1. 诱导治疗 诱导治疗的目的在于尽快降低白血病负荷，取得 CR，恢复正常造血。CR 越早、越彻底，CR 维持时间就越长、治愈希望越大。AML 十分重视诱导缓解治疗，要求在 1 个疗程内、至多 2 个疗程达到 CR，否则 CR 率降低，CR 持续时间短，易于复发。诱导治疗方案包含标准剂量 Ara-C［SDAC，Ara-C 100~150 mg/（m²·d）×7］或中、大剂量 Ara-C（IDAC 0.5~2 g/m² q12h，HDAC 3 g/m² q12h，×3~5d），20 世纪 70—80 年代形成的"DA（3+7）"方案［DNR 45 mg/（m²·d）×3，联合 SDAC］是 AML 标准诱导治疗方案，用于 60 岁以下患者首次 CR 率可达 60%~70%，长期生存（OS）率 10%~20%，将 DNR 改为其他蒽环类或蒽醌类药物［如 IDR 10~12 mg/（m²·d）×3、MTZ 8~12 mg/（m²·d）×3、VP16 75 mg/（m²·d）×7 或 150 mg/（m²·d）×3、VM26 75~100 mg/（m²·d）×3 或 AM-SA70 mg/（m²·d）×5 等］，或三药联合治疗［如 HAD、HAM、HAA、HAE 或 AAE 等；HHT 用量为 2.5~3 mg/（m²·d）×7］，发现总的疗效并未明显提高。与标准 DA 方案相比，IA 方案（IDR+SDAC）可提高 50 岁以下预后良好和中等组患者的 CR 率、延长患者生存，但骨髓抑制重，肝损害多见，老年患者使用需慎重。将 VP16 与 DA 或 MA 方案联用可能提高 CR 率，但不改善 OS，且可诱导继发白血病。IDAC 或 HDAC 可与一种蒽环类或蒽醌类药物联用。理论上 IDAC 或 HDAC 可提高白血病"庇护所"CNS 和睾丸内 Ara-C 浓度，也提高白血病细胞内活性三磷酸 Ara-C 浓度。HDAC 诱导治疗虽可延长 CR 期，但不提高 CR 率，不改善总体生存，且毒性较大，一般不推荐使用。HDAC 可使 t（8；21）、inv（16）AML 和正常核型患者的治愈率分别由 70% 提高到 80%、30% 提高到 40%，但不改善不良核型患者的预后。HDAC 的骨髓抑制较重，可出现小大脑功能失调、非心源性肺水肿、心包积液和结膜炎等毒性反应，一般不适用于 65 岁以上老年 AML 治疗。双诱导治疗是指患者在首轮诱导治疗后，不管是否 CR，均于开始化疗后第 2 周或第 3 周再给予一次相同或不同方案的诱导治疗。两次诱导治疗的间隔时间一般为 6~11 天。其基本理论为：白血病细胞首次接触细胞毒剂后可被同步驱赶进入细胞周期，使之对细胞周期特异药物更加敏感。这一作用在化疗开始后 6~10 天最大。尽管治疗强度加大，但治疗相关死亡率并未增加，而 CR 率和无病生存（DFS）率却有提高。

德国的资料表明，含 HDAC 的强烈双诱导（如 TAD-HAM）可提高不良预后组患者的疗效。将标准 DA 方案中 DNR 由 45 mg/（m²·d）×3 增量为 60~90 mg/（m²·d）×3 可提高疗效。ECOG 报道大剂量 DNR［90 mg/（m²·d）×3］可提高 17~60 岁成人初治 AML 的 CR 率。延长 OS。日本报道

15~64 岁成人 AML 诱导治疗应用大剂量 DNR [50 mg/（m² · d） ×5]联合 SDAC 的疗效与 IA 方案相当。欧洲 HOVONSAKK 协作组比较了大剂量 DNR [90 mg/（m² · d） ×3]联合 SDAC 和标准剂量 DA 方案诱导治疗 60~83 岁初治 AML 的疗效，发现大剂量 DNR 组可提高 60~65 岁患者的 CR 率、EFS 率和 OS 率，且不增加治疗毒性。

理论上说，不同预后分层的患者宜采用不同的诱导治疗策略，首次诱导的治疗反应和达 CR 的速度对预测未来复发具有重要意义。但目前仍缺乏按预后分层来指导诱导治疗的前瞻性随机对照研究报告。诱导治疗开始时多无遗传学资料，主要根据患者的年龄、白血病类型（APL 和非 APL）、前趋病史（血液病、放化疗）、器官功能状况和体力评分等来确定诱导治疗方案，动态观察疗效，及时调整用药。根据美国国家综合癌症网络（NCCN） AML 治疗指南，诱导治疗一般可分为 4 种情况：①年龄 <60 岁、无前趋血液病史的患者，可选择临床试验、IDR [12 mg/（m² · d） ×3]/大剂量 DNR [60~90 mg/（m² · d） ×3]联合 SDAC 的方案，或 IDR [12 mg/（m² · d） ×3]/标准剂量 DNR [45~60 mg/（m² · d） ×3]联合 HDAC（2~3 g/m²q12h×3 天）的方案。②年龄 <60 岁、有前趋血液病史或治疗相关性 AML，可选择临床试验（联合化疗或低强度治疗），配型相合的同胞或非亲缘供者异基因干细胞移植，或仅给予蒽环类 + AraC 联合化疗。③年龄 >60 岁、一般情况良好（PS 评分 0~2 分）的患者，如有预后良好遗传学标记且无 MDS 或治疗相关 AML 病史，可给予临床试验，标准剂量 IA、DA 或 MA 方案，或给予皮下注射 AraC、5 - 阿杂胞苷、地西他滨或氯法拉滨治疗；有不良遗传学标记、MDS 病史、或为治疗相关 AML，可给予临床试验，5 - 阿杂胞苷、地西他滨或氯法拉滨治疗，或标准剂量 IA、DA 或 MA 方案。④年龄 >60 岁、一般情况较差（PS 评分 >2 分）的，可给予临床试验，或 5 - 阿杂胞苷、地西他滨、皮下注射 AraC 治疗，或仅给予最好的支持治疗；有严重共患病的，也仅给予最好的支持治疗。

诱导治疗期间应复查骨髓：①对年龄低于 60 岁、采用 SDAC 诱导治疗的，于诱导治疗结束第 7~10 天复查骨髓：如增生活跃且原始细胞明显易见，可给予 HDAC 或 SDAC 联合 IDR 或 DNR（与 SDAC 联合时可大剂量）再诱导治疗，或按"诱导失败"处理。如骨髓增生低下且原始细胞比例较低，可给予 SDAC 联合 IDR 或 DNR（可大剂量）再诱导治疗。如骨髓增生低下且原始细胞≤5% ~10%，可待血常规恢复后再评价疗效。如诱导失败，则给予临床试验、异基因干细胞移植、包含 HDAC 的方案（首次诱导未用过 HDAC 的）或最好的支持治疗。②对年龄低于 60 岁、采用 HDAC 诱导治疗的，于诱导治疗结束第 7~14 天复查骨髓：如增生活跃且原始细胞明显易见，按"诱导失败"处理。如骨髓增生低下且原始细胞比例较低，或骨髓增生低下且原始细胞≤5% ~10%，可待血常规恢复后再评价疗效；如诱导失败，给予临床试验、异基因干细胞移植或仅给予最好的支持治疗。③对年龄 >60 岁、采用标准剂量 IA、DA 或 MA 方案诱导治疗的，于诱导治疗后 7~10 天评价骨髓，如增生活跃且原始细胞明显易见，按"诱导失败"处理，或仅给予最佳的支持治疗。如骨髓增生低下且原始细胞比例较低，可再给予标准剂量 IA、DA 或 MA 方案再诱导治疗，或给予减低预处理剂量的异基因干细胞移植（RIC - Allo - SCT），或待血常规恢复后再评价疗效。如骨髓增生低下且原始细胞≤5% ~10%，可待血常规恢复后再评价疗效。如诱导失败，给予临床试验、RIC - Allo - SCT 或仅给予最好的支持治疗。中国医科院血研所在 AML 诱导期间常规做 3 次骨穿，诱导治疗第 5~7 天如骨髓增生活跃，不管有无原始细胞，均加用 1~3 天 SDAC 化疗，一般情况好的可加用 HDAC。一般停化疗第 7~10 天骨髓抑制程度最大，此时观察骨髓可初步估计疗效：如增生减低且分类基本上是淋巴细胞，则缓解可能性大；如仍见原始细胞则可能不缓解，此时可考虑双诱导治疗。停化疗第 2~3 周即骨髓恢复期观察骨髓可确定疗效，指导下一阶段治疗。

2. 缓解后治疗 理论上 CR 后患者体内仍残留 10^9 以下的白血病细胞，称为"微小残留病"（MRD），是疾病复发的根源。缓解后的治疗目的就是要清除这些残余白血病细胞，阻止耐药，预防复发，延长生存。缓解后化疗根据治疗强度可分为巩固、强化和维持治疗。联合、大剂量和早期强化是缓解后治疗的基本原则。联合不同作用机制和毒性的药物可提高疗效，降低毒性。一定范围内药物剂量越大，白血病细胞杀灭也越多。患者治疗早期器官功能状态较好，骨髓储备较高，能耐受强烈化疗，白血病细胞也尚未耐药，早期强化治疗可延长 CR 期和生存期，防止复发。应根据预后分层和治疗反应来决定缓解后治疗对策。经过强烈诱导和巩固强化治疗后再进行维持治疗，并不增加 3 年无复发生存率（relapse free survival，RFS），这类患者可不需维持治疗。如果缓解后治疗的强度不够大，则可能需要维持治疗，维持治疗的强度应以达到骨髓抑制为标准。根据 NCCN AML 治疗指南，缓解后治疗一般可分为 2 种情况：①年龄 <60 岁的，如有预后良好的细胞、分子遗传学依据，可接受 4 疗程 HDAC（1.5 ~ 3 g/m² q12h×3）强化治疗，或接受 1 ~ 2 个疗程含 HDAC 方案巩固治疗后行自体干细胞移植，或进入临床试验；中等预后的可行异基因干细胞移植，或 1 ~ 2 个疗程含 HDAC 方案巩固治疗后进行自体干细胞移植，或 4 疗程 HDAC（1.5 ~ 3 g/m² q12h×3）强化治疗，或进入临床试验；预后不良或治疗相关 AML 则进入临床试验，或异基因干细胞移植，或接受 1 ~ 2 个疗程含 HDAC 方案巩固治疗后行自体干细胞移植。②年龄 ≥60 岁的 CR 患者，可推荐临床试验，RIC - Allo - SCT，或 1 ~ 2 个疗程标准剂量 IA、DA 方案巩固治疗；一般情况良好（PS 评分 0 ~ 2 分）、肾功能正常、有预后良好遗传学标记的，可给予 1 ~ 2 个疗程 IDAC［1 ~ 1.5 g/（m² · d）×4 ~ 6 剂］巩固治疗；或每 4 ~ 6 周给予持续的小剂量化疗（5 - 阿杂胞苷、地西他滨）直至疾病进展。

AML 如取得持续 CR，于 CR 后 2 年内每 1 ~ 3 个月复查血常规，之后每 3 ~ 6 个月复查 1 次，直至 CR 后 5 年。发现血细胞减少或血涂片异常的，应立即复查骨髓，以确定是否复发。复发后对于：①年龄 <60 岁的患者，如 CR 期低于 12 个月，推荐临床试验，或经挽救治疗（如克拉曲滨联合 IA 或 MA 方案，HDAC 联合蒽环类，FLAG，或 MEA 等二线方案）后给予 Allo - SCT；如 CR 期超过 12 个月，推荐临床试验，挽救治疗后 Allo - SCT，或采用原来有效的诱导治疗。②年龄 >60 岁的患者，如 CR 期低于 12 个月，推荐临床试验，最佳的支持治疗，或挽救治疗后 Allo - SCT；如 CR 期超过 12 个月，推荐临床试验，原来有效的诱导方案再诱导治疗，挽救治疗后 Allo - SCT，或仅给予最佳的支持治疗。

（四）APL 的治疗

急性早幼粒细胞白血病（APL）是 AML 中较特殊的一个类型，易并发弥散性血管内凝血（DIC）和纤维蛋白溶解，既往绝大多数患者在达 CR 前死于出血。20 世纪 80 年代引入全反式维 A 酸（all - trans retinoic acid，ATRA）治疗后，约 90% 的初治 APL 可达 CR；缓解后继续予含有 ATRA 的缓解后化疗，约 70% 的患者可以治愈。由于 APL 患者早期出血死亡率较高，临床一旦形态学、免疫表型和出凝血筛选怀疑该类型时即应开始 ATRA 和蒽环类药物治疗，而不应等分子学证实后再予治疗。若遗传学排除 APL，则应停用 ATRA，开始按一般的 AML 进行诱导治疗。ATRA 是诱导治疗的首选药物。ATRA 单用或与细胞毒药物联合应用可以使 90% 以上的 APL 患者达 CR。诱导缓解时 ATRA 的常规剂量为 25 ~ 45 mg/（m² · d），有效者平均用药 35 ~ 45 天（范围 1 ~ 3 个月）达 CR。ATRA 治疗的主要问题在于用药 1 ~ 2 周后患者都有外周血白细胞数升高（一般可达治疗前白细胞数的 5 ~ 20 倍，甚至百倍以上），以及发生与此相关的分化综合征（发生率 6% ~ 31%，主要表现为发热，呼吸困难，肺间质浸润，心包、胸膜渗出，水潴留，肾损害和心功能衰竭等）。本综合征原因不明，多发于治疗前体内白血病细胞高负荷或治疗中白细胞数迅速增高的患者，中位发生时间为 ATRA 治疗的 7~11 天，发生分化综合征时的白细胞计数多在 $30 \times 10^9/L$ 以上。ATRA 诱导缓解治疗期间同时应用细胞毒药物如蒽环类、AraC 或羟基脲，或采用白细胞单采术（目前多不主张在 APL 患者过早采用白细胞单采术），以降低白细胞可有效地防止此综合征的发生。一旦发生分化综合征，及时、足量的应用糖皮质激素（如地塞米松 10 mg 肌内注射，q12h，连续 3 天或直到症状消失）切实有效。与 ATRA 相关的其他不良反应还有颅高压综合征、高组胺血症等。随着 ATRA 治疗，病理性早幼粒细胞向下分化成熟，白细胞数恢复正常，外周血和骨髓象逐渐缓解。ATRA 的常见不良反应有口唇、皮肤黏膜干燥，脱屑，阴囊皮炎，鼻塞，头痛，恶心呕吐，腹泻，骨关节痛及肝功能异常等。出血导致早期死亡仍是 APL 治疗失败的首要因素。诱导死亡的高危因素包括白细胞 $>10 \times 10^9/L$，年龄 >60 岁，肌酐 ≥ 1.4，男性患者。尽管 ATRA 可以迅速改善临床出血症状、降低凝血因子消耗，但在用药 10 天内仍无法完全防止早期致命的出血。治疗中及时、有效的支持治疗，如血小板、冷沉淀物、新鲜血浆输注，纠正凝血异常应是取得成功缓解的关键。多数学者认为在 ATRA 诱导治疗过程中加用蒽环类药物可以减少复发、改善长生存、降低分化综合征的发生，但诱导治疗是否加用阿糖胞苷应按危险度分组考虑。基于法国 APL2000 和 PETHEMA 临床试验，NCCN 建议低、中危 APL 诱导治疗联合应用 ATRA 和蒽环类药物，高危组患者同时加用 AraC 可以提高疗效。ATRA 的诱导分化作用可以维持较长时间，在开始诱导治疗后过早的评价骨髓可能不反应实际情况，骨髓评价一般在第 4~6 周、血细胞计数恢复后进行。

三氧化二砷（ATO）是 APL 治疗中另一重要药物，于 20 世纪 90 年代末正式应用于临床。开始作为二线用药治疗难治、复发 APL，目前已开始用于新诊断 APL 的诱导缓解治疗，常用剂量为 0.16 mg/kg 体重，单周期可用至 2 个月。ATO 既可单药应用，也可以与 ATRA 联合。单药的完全缓解率 85.6%~91%，联合用药的完全缓解率为 88.6%~93.3%。目前还提出了从诱导治疗中去除蒽环类药物（和 AraC）的 APL 治疗方案，即在不能耐受蒽环类药物治疗的中、低危组患者可以采用 ATRA 加 ATO 诱导。该方案更适合 60 岁以上的老年患者。高危组患者可以加抗 CD33 单克隆抗体（GO 抗体）以提高疗效。为规范 ATO 的用药，2008 年美国血液学年会（ASH）提出了 ATO 作为 APL 初始治疗的指征：①诱导治疗和巩固治疗中任何原因不能接受或耐受化疗 + ATRA 的患者（如心功能衰竭、治疗相关性 APL、老年患者/身体状态差、拒绝化疗等）。②低危或可能是低危的患者，诱导治疗和巩固治疗均可以用。③传统 ATRA + 蒽环类为基础的诱导治疗达完全缓解后的巩固治疗，尤其是高危患者。④不依赖于白血病细胞生物学的治疗（如附加细胞遗传学异常、FLT3、CD56、PML 异构体等）。

单用 ATRA 诱导和维持治疗患者的主要问题是早期复发，中位 CR 期仅 5 个月。始终单用 ATRA 治疗的缓解患者 PML - RARα 融合基因表达大都持续阳性，且其表达与白血病复发高度相关。但若加用化疗（至少 2~3 个疗程），则可使 PML - RARα 表达转阴，缓解生存期也显著延长。因此尽管使用 ATRA 治疗已经获得高 CR 率，化疗对 APL 的长期缓解乃至治愈依然是必不可少的。APL 的缓解后治疗包括单用化疗，联合使用化疗加 ATRA，以及造血干细胞移植等三种方法；涉及 ATRA、蒽环类药物和 AraC、ATO 等的用药问题。ATRA 治疗缓解后，通常连续给予 3 个疗程化疗即可使 $>90\%$ 的患者 PML - RARα 转阴，对持续阳性者应考虑异基因骨髓移植。NCCN 建议：①ATRA 为基础的方案诱导缓解后至少应予 2 个疗程的蒽环类药物为基础的化疗；中危组患者的巩固治疗中应加用 ATRA，高危组患者的巩固治疗中建议包括 ≥ 1 g/m² 的 AraC 或 ATO。②不能耐受蒽环类药物、采用 ATRA 加 ATO 诱导缓解的患者，予 6 个周期的 ATRA 加 ATO 巩固治疗。

多数报道认为 APL 缓解后予维持治疗可以降低复发率。维持治疗方案如 ATRA 或 ATRA + 6MP、MTX，每 3 个月用药 15 天。NCCN 建议巩固治疗结束后对 PCR 检测融合基因阴性的患者进行 1 ~ 2 年的 ATRA ± 6 巯基嘌呤、甲氨蝶呤治疗。但也有临床试验结果表明，中低危组患者巩固治疗结束时分子学阴性的病例给予维持治疗意义不大。

用 ATRA 联合化疗的治疗策略，70% 以上的 APL 患者可达治愈，因此，多数学者不主张在 CRI 阶段对 APL 患者行造血干细胞移植（包括自体和异基因干细胞移植），但如果 CRI 患者持续 PML – RARα 融合基因阳性或 CR2 患者可选择造血干细胞移植。

APL 患者 CNS 复发并不常见，3 年内的累积发生率 1% 左右，主要与高 WBC、bcr3 PML – RARα 异构体、年龄 <45 岁等有关。高 WBC 患者 CNS 复发的危险可达 5%。因此，WBC $< 10 \times 10^9/L$ 的患者不是太积极主张 CNSL 的预防，而 WBC $> 10 \times 10^9/L$ 的患者应积极预防。

APL 复发后，如复发前停用 ATRA 超过 6 ~ 12 个月的患者，再用 ATRA 仍有望获得二次缓解，但一般缓解期短。巩固治疗结束后分子学持续阳性的患者或分子学复发的患者，NCCN 建议应用 ATO 治疗。ATO 单药治疗血液学复发的患者，CR 率可达 80% ~ 90%，分子学缓解率达 70% ~ 80%，长生存率仍可达 60% ~ 70%。由于 ATRA 和 ATO 之间有协同作用，巩固治疗中未应用 AT – RA 的患者可以考虑两者的联合。ATO 诱导达 CR2 的患者缓解后治疗的意见不统一，包括：①重复数疗程的 ATO 治疗。②与标准化疗联合。③造血干细胞移植等。采用 ATO 作为二线治疗并取得分子学缓解的患者只要无大剂量化疗的禁忌证应考虑 ASCT，7 年总生存可达 75%；而接受 Allo – SCT 的患者总生存率仅为 52%。有造血干细胞移植禁忌证的 2 次 CR 患者，建议继续 6 疗程的 ATO 治疗。由于 Allo – SCT 的高治疗相关死亡率，NCCN 不再积极建议持续达不到分子学 CR 的患者进行异基因干细胞移植。

APL 整个治疗过程中应定期采集骨髓或外周血标本进行以 PML – RARα 融合基因为标志的微量残留病监测，2 年之内每 3 个月 1 次，第 3 年每 6 个月 1 次。若融合基因由阴性转为阳性，应在 4 周内复查，仍为阳性的患者考虑分子学复发，应进行积极的干预（如 ATO 治疗）；若第 2 次检查为阴性，应在此后的 2 年内每 2 ~ 3 个月监测 1 次。对融合基因阴性，无其他原因出现血细胞减少的患者，应复查骨髓、染色体核型，以排除继发的骨髓增生异常综合征和 AML。

已证明新的维甲类药物（Am80）、脂质体 ATRA 治疗初治、复发 APL 有效。由于 APL 患者高表达 CD33 抗原，抗 CD33 单克隆抗体（如结合毒素的 Gemtuzumab ozogamicin – GO；人源化的 HuM195）已广泛用于临床 APL 治疗，并取得了可喜的结果。目前较成熟的是 GO，常用剂量为 6 ~ 9 mg/m^2，间隔 2 周 1 次。治疗分子学复发的患者，2 个剂量的再缓解率达 91%、3 个剂量的再缓解率达 100%。NCCN 建议 ATO 治疗缓解后 6 个月内复发的患者给予 GO 治疗；ATRA + ATO 作为初始挽救治疗，GO 可作为二线挽救治疗。由于 GO 可以增加肝静脉闭塞病的发生，有 ASCT 或 Allo – SCT 意向的患者，尽量避免应用。其他如 9 – 顺式维 A 酸、组胺去乙酰化酶抑制药（苯丁酸钠）、针对 FLT3 基因的分子靶药物（SU5416、SU5614、PKC4512 等）也已进入临床试验。

2008 年 ASH 会提出的 APL 治疗策略。

1. 诱导治疗　①就诊时怀疑 APL 即应开始应用 ATRA。②积极的血制品支持治疗。③ATRA + 蒽环类药物为基础的化疗，不能接受蒽环类药物者采用 ATRA 联合 ATO，高危组患者应同时预防中枢神经系统白血病。

2. 巩固治疗　①蒽环类药物为基础的化疗 2 ~ 3 个疗程，取得分子学缓解。②高危组患者采用中剂量阿糖胞苷或 ATO。

3. 维持治疗 ATRA^{+/-} 低剂量化疗 1~2 年。

4. 分子学监测 采用 RT-PCR 方法监测外周血的 PML-RARα 融合基因，每 3~6 个月 1 次；高危组患者可以更频繁。

5. 复发患者的治疗 ATO 再诱导达完全缓解后行自体造血干细胞移植（融合基因阳性者行异基因于细胞移植），同时预防中枢神经系统白血病。

八、预后

影响 AML 疗效的预后因素有很多。一类主要与诱导治疗死亡相关，包括年龄、器官功能状况和体力状况等；另一类主要与白血病化疗耐药相关，如细胞和分子遗传特征、治疗反应、继往血液病史及放、化疗病史等。体力状况按 WHO 推荐的 Zubrod 评分标准评定如下。

0 分：无症状，可自由活动和工作；

1 分：有症状，卧床时间不增加，可从事较轻的劳动；

2 分：有症状，每日卧床时间少于 12 小时，可自我照料，但不能劳动；

3 分：每日卧床时间超过 12 小时，可下床活动，自我照料能力有限；

4 分：需完全卧床休息。

年龄 >60 岁、器官功能差、Zubrod 评分 3~4 分的患者早期诱导相关死亡率较高。有不良细胞/分子遗传特征、治疗反应差和继往有血液病史或放化疗史的难治病例较多，复发率高。

细胞遗传学是影响 AML 预后最重要的因素之一。1998 年和 2000 年，英国医学研究理事会（MRC）与美国西南肿瘤研究组（SWOG）分别在总结各自 AML 治疗经验的基础上，提出根据染色体核型来进行预后分层，把 AML 分为预后良好、中等和不良三组，三组的 CR 率分别为 84%~90%、76%~84% 和 55%~58%，5 年 OS 率分别为 56%~65%、35%~41% 和 12%~26%，均有显著差异；主张根据预后分层来决定 AML 的治疗。经过几年的实验，现认为该标准对临床具有普遍的指导意义。然而，对某些特殊的染色体核型异常（如 11q23 等）的预后分层意见尚未达成一致；通过染色体核型来确定预后也欠精确——即使同一预后分层的患者预后也可能差别较大，尤其是中等预后组患者。德国 AML 国际协作组认为伴 +22 的 inv（16）AML 无复发生存（RFS）率相对较高；GALGB 认为 t（8；21）AML 伴 -Y 的生存期较短，非自种人 t（8；21）AML 对诱导治疗反应较差；归类为预后良好的患者如 WBC 数过高预后也差。分子遗传异常与 AML 的预后也密切相关。t（8；21）和 inv（16）的 c-Kit 和 RAS 基因突变常见，这些患者的复发率相对较高。Flt3 突变激活是 AML 最常见的分子异常，主要有两种形式：一种是受体跨膜区的内部串联复制，见于 20%~25% 的 AML，以 M3 和 M5 多见；另一种是位于第 2 个酪氨酸激酶结构域的密码子 D835 错义或缺失突变，见于 5%~10% 的 AML。两种突变都使 Flt3 发生非配体依赖的自主磷酸化激活，通过 Ras 和 STAT5 途径介导细胞增殖，抑制凋亡，促进细胞转化。Flt3-ITD 主要见于中等预后组，最常见于染色体核型正常的 AML，常有高白细胞和高原始细胞数，复发率高，预后差；Flt3-ITD 与野生型 FLT3 高比率的患者生存期较短。Flt3 D835 点突变虽不发生高白细胞症，但患者无病生存期也缩短。MDRI、BCL2、WT1 表达增高和 p53 突变的患者预后也差。EVI-1 基因表达增高可见于 3q26 易位和非 3q26 易位的 AML，占 AML 的 10%，预后极差。MLL-PTD 见于 9% 的中等预后核型患者，预后不良。BAALC 基因（Brain and acute leukemia, cytoplasmic）正常表达于神经外胚层来源的组织和造血前体细胞，表达该基因的正常核型 AML 预后不良。C/EBP-α 是转录因子，在造血中起关键作用；C/EBP-α 基因突变大多见于中等预后核型组，具有较高的生存率。60% 左右的正常核型 AML 表达胞质核磷蛋白（NPM，nucleophosmin），NPM 表达与诱导治疗缓解相关，但对预测患者的预后意义还不清楚。通过高通量筛选和基因表达谱分析可发现 AML 的分子异常，可能对 AML 的预后作出更精确的归类，同时也为 AML 治疗提供了可能的新的靶点。

CR 期微小残留病（MRD）监测能及早预测复发，对确定缓解后治疗强度和治疗方法有重要指导意义。MRD 监测的主要方法有多参数流式细胞仪免疫表型分析和 PCR 检测标志基因（融合基因）；前者利用白血病细胞抗原表达差异、跨系表达、非同步表达或异位表达等特点来量化残存的白血病细胞，后者则以白血病细胞稳定的遗传分子标志作为检测对象。高 MRD 的患者复发率显著增高。然而白血病细胞可能存在"抗原漂移"现象，即抗原表达在治疗前、后可能并不一致，会使多参数流式细胞仪检测 MRD 的特异性降低。PML-RARα 融合基因监测的临床意义在 t（15；17）AML 已得到充分肯定，而 t（8；21）AML 患者则可长期荷瘤生存而不表现白血病状态。RT-PCR 定性监测 AML1-ETO 融合基因的意义尚有争议，采用实时定量 PCR（Real-time PCR）的方法可能更有裨益。

（罗云云）

第二节 急性淋巴细胞白血病

急性淋巴细胞白血病（acute lymphoblastic leukemia，ALL），简称"急淋"，是起源于造血干、祖细胞的以原始、幼稚淋巴细胞增殖积聚为特征的一种恶性疾病。以儿童患病多见，成年人 AL 仅占 25%。成年人 ALL 的 CR 率可达 75%~89%，3~5 年 OS 率为 28%~39%，多数预后不佳。

一、发病情况

此病约占全部白血病的 12%，多见于儿童，发病率在 2~5 岁达到高峰（5.3/100 000），随后逐渐下降，35 岁左右再次升高，80~84 岁达到发病小高峰（2.3/100 000）。研究发现，ALL 的发病率存在地区差异。北欧、西欧、北美洲、大洋洲人群中发病率较高，而亚洲及非洲人群发病率则较低。

二、病因

一般认为以下因素与 ALL 致病有关。

1. 遗传易感性　先天性染色体异常患者发生包括 ALL 在内的白血病风险增加。Down 综合征患者患急性白血病（多为急性髓系白血病，少数为前体 B 细胞 ALL）的危险较预期值高 20 倍左右。某些遗传性疾病如共济失调-毛细血管扩张症、Klinefelter 综合征、Fanconi 贫血、Bloom 综合征、多发性神经纤维瘤等发生 ALL 的风险增加。在共济失调-毛细血管扩张症患者的淋巴细胞和白血病细胞中常常发现染色体重组，包括 7p13-p14、7q32q35、14q11 和 14q32 等，这些区带分别是编码 T 细胞受体（TCR）γ、β、α/δ 及免疫球蛋白重链（IgH）的基因位点。这些突变使得 V（D）J 重排时染色体易位的产生大大增加，从而易患 ALL。其他先天性或获得性免疫缺陷病患者，如先天性 X 连锁丙种球蛋白缺陷症、免疫球蛋白 A 缺陷和易变性免疫缺陷患者也是 ALL 易患人群。同卵双生者可同时或先后发生 ALL，提示遗传易感性在 ALL 致病中的作用，同时也提示子宫内发生的某种可能同时影响到孪生胎儿的事件或许与这种现象有关。

2. 辐射　核辐射与白血病致病有关。日本原子弹爆炸后幸存者中受到辐射剂量大于 1 Gy 者发生白血病的风险增加近 20 倍，发病高峰期为受到辐射后 6~7 年，主要为 AML，也包括 ALL。核电站辐射也

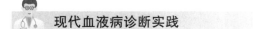

可能是致病危险因素。

3. 化学制剂　苯及其他能引起骨髓抑制的化学制剂，包括化疗药物可以导致 ALL 的发生。继发性 ALL 可见于少数接受化疗或放疗的患者。

4. 病毒　没有直接证据表明病毒能造成人类 ALL，但有证据提示某些病毒在淋巴系统肿瘤的病理过程中起作用。日本与加勒比海地区人类 T 细胞白血病病毒 Ⅰ（HTLV－1）的流行感染被认为是成人 T 细胞白血病/淋巴瘤的病因，EB 病毒是一种非洲地方性 Burkitt 淋巴瘤的强致病因素。

三、发病机制

肿瘤的发生是多重因素共同作用的结果。在对 ALL 的发病机制的研究中，学者发现多种体细胞获得性遗传学改变与白血病细胞的生长、分化异常以及恶性转化密切相关。这些改变所累及基因多为转录因子或转录调节因子的编码基因，这些基因的改变可能导致基因转录紊乱，从而使淋巴系祖细胞发生分化阻滞及生长异常，最终发生白血病。

（一）B 系 ALL 常见的染色体易位

t（1；19）（q23，p13）使位于 19 号染色体的 E2A 基因与 1 号染色体上的 PBX2 基因发生融合，产生 E2APBX1 融合基因，该基因翻译产生几种不同形式的嵌合蛋白。正常的 E2A 基因编码一种 bHLH 转录因子，而 PBX1 基因与果蝇的 EXD 基因相关，为一种同源盒基因，两种基因与各自的靶基因结合，通过各自的效应区对基因转录进行调节。两种基因发生融合后，E2A 蛋白的 DNA－结合结构域，即 bHLH 结构域被 PBX1 的同源盒结构域所取代，这种嵌合蛋白仍能与 PBX1 的靶基因结合，但由于反式激活结构域的改变，其对靶基因的转录调节紊乱，可能参与 ALL 的进展。最早的实验证实，给接受致死量照射的小鼠输注经含有 E2A－PBX1 融合基因的逆转录病毒感染过的骨髓干细胞后，小鼠很快发展为 AML。此后发现这种融合基因可以转化 NIH3T3 细胞，并能诱导转基因小鼠发生 T 细胞淋巴瘤。转基因小鼠模型表现为 B 细胞和 T 细胞均减少，提示在表达融合基因的 T 细胞发生恶性转化之前细胞凋亡增加。对融合基因产物的进一步研究显示，E2A 激活结构域的缺失将导致嵌合蛋白转化活性丧失，但 PBX1 同源盒结构域的缺失不影响蛋白的转化活性。不过同源盒结构域及其旁侧结构是 E2APBX1 与其他同源盒蛋白相互作用以及与特异靶基因序列结合所必需的。

t（17；19）易位形成 E2A－HLF 融合基因，见于 Pro－B ALL。HLF 基因属于基本亮氨酸拉链转录因子（bZIP）的 PAR 亚家族（subfamily）成员，其蛋白的正常功能仍未完全明了，但它与线虫发育过程中调节特定神经细胞死亡的 CES－2 蛋白相似，推测与细胞生存有关。E2A－HLF 嵌合蛋白中两个 E2A 反式激活结构域与 HLF 的 DNA 结合/蛋白－蛋白相互作用结构域。推测嵌合蛋白以同源二聚体形式和 DNA 结合。近来的实验结果提示 E2A－HLF 嵌合蛋白可能通过抑制细胞凋亡发挥致白血病作用。在具有 t（17；19）易位的细胞中以显性负性方式封闭 E2A－HLF 基因表达，细胞即出现凋亡，而正常的 B 祖细胞中表达 E2A－HLF 基因，此细胞可以拮抗 IL3 依赖的和 p53 诱导的细胞凋亡。以上结果提示 E2A－HLF 蛋白可能激活正常情况下被 CES2 样蛋白所抑制的靶基因表达，造成细胞生存异常以及白血病转化。

11q23/MLL 基因异常见于约 80% 婴儿 ALL、5% AML 及 85% 拓扑异构酶 Ⅱ 抑制药治疗相关的继发性 AML 患者，也可见于少数治疗相关急 ALL 患者，成年人 ALL 中约占 7%。位于 11q23 的 MLL 基因由于染色体易位等可与 80 余种基因发生融合，ALL 中最常见的是 t（4；11），部分可见 t（11；19），其致白血病机制参见"急性髓系白血病"。

t（12；21）/TEL－AML1 融合基因在儿童 ALL，中最为多见，约占 B 细胞急淋的 1/4，成人急淋中罕见，文献报道发生率仅为 1%～4.5%。TEL 基因的生理功能仍未完全明了，在嵌合蛋白中，TEL 的 HLH 结构与几乎全长的 AML1 蛋白发生融合，包括反式激活结构域和 runt 同源结构域。TEL－AML1 融合蛋白仍能与 AML1 的靶基因序列，即核增强序列（core enhanced sequence）结合，但不同的是这种融和蛋白所募集的是组蛋白去乙酰化酶而不是辅激活因子，因而使 AML1 的靶基因转录活性受抑。这种改变影响了造血干细胞的自我更新与分化能力，可能在白血病的发病中发挥重要的作用。

t（9；22）（q34；q11）/BCR－ABL融合基因见于 95% CML、1%～2% AML、5% 儿童 ALL 和 15%～30%成年人 ALL。易位致使 9 号染色体长臂上的 ABL 基因与 22 号染色体上的 BCR（breakpoint cluster region，BCR）基因融合。BCR 基因由 23 外显子构成，在各种组织中广泛表达。从氨基到羧基端可以划分为几个结构域：①二聚体区（Dimerisation domain，DD）介导了 BCR 之间二聚体的形成。②SH2结合区，可以结合 ABL 的 SH2 区。③丝氨酸/苏氨酸激酶激活区。④Rho 鸟苷酸交换因子（Rho guanine－nucleotide exchange factors，Rho－GEF）同源区，该区加速 Ras－GTP 的转换，使 Ras 的活性提高。⑤Ras 相关蛋白 p21 和 p21rac 的 GTP 酶激活蛋白（GTPase activating protein，GAP）同源区，可使 Ras 结合的 GTP 加速水解成 GDP，而使 Ras 失活。ABL 基因由 12 个外显子组成，在脾脏、胸腺、睾丸高表达。由于转录后不同剪切，产生两种 mRNA，长度分别为 6 kb 与 7 kb，编码蛋白均为 145 kd，是细胞生长负性调节因子。B 型蛋白氨基末端的甘氨酸可以被肉豆蔻酰化，引导蛋白定位于细胞膜上。而 a 型蛋白则无肉豆蔻酰化信号，主要定位于细胞核内。

从氨基端到羧基端可以划分以下几个结构域：①SH3 区，参与蛋白间的相互作用，ABL 失去 SH3 后，则可激活转化细胞的能力。②SH2 区，可以结合蛋白中磷酸化的酪氨酸残基。③SH1 区，也称之为酪氨酸激酶区，可以使酪氨酸残基磷酸化。④ABL 结合位点。⑤核定位信号（NLS）。⑥DNA 结合区。⑦肌动蛋白结合区。

形成 BCR－ABL 融合基因时，ABL 断裂点主要位于第 1 或第 2 内含子上，而 BCR 的断裂点有 3 个区域。①主要断裂点聚集区（major breakpoint cluster region，M－bcr），在绝大部分 CML 及 50% 以上成人 ALL 的 t（9；22）BCR 断裂于此区，早期认为 BCR 断裂于第 2、3 内含子上，产生的融合基因转录本有 2 种，分别为 b2a2、b3a2，以 b3a2 多见。随着 BCR 基因结构清楚之后，发现上述断裂点实际位于第 13、14 内含子上，b2a2 与 b3a2 分别包含了 BCR 第 1～13 与 1～14 外显子。目前仍然用 b2a2、b3a2 描述上述两种 BCR－ABL 融合基因，两者均编码 210KD 蛋白（p210BCR－ABL）。②次要断裂点聚集区，（minor bre－akpoint cluster region，m－bcr）位于 BCR 的第 1 内含子，见于 50% 的 Ph⁺ 的成人 ALL，80% Ph⁺ 的儿童 ALL。这样 BCR 的第 1 外显子与 ABL 融合（ela2），翻译产生 190KD 蛋白（p190BCR－ABL）。③微小断点聚集区（U－bcr），位于 BCR 第 19 内含子。BCR 的 1～19 外显子与 ABL 融合（e19a2，前称为 c3a2），编码 230KD 蛋白，（p230BCR－ABL）。p190、p210 和 p230 蛋白中的 ABL 蛋白结构几乎保持完整。BCR－ABL 定位于细胞浆内，依靠 BCR 的双聚体区形成二聚体，使 BCR－ABL 酪氨酸激酶活性明显提高，并且可以相互使酪氨酸磷酸化。BCR－ABL 致白血病的机制是 BCR－ABL 可使细胞恶性转化、增殖；可以诱导造血细胞脱离对造血生长因子的依赖性，抑制造血细胞凋亡；抑制髓系祖细胞对骨髓基质细胞的黏附。BCRABL 本身有多个功能结构域，与多种下游信号传递途径有关联，而导致上述现象的发生。

C－Myc 基因重排见于所有的 Burkitt 淋巴瘤和 FAB－L3 型 ALL。其中 80% 的 Burkitt 淋巴瘤为 t（8；

14）（q24；q32）导致 C–Myc 与免疫球蛋白重链基因调节区域并置，其余的为 t（2；8）（p11；q24）导致与免疫球蛋白 κ 链基因调区域并置，而 t（8；22）（q24；q11）导致与免疫球蛋白 λ 链基因调区域并置。C–Myc 基因定位于 8q24，是调控细胞增殖、分化和凋亡的转录因子。C–Myc 在细胞由静止期进入增殖的细胞周期时发挥作用，除促进增殖外，C–Myc 还有阻碍分化的作用。C–Myc 可与 MAX 形成异源二聚体，另外 MAX 也可形成同源二聚体，或与 MAD、MXI1 形成异源二聚体。由于在整个细胞周期 MAX 的表达量恒定，C–Myc/MAX 二聚体的比例是由 C–Myc、MAD 和 MXI1 的相对量决定的。当 MAD 和 MXI1 相对表达多时，对靶基因的转录起负调控作用，抑制细胞增殖。当 C–Myc 表达多时，如同恶性血液病时 C–Myc 的组成性表达时，C–Myc/MAX 二聚体占主导，对靶基因的转录起正调控作用，促进细胞增殖。C–Myc/MAX 可能也是通过募集具有组蛋白乙酰化酶活性的蛋白而上调基因转录，而 MAX/MXI1 则通过募集 HDAC 抑制基因转录。染色体易位导致 C–Myc 过表达。C–Myc 基因自身 5'端抑制其表达的调节区域在一部分 t（8；14）易位中该区域缺失了，而在所有的 t（2；8）、t（8；22）和另一部分 t（8；14）易位中，C–Myc 基因虽然带有该区域，但易位的 C–Myc 基因的该区域都有突变，阻碍了能抑制 C–Myc 转录的转录因子与之结合。上述 2 种机制均与 Myc 相关 ALL 致病有关。C–Myc 的致转化能力得到了实验证实。体外强制表达 C–Myc 可使静止期细胞进入细胞周期。用 EB 病毒转染 B 淋巴细胞使其表达 C–Myc 可使 B 淋巴细胞永生，提示 C–Myc 是 EB 病毒阳性淋巴瘤导致肿瘤的可能靶基因。C–Myc 的转基因小鼠经过一个潜伏期很多都发生 B 细胞肿瘤。由于肿瘤的存在需要 C–Myc 的持续表达，抑制 C–Myc 的表达可使肿瘤失去肿瘤表型，因此 C–Myc 也是一个潜在的肿瘤治疗靶点。

（二）T 系 ALL 中常见的染色体易位

T 细胞肿瘤的染色体断裂点常会累及染色体 14q11 的 TCRα 位点或 7q35 的 TCRβ 位点，使 TCR 基因的增强子与其他转录因子并置，导致这些转录因子过表达而使细胞转化。

t（11；14）（p14；q11）和 t（11；14）（p15；q11）分别引起 RBTN1 和 RBTN2 基因与 TCRα 易位，导致 RBTN1 和 RBTN2 异常表达。RBTN1 和 RBTN2 高度同源，并且具有称为 LIM 结构域的蛋白质相互作用基序。RBTN1 和 RBTN2 能与 TAL1、TAL2、LYL1 相互作用，通过这些蛋白复合物促进转录的激活，在造血发育中起重要作用。在转基因小鼠过表达 RBTN1 或 RBTN2 能导致 T 细胞肿瘤。

t（1；14）（p32；q11）引起 TAL1（也称 SCL）异常表达，TAL 基因编码一种碱性螺旋–祥–螺旋（bHLH）转录因子，是各系造血细胞发生所必需的转录因子。它能与其他的 bHLH 蛋白 E47/E12[196] 形成转录复合物。TAL1 也能与 RBTN1 和 RBTN2 相互作用，提示这些不同染色体易位在致细胞转化机制中的联系。虽然累及 TAL1 的 t（1；14）易位只发生于 3% 的 T–ALL，但 TAL1 重排和异常表达可在 65% 的 T–ALL 检测到。提示 TAL1 过度表达在许多 T–ALL 的发病机制中起关键作用。

t（10；14）（q24；q11）引起 HOX11 基因易位到 TCRδ 位点，在 T–ALL 或淋巴瘤中都有发生。HOX11 是一种有转录活性的蛋白，具有 DNA 结合活性的同源异型盒结构域，这种蛋白正常情况下不在 T 细胞表达。在 T–ALL 还存在 t（7；19）（q35；p13）易位导致 LYL1 基因与 TCRβ 位点并置，使 LYL1 基因过度表达。其中 HOX11、TAL1 和 LYL1 在 T–ALL 中的异常表达是互斥的。

（三）二类突变基因

染色体重组所激活的癌基因多数不足以引发白血病的产生。上述基因主要损害细胞的分化能力，多数都需要具有改变造血干、祖细胞增殖与生存能力的第 2 类突变才能导致急性白血病的发生，动物实验以及对慢粒急变的细胞遗传学改变的研究为这一假说提供了佐证。单纯转染一种融合基因后动物仅表现为骨髓增殖性疾病样改变而非急性白血病，导入第 2 类基因突变后动物才产生白血病。以下的 ALL 常见 2 类突变基因在白血病致病中起重要作用。

1. FLT3 受体　FLT3 主要表达于不成熟造血干祖细胞，靶向破坏 FLT3 后骨髓定向 B 祖细胞缺陷，而且移植后 T 细胞和髓系细胞造血重建缺乏提示 FLT3 基因在多能造血干细胞的发育中发挥重要的作用。在造血系统恶性疾病中，包括 AML、ALL 以及 CML 急淋变中能检测到 FLT3 的高水平表达。据文献报道，ALL 中 FLT3 的组成性激活突变，包括内部串联复制（FLT3 - ITD）和"活化环"（active loop）点突变在急淋中也可发现，其发生率分别为 3% 以及 3% ~ 22%。FLT3 过度表达也可造成受体自我激活，另外 FLT3 配体自分泌刺激也参与了受体的激活。持续性受体活化可能参与白血病的发生。

2. RB 蛋白途径　RB（Retinoblastoma）蛋白途径改变在 ALL 发生中也发挥着重要的作用。RB 蛋白在细胞周期调控中起着关键作用。低磷酸化状态的 RB 蛋白抑制细胞自 G_1 期进入 S 期。RBB 的磷酸化状态是由细胞周期素依赖的激酶（CDK）调控的，而 INK4 蛋白，包括 $p16^{INK4a}$、$p15^{INK4b}$ 等通过抑制 CDK 而阻止 RB 蛋白磷酸化，从而使细胞阻滞在 G1 期。在急淋中虽然 RB 自身改变不多见，但 $p16^{INK4a}$ 和 $p15^{INK4b}$ 失活在 B 急淋中很常见，可能在白血病的发生中发挥作用。

3. p53 途径　Tp53 是 p53 的编码基因，其自身突变在急淋中很少见。但 p53 途径中的其他成员的突变却很常见。Tp53 是一种抑癌基因，其产物 p53 在细胞异常增殖、DNA 损伤以及低氧等条件下被激活，调节细胞发生细胞周期阻滞而修复 DNA 或诱导细胞发生凋亡而清除异常细胞。p53 可被 HDM2 结合后降解，而后者活性受到 $p14^{ARF}$ 的抑制，以上各环节维持 p53 的稳态，确保细胞群体的正常。在急淋中 $p14^{ARF}$ 的缺失、转录沉寂以及 HDM2 的过度表达极为常见，提示这一途径在白血病发生中的重要作用。

四、临床表现

成人 ALL 多起病急骤，白血病细胞在骨髓中累积导致骨髓造血衰竭而致红细胞、粒细胞及血小板减少而出现贫血、感染及出血等非特异性表现，白血病细胞在淋巴器官及髓外浸润，因累及不同组织而出现相应症状及体征，如纵隔、肝、脾及淋巴结肿大，神经精神症状等，体重减轻者偶见。T、B 细胞急淋患者临床表现既有共性，又各有特点。

1. 贫血　患者多在就诊前数天至 1 ~ 2 个月内出现进行性加重的面色苍白、乏力、活动后头晕、心悸等症状，颜面、口唇、甲床及结膜苍白，心率增快等体征。德国的一个多中心临床观察显示，近半数患者就诊时表现为中到重度贫血，约 1/5 患者可无贫血症状，可能与患者就诊及时与否、疾病进展程度有关。但绝大多数患者有不明原因的疲乏的主诉。

2. 感染　由于粒细胞减少甚至缺乏，约 1/3 急淋患者就诊时出现感染及发热等症状。感染部位主要为呼吸道、口腔及肠道。发热多为中到高热，部分为低热，虽然白血病本身因代谢等原因可出现发热，但一般温度不超过 38℃。较高的发热几乎均为感染所致。化疗后骨髓抑制期患者大多出现感染，常见部位为呼吸道及胃肠道，部分出现皮肤、软组织感染。

3. 出血　骨髓正常造血功能衰竭所致的血小板减少是急淋患者出血的主要原因，DIC 所致出血在初诊患者中很少见。约 1/3 患者就诊时有出血表现，多数表现为皮肤出血点及紫癜，个别见牙龈出血，口腔黏膜血疱，个别患者出现深部脏器出血如颅脑出血等。

4. 髓外浸润　成人 ALL 中 CNS 受累较为多见。初诊时有 CNS 浸润者在儿童急淋患者中不到 5%，而成人患者中达到 15% 以上。如果不进行有效的 CNS 预防，大多数急淋患者在病程中会出现 CNSL。有人推测是由循环中白血病细胞"种植"在脑膜，或是颅骨骨髓中的白血病细胞直接浸润而致。脑膜是最常见的受累部位，但随着疾病的进展，白血病细胞也会累及脑实质和脊髓。临床上常出现颅内压增高的表现如头痛、恶心、呕吐、淡漠或易怒；查体可见颈项强直、视神经盘水肿。脑神经受累后可出现上睑下垂、面瘫等表现，常受累及的脑神经包括第Ⅲ、Ⅳ、Ⅵ、Ⅶ对脑神经。有时脑神经受累可为 CNS 复发的唯一表现。成熟 B 细胞急淋患者常见中枢神经及脑神经受累，T 细胞急淋患者 CNSL 也较为常见。少数 CNSL 患者由于下丘脑受累而出现下丘脑－肥胖综合征，出现食欲旺盛及体重增加。个别患者出现外周神经麻痹的症状。

淋巴结肿大是 ALL 特征性表现之一。半数以上患者发病时可以检查到淋巴结肿大，典型临床表现为无触痛性、与周围组织无粘连性淋巴结肿大。病理活检示淋巴结的正常结构消失。淋巴结肿大可间接反映肿瘤负荷，与疾病预后有关。广泛淋巴结肿大和纵隔肿大常是 T 细胞急淋的特征性改变，与不良预后相关。

成年患者中 50% 初诊时有肝脾大。显著肝脾肿大多提示不良预后。白血病细胞浸润所致肝脾肿大多为弥漫性大，病理活检示脾的红髓与白髓界线消失，其间见原始淋巴细胞浸润。受累的肝中，原始淋巴细胞浸润多见于门脉区。尽管肝明显大，肝功能多数正常活仅有轻度异常。

其他器官浸润如睾丸浸润在成人急淋中很少见，发生率约为 0.3%，表现为无痛性单侧睾丸肿大。

五、实验室检查

1. 血常规及外周血细胞分类　患者多表现为红细胞、血红蛋白减少及白细胞增高，外周血涂片分类可见原始淋巴细胞。据统计，成人急淋中外周血白细胞增高患者约占 59%，14% 患者白细胞计数在正常范围，27% 患者出现白细胞减少。16% 左右患者白细胞计数 > $100\ 000 \times 10^9/L$，通常高白细胞更多见于 T 细胞急淋。92% 患者外周血涂片中可以见到不同程度的白血病细胞。23% 患者表现为中性粒细胞缺乏，30% 患者血小板明显减少（$5 \times 10^9/L$）绝大多数患者就诊时有血红蛋白减少。部分患者就诊时外周血白细胞不增高甚至减少，因此对怀疑急性白血病患者应行光镜下白细胞分类检查以免误诊。

2. 骨髓细胞形态学　骨髓增生程度多为明显活跃至极度活跃，少数患者增生减低，骨髓小粒及油滴少见，细胞有成簇分布的趋势。骨髓中原始淋巴细胞比例明显增高，红系、粒系及巨核细胞减少。白血病细胞形态各异，美英法（FAB）协作组根据细胞形态不同将其分为三型，即 L1、L2 和 L3 型。其中 L1 型细胞以小细胞为主，核型规则，核染色质均一，核仁小或不可见，胞质轻、中度嗜碱，量少，空泡少见。L2 型细胞大小不一，大细胞为主，核染色质不均一，核型不规则，常见核裂，可见一个或多个大核仁，胞质量不等，常较丰富，嗜碱性程度不一，空泡少见。L3 型细胞胞体大而均一，染色质细致均一，核规则，呈圆形或卵圆形，核仁明显，为一个或多个，胞质丰富，深度嗜碱，空泡明显。WHO 对于造血系统及淋巴组织肿瘤的诊断标准建议不做形态学区分，因为 L1、L2 型细胞的免疫表型、细胞遗传学改变以及临床特征无明显差异，而 L3 型多为成熟 B 细胞表型，预后以及治疗策略与前两者不同。

3. 细胞组织化学染色　细胞组化检查有助于区分白血病细胞是淋系抑或髓系起源。50% 以上 ALL 细胞的过碘酸－雪夫染色（periodic acid schiff，PAS），即糖原染色呈阳性反应，胞浆内组化染色阳性物质呈颗粒状、珠状或块状分布，提示糖原代谢紊乱。AML 细胞中除 M6 的原红细胞外，多数为 PAS 染色阴性或弱阳性，阳性物质多呈弥漫性细颗粒状分布。末端脱氧核苷转移酶（terminal deoxynucleotidyl transferase，TdT）常见于 T 细胞或 B 系前体细胞，成熟 B 细胞急淋或急性髓系白血病细胞中少见。过氧化物酶（peroxidase，POX）、苏丹黑 B（Sudan black B，SBB）等在淋巴系白血病细胞多为阴性。α-醋酸萘酚酯酶、α-丁酸萘酚酯酶，萘酚-AS-D 氯代醋酸酯酶等多表达于粒系及单核系，淋巴系少见。由于细胞组织化学染色在白血病细胞中表达差异较大，因此组化检查对疾病的诊断仅为辅助诊断，仍需要结合免疫表型等其他手段来明确诊断。

4. **免疫表型** 免疫表型检查在目前的白血病诊断中占有重要地位。根据正常细胞发育过程中所表达的表面标志，临床医生可以判断白血病细胞的起源，因此能对白血病进行更为精确的分类，以便采取更适合的治疗方案，同时也有利于监测微小残留病，判断治疗的效果。ALL 的免疫学分型是根据细胞发育，不同阶段的分子表面特异性受体或抗原特征为标准进行的，以下按照细胞系别对其免疫表型分别进行说明。

（1）B 系急性淋巴细胞白血病：按照细胞分化不同阶段，B 急淋可分为早期前 B（early pre-B）、Common 急淋、前 B（pre-B）和成熟 B 细胞急淋（B-ALL）。早期前 B 又称为前前 B（pre-preB）或 B 祖细胞（pro-B）急淋，细胞表面仅表达人类白细胞抗原 CD34、HLADR、末端脱氧核苷转移酶（TdT）和 B 系特征型抗原 CD19，不表达 CD10、胞浆免疫球蛋白（CyIg）及细胞膜表面免疫球蛋白（SmIg）等，此型占成年人急淋的 11% 左右。Common 急淋是急性淋巴细胞白血病中的主要亚型，占成年人急淋的 51%，细胞除表达 CD34、HLA-DR、TdT 及 CD19 外，还表达 CD10 及糖蛋白（gp100/CD10），而 Cy19 与 SmIg 为阴性；Pre-B 以 CyIg 表达为特征，CD10 表达减低或缺如，无 SmIg 表达，此型占成年人急淋的 10%；B 细胞急淋以表达 SmIg 为标志，也可表达 CD10 及 CyIg，此型在 WHO 分类中被划分为 Burkitt 细胞白血病。

（2）T 系急性淋巴细胞白血病：T 急淋的分类方法不一。四分法根据 T 细胞发育过程将之分为 T 祖（pro-T）、前 T（pre-T）、皮质 T（cor-tical T）和髓质 T（mature T）细胞急淋，TdT、cy-CD3 和 CD7 为共同表达抗原，pro-T 表达造血干祖细胞标志如 CD34 及 HLA-DR，不表达 CD2、CD5、膜表面 CD3（sCD3）及 CD4、CD8 等抗原；pre-T 除 CD2 和 CD5 表达阳性外，其他标志同 pro-T；皮质 T 急淋 CD34 和 HLA-DR 不表达，CD4 和 CD8 同时表达，CD1a 阳性，其他同 pre-T；髓质 T 细胞 sCD3 表达，CD4 或 CD8 表达，CD1a 阴性，其他同皮质 T。一般认为，CD3，特别是 cyCD3 是 T 急淋的特征性抗原，而 CD7、CD2 等与 AML 或 B 急淋有交叉反应。

某些非系特异性抗原表达在 ALL 中也有一定意义。如在 70%～80% B 系急淋中表达 CD34，而 T 系急淋中仅有 20%～30% 患者表达。CD34 表达与 Ph[1] 染色体或 bcr-abl 融合基因表达密切相关，其预后意义仍未明了，有人认为 T 急淋中 CD34 与多药耐药蛋白共同表达与不良预后有关。

5. **细胞遗传学** 成年人急性淋巴细胞白血病中有 60%～70% 出现染色体异常，包括染色体的倍体和结构异常。其中最常见的是 t（9；22）（q22；q11），即 Ph 染色体，约占所有成年人急淋的 25%。其次为 9p21 染色体异常，见于约 15% 患者；11q23 异常见于 8%～11% 患者，其中最常见的是 t（4；11）（q21；q23）。t（1；19）（q23；p13）与前 B 表型密切相关，占成年人急淋的 5%～7%。儿童急淋中多见的染色体改变如高二倍体及 t（12；21）（p11；q22）在成年人急淋中很少见到，发生率均在 5% 以下。成年人急淋中还可见到 8q24、7q35、14q11 等异常。

6. **分子生物学** 聚合酶链反应（PCR）、基因特异探针的荧光原位杂交（FISH）等分子生物学技术的应用使临床医生能对急淋进行更为精确的分类，将其用于微小残留病检测能更为精确的判断疗效。成年人急淋中的分子生物学标记有 BCR-ABL、MLL-AF4 融合基因以及 TCR、IgH 重排等。有学者认为免疫球蛋白 κ 轻链的重排较重链重排更为稳定，更适用于微小残留病的检测。

7. 脑脊液检查　对于确诊为 ALL 的患者，行脑脊液常规及生化检查以明确患者有否 CNSL。急淋患者 CNSL 常见的脑脊液改变包括脑脊液压力升高，白细胞计数增高，涂片中见白血病细胞。脑脊液生化检查显示蛋白升高，葡萄糖水平降低。

8. 血液生化检查　血尿酸水平增高见于近半数成年人急淋患者，其升高水平与肿瘤负荷成正相关，高白细胞以及显著肝脾淋巴结肿大患者易见尿酸水平增高。血清乳酸脱氢酶水平也与白血病负荷相关，明显增高见于 B 细胞急淋。少数患者就诊时出现纤维蛋白原减低，但初诊时 DIC 极其罕见。患者在接受左旋门冬酰氨酶治疗后容易出现出凝血功能异常及低蛋白血症，应密切监视，及时处理。部分患者在接受诱导缓解治疗时因白血病细胞短期内被大量破坏溶解而出现"肿瘤溶解综合征"血液生化检查显示血清钾、磷显著升高，血气检查显示以代谢性酸中毒为主的酸碱平衡紊乱。

六、分型

患者短期内出现贫血、感染、出血、肝脾及淋巴结肿大等临床表现，外周血及骨髓中原始淋巴细胞＞20％即可诊断为急性淋巴细胞白血病。急性淋巴细胞白血病亚型的区分有助于进一步掌握疾病的基本特征，从而对不同的亚型进行个体化治疗。

FAB 协作组根据细胞的形态将急淋区分为 L1、L2、L3 三型（具体标准见实验室检查部分），即所谓 FAB 分型。由于形态学的主观性较强，导致不同检测者之间对部分疾病分型不一致，另外急淋的原始细胞与急性髓系白血病 M0、M1 等亚型的白血病细胞形态极为相似，光镜下很难区分。而细胞免疫表型检查不但可以大大提高诊断的符合率，还能将疾病进一步区分为不同亚型，从而对疾病的治疗和预后有指导意义。细胞形态学检查同样能揭示疾病的预后。上述三种检查的结合可以相互弥补各自不足。

2001 年 WHO 关于淋系肿瘤的诊断分型标准认为，ALL 与淋巴母细胞淋巴瘤是同一疾病的两种不同临床表现，应并入淋巴母细胞淋巴瘤，但仍可保留白血病名称；ALL 诊断需满足骨髓原始、幼稚淋巴细胞≥25％，否则诊断为淋巴瘤；摒弃 L1、L2、L3 的形态诊断，改称为前体 T 淋巴细胞白血病/淋巴母细胞淋巴瘤（Pre T - ALL/LBL）、前体 B 淋巴细胞白血病/淋巴母细胞淋巴瘤（PreB - ALL/LBL）和 Burkitt 白血病/淋巴瘤，分型中应注明如 t（9；22）（q34；q11）；BCR - ABL、t（12；21）（p12；q22）；TEL - AML1、11q23 异常/MLL 易位、t（1；19）（q23；p13）；E2A - PBX1 及 8q24/Myc 易位等特征性的细胞遗传学异常。

七、鉴别诊断

根据典型的临床表现、血液及骨髓检查，急性淋巴细胞白血病不难诊断，但临床上应与以下疾病进行鉴别。

1. 传染性单核细胞增多症　是一种由 EB 病毒感染所致的疾病，临床表现为发热、咽峡炎、浅表淋巴结肿大（颈部淋巴结多见）、肝脾大，部分有皮疹。外周血淋巴细胞增高，异型淋巴细胞增高＞10％，此种细胞分为三型，其中Ⅲ型细胞胞体较大，核形态较幼稚，见 1～2 个核仁，胞浆嗜碱，有多数空泡，易与原始淋巴细胞混淆。但此种患者骨髓不见原始淋巴细胞，偶可见吞噬血细胞现象，血液检查示嗜异凝集试验阳性，血清检查 EB 病毒抗体阳性，可与急性淋巴细胞白血病鉴别。

2. 急性髓系白血病 M0、M1 型及双表型急性杂合细胞白血病　此类白血病的临床表现与急性淋巴细胞白血病无明显区别，而且细胞形态学也很难区分，可检测细胞表面抗原及 MPO 等。关于急性杂合细胞白血病的诊断标准参见有关章节。

3. **慢粒淋巴细胞急性变** Ph 染色体阳性急性淋巴细胞白血病有时很难与慢性髓系白血病淋巴细胞急性变区分。一般来说，前者的融合产物多为 p190，而后者多为 p210。对于难以诊断的病例可以通过治疗反应来判断。Ph 染色体阳性急性淋巴细胞白血病治疗后获得完全缓解，外周血血常规可恢复正常，而慢性髓系白血病急变者治疗后仅能转至慢性期。

4. **非霍奇金淋巴瘤（NHL）** 既往以骨髓中原始细胞比例 > 25% 为急性淋巴细胞白血病，以此与 NHL 区分，但近来 WHO 的分型标准不将此二者进行区分。

5. **急性再生障碍性贫血** 少数急淋患者发病时表现为全血细胞减少而且外周血不能见到原始细胞，此类患者应与急性再生障碍性贫血鉴别。后者无肝脾及淋巴结肿大，骨髓增生低下甚至极度低下，骨髓小粒空虚，油滴增多，淋巴细胞为成熟细胞，借此一般可与急淋区分。但少数急淋患者尤其是儿童在出现急淋典型表现前骨髓可表现为急性造血停滞表现，对此类患者应进行随访观察以免误诊。

6. **慢性淋巴细胞白血病及幼淋巴细胞白血病** 此两种白血病均表现为淋巴细胞明显增高，可有肝脾大、淋巴结肿大，但多临床进展较为缓和，骨髓及外周血中为成熟淋巴细胞为主，后者可见幼稚淋巴细胞为主，大多于 55% 以上。细胞免疫表型检查可作鉴别。

八、治疗

成人 ALL 治疗上借鉴了儿童 ALL 的成功经验，几十年来疗效已有了明显提高，CR 率已达 70% ~ 90%，30% ~40% 的患者有望治愈，其中成熟 B - ALL 治愈率可达 80% 以上，Ph 染色体/BCR - ABL 融合基因阳性 ALL 的长期无病生存率也达到 40% ~50%。疗效的提高得益于支持治疗的加强、化疗方案的改进、干细胞移植的推广和新药的应用等，也与按临床亚型和疾病危险分层来合理选择治疗的策略密切相关。成年人 ALL 不良预后因素多，对皮质激素和门冬酰胺酶等主要抗白血病药物耐受性差，接受大剂量 MTX 等强烈化疗时并发症多，与儿童患者相比总体疗效仍然很差。

成年人 ALL 的治疗是一个整体，包括支持治疗和抗白血病治疗。支持治疗是抗白血病治疗取得疗效的重要保证。抗白血病治疗主要是指多药联合化疗。

（一）支持治疗

支持治疗包括并发症处理、血制品输注、感染防治和造血生长因子应用等。患者入院后应尽快诊断，及时进行临床评估。对少数进展迅速的 B 细胞型 ALL 和纵隔包块、胸腔积液明显的患者，需立即进行降白细胞的治疗，一般在正式诱导治疗之前先给予泼尼松和（或）环磷酰胺。诱导治疗期间应充分补液、碱化尿液，防止尿酸沉积而损伤肾脏功能。别嘌醇为黄嘌呤氧化酶抑制药，阻止尿酸的生成。拉布立酶（Rasburicase）为重组尿酸氧化酶，能促进尿酸氧化成更易排泄的尿囊素。拉布立酶降尿酸作用比别嘌醇快，且更安全，可用于肿瘤溶解综合征的治疗。贫血的患者应间断输红细胞悬液，维持 Hb 在 80 g/L 以上。血小板计数 $\leq 10 \times 10^9$/L，血小板计数 $\leq 20 \times 10^9$/L 但有出血倾向或伴有发热的患者应及时输注血小板。血小板输注无效可输 HLA 配型相合的血小板。

感染是急性白血病常见并发症，也是白血病治疗失败效果的重要原因。粒细胞缺乏是感染的主要危险因素，CD4$^+$ 淋巴细胞缺乏、抗体缺陷和异基因造血干细胞移植后免疫抑制药应用等也与感染密切相关。化疗或白血病浸润等常可导致皮肤黏膜屏障功能破坏，大大增加了感染的机会。ALL 应用大剂量甲氨蝶呤、糖皮质激素长期应用、全身放射治疗、急性 GVHD 和患者营养不良、个人卫生状况差等是黏膜损伤、感染的危险因素。常见的致病菌为大肠埃希菌、肺炎克雷白杆菌等革兰阴性菌，近年来金葡菌、链球菌等革兰阳性菌和机会性深部真菌感染也明显增多。一些预防措施能明显降低感染的发生。医护人员接触患者前应洗手，保持病房清洁，注意患者个人卫生，清洁饮食，勤漱口，保持大便通畅，便后坐浴，粒细胞缺乏时戴口罩有助于减少呼吸遭感染，口服氟康唑能有效预防口咽部及消化道念珠菌感染。感染发生时应及时选用高效、广谱的抗生素经验性治疗，并根据可疑感染部位微生物培养结果和药敏试验及时调整用药。

ALL 治疗期间应用 G - CSF 或 GM - CSF 等造血生长因子能缩短粒细胞缺乏时间，减少感染发生与严重程度，降低死亡率。没有证据表明这些造血生长因子能刺激白血病细胞生长，促进临床复发。在接受 4 周诱导方案治疗的患者，造血生长因子与诱导治疗同用能明显降低感染的发生，而诱导治疗末期才开始应用则疗效有限。

（二）联合化疗

联合化疗是 ALL 治疗的主要方法。基于儿童 ALL 的治疗经验，成人 ALL 除成熟 B - ALL 需采用短期强化治疗外，其他患者治疗一般分为三个阶段，即诱导治疗、巩固强化治疗和维持治疗，在积极全身治疗的同时重视 CNSL 等髓外白血病的防治。

1. 诱导治疗　成年人 ALL 的 CR 率为 78% ~ 93%，中位缓解时间可达 18 个月。标准诱导治疗一般包括长春新碱、糖皮质激素和一种蒽环类药，通常加入门冬酰胺酶（ASP）、环磷酰胺，有时也与阿糖胞苷、巯嘌呤等组成更强烈的多药联合方案。不同诱导治疗方案的疗效并无显著差别。某些临床亚型强化诱导治疗可能取得更好的疗效，例如 T - ALL 诱导治疗中加入 CTX 和 Ara - C，成熟 B - ALL 采用含大剂量 MTX、分次给予的 CTX 和 CD20 单抗的方案诱导治疗等。泼尼松是最常用的糖皮质激素。地塞米松体外抗白血病活性要强于泼尼松，药物作用时间更长，在脑脊液中能达到更高的药物浓度。有学者认为，地塞米松取代泼尼松可降低成人 ALL 的 CNS 复发，提高总的生存。然而大剂量糖皮质激素长时间应用不良反应多，感染发生率和死亡率增加，可能抵消地塞米松的优势。增加泼尼松用量也能达到类似地塞米松的疗效。柔红霉素是最常用的蒽环类药物，诱导治疗时一般用量为 30 ~ 45 mg/m²，每周 1 次。有研究认为，柔红霉素增量（45 ~ 80 mg/m²）连续 2 ~ 3 天应用可提高疗效。例如意大利 GIMEMA 诱导治疗时应用大剂量柔红霉素 [30 mg/（m²·d）×3，第 1、3、5 周，总量 270 mg/m²]，结果 CR 率达 93%，6 年 EFS 率为 55%。但随后较大样本的多中心研究报道 CR 率和 EFS 率分别仅为 80% 和 33%，疗效并未提高，且骨髓抑制重，并发症多。目前认为增加蒽环类药物用量并不能提高成年人 ALL 的总体疗效，也不确定某些特殊类型成年人 ALL 或特定年龄组的患者是否能从中受益。儿童 ALL 诱导或缓解后治疗加用 ASP 虽不增加 CR 率，但可提高 CR 质量，改善长期生存。ASP 对成年人 ALL 有无类似作用还不太肯定。临床上有 3 种不同来源的 ASP，即大肠杆菌属 ASP、欧文菌属 ASP 和聚乙二醇化的 ASP，生物半衰期分别为 1.2 天、0.65 天和 5.7 天；要获得稳定的血药浓度，需分别隔天、每天和间隔 1 ~ 2 周应用。大肠杆菌属 ASP 抗白血病作用强于欧文菌属 ASP，但后者毒性较弱，可通过增加剂量来达到同等疗效。与大肠埃希菌属 ASP 相比，聚乙二醇化 ASP 能提高儿童 ALL 的早期疗效，但并不能获得长期的生存优势。成人 ALL 应用 ASP 较儿童患者更易引起胰腺炎，与糖皮质激素合用可加重凝血异常，增加肝毒性，严重时需减量或推迟治疗。环磷酰胺一般在诱导治疗早期使用。意大利 GIME - MA 的报道认为，三药诱导治疗方案中加不加 CTX 并不影响 CR 率。但几个非随机临床试验发现，CTX 可提高 CR 率，对改善成年人 T 细胞型 ALL 的预后尤其明显。一些研究中心在诱导治疗中加用含大剂量阿糖胞苷（HDAC，1 ~ 3 g/m²q12h，3 ~ 6 天）的方案进行强化诱导治疗，结果 CR 率为 79%，并不优于常规诱导治疗。尚不明确这一治疗方式能否提高成年人 ALL 的总体疗效或改善某些特殊临床亚型的 LFS。诱导治疗晚期应用含 HDAC 的方案骨髓抑制较重，治疗相关死亡率较高，CR 率低于诱导治疗早期应用 HDAC 的患者。含 HDAC 的方案诱导治疗的患者在后续的治疗中易出现粒细胞缺乏，粒缺持续时间也延长，甚至可能被迫推迟后续化疗，进而影响整体疗效。

目前已很难再通过调整诱导治疗方案来进一步提高 CR 率。诱导治疗应着重于提高 CR 质量，以获得分子缓解（微小残留病水平≤0.01%）为追求目标。现在成年人 ALL 标危组约 60% 的患者可达分子 CR，约 50% 的 Ph/BCR - ABL 阳性 ALL 经伊马替尼联合化疗诱导治疗也可达到分子 CR。

5% ~ 15% 的成年人 ALL 经诱导治疗不能取得 CR，这些患者预后极差，需进入临床试验或进行干细胞移植。成年人 ALL 的诱导治疗相关死亡率为 5% ~ 10%，且随着年龄增长而增加，60 岁以上可达 20%；感染是主要死因，真菌感染较为常见；需积极加强抗感染、支持治疗。

2. 巩固、强化治疗　成年人 ALL 巩固、强化治疗没有公认、一致的"标准"程序，不同诊疗中心的治疗方案和疗程数差别较大，难以比较优劣。巩固强化治疗一般采用原诱导方案、多种药物组成的新方案或大剂量化疗。干细胞移植亦属强化治疗。强化治疗方案通常包含 VM26、VP16、AMSA、MTZ、IDA 和 HDAC 或大剂量 MTX（HD - MTX）等。临床随机比较研究并未真正明确强化治疗有益于提高成年人 ALL 整体疗效。意大利的 Gimema 的一项研究就认为，与传统的巩固治疗相比，强化治疗并未提高 LFS；西班牙的 Pethema 也认为，晚期强化不改善患者的长期生存。而英国 MRC 和美国 M. D Anderson 癌肿中心（MDACC）认为，早期和晚期强化治疗可明显降低复发，增加 LFS。基于儿童 ALL 的治疗经验，目前已将强化治疗列为成年人 ALL 缓解后的标准治疗。HDAC 较普遍地应用于成年人 ALL 的强化治疗，但最佳剂量和最佳疗程数仍不明确。HDAC 可与 MTX 等其他药物联用。成年人 pro - B ALL 用含 HDAC 的方案巩固强化治疗后治愈率可达 50%。与儿童相比，成年人患者对 HD - MTX 的耐受性较差，易有黏膜炎、肝损害等，严重时可能需推迟后续化疗。应用 HD - MTX 时需积极预防黏膜炎，密切观察病情，监测 MTX 血药浓度，及时四氢叶酸钙解救。四氢叶酸钙过早解救或用量过大都可降低 HD - MTX 的疗效。成年人 ALL 标危组的 HD - MTX 用量通常限制在 $1.5 \sim 2 \ g/m^2$，而在 TALL 和高危组前体 B - ALL，增大 MTX 用量（如 $5 \ g/m^2$）可能会取得更好的疗效。MTX 持续 4 小时输注的毒性要比持续 24 小时输注的低，但疗效也减低。ASP 毒性较多见于诱导治疗阶段，而巩固强化治疗时较少见。依照儿童 ALL 的治疗经验，诱导或巩固强化治疗使用 ASP 都可能提高总体疗效。成年人 ALL 强化治疗也有应用大剂量蒽环类或鬼臼毒素的，但疗效有待进一步确定。

不同临床亚型和危险分层的患者应用不同的巩固强化治疗可能提高疗效。德国 GMALL 05/93 方案对成年人 ALL 在诱导治疗中应用含 HDAC 和 MTZ 的强化治疗，巩固强化阶段对前体 B - ALL 标危组给予 HD - MTX，前体 B - ALL 高危组给予 HD - MTX 和 HDAC，T - ALL 则给予 CTX 和 AraC。结果前体 B - ALL 标危组的中位缓解持续时间达 57 个月，5 年 OS 率为 55%；前体 B - ALL 高危组中除 Pro - B ALL 持续缓解率达 41% 以外，其余临床亚型的持续缓解率仅 19%，疗效并未提高；而 T - ALL 的疗效则与临床亚型明显相关，胸腺 T - ALL、成熟 TALL 和早期 T - ALL 的持续 CR 率分别为 63%、28% 和 25%。

HLA 配型相合的同胞或无关供者异基因于细胞移植和自体干细胞移植是高危 ALL 缓解后治疗的主要方法。移植前数疗程的巩固强化治疗可降低微小残留病水平，提高 CR 质量，进而提高移植疗效。

成年人 ALL 治疗中一个值得关注的问题就是化疗的间隔时间。经数轮化疗以后，部分患者粒缺时间延长，甚至需推迟后续化疗，这增加了复发的机会。因此成年人 ALL 治疗不能一味追求要达到强烈骨髓抑制，化疗方案安排上应注意强弱结合。

3. 维持治疗　ALL 经诱导和巩固强化治疗后，还需进行 2~2.5 年的维持治疗。已有多项临床研究证明，取消维持治疗会降低 ALL 的长期疗效。维持治疗主要药物是 MTX（20 mg/m²，每周 1 次，静脉注射为佳）和巯嘌呤（MP，75~100 mg/m²，口服，每日 1 次）。维持治疗应有足够的治疗强度，以达到 WBC≤3.0×10⁹/L、中性粒细胞为（0.5~1.5）×10⁹/L 为佳。还不清楚维持治疗期间间断强化治疗能否提高疗效。意大利 GIMEMA（0183）多中心研究发现，诱导和巩固强化治疗结束后进行间断强化治疗，10 年 OS 率并不优于常规维持治疗的患者，提示经充分的早期强化治疗后，维持阶段的间断强化治疗并不提高疗效。成年人患者间断强化治疗的并发症较多，依从性也较差。可考虑给予较弱的 VP 等方案间断强化治疗。维持治疗应根据临床亚型和 MRD 水平来确定。成熟 BALL 不需维持治疗，Ph/BCRABL 阳性的 ALL 维持治疗可用酪氨酸激酶抑制药。TALL 持续缓解达 2.5 年后就很少复发，而前体 BALL 即使缓解 5 年仍有复发可能，维持治疗对后者的意义更大。

4. 中枢神经系统白血病预防　CNSL 防治是 ALL 整体治疗的重要组成部分。成人 ALL 初诊时 CNSL 发生率约为 6%，多见于 T-ALL（8%）和成熟 BALL（13%）。未经 CNSL 预防的成年人 ALL，中枢神经系统复发高达 30%。国外诊断 CNSL 需满足脑脊液 WBC≥5/μl 且发现原、幼淋巴细胞；脑脊液 WBC 低于 5/μl 但发现原、幼淋巴细胞的也可诊断。神经根浸润的患者脑脊液检查可正常。CNSL 预防包括 MTX、Ara-C、地塞米松联合鞘内注射，大剂量全身化疗（HDAC、HD-MTX 和 ASP），和颅脑-脊髓照射等。采用颅脑-脊髓预防照射存有较多的争议。照射后易引起神经毒性，主要表现为癫痫、痴呆、智力障碍、内分泌紊乱和继发肿瘤等。我们在临床工作中观察到，照射后一些患者的骨髓造血恢复较慢，有可能影响到下一阶段的治疗。即使对高危患者，鞘注联合全身大剂量化疗也能有效地预防 CNSL，CNS 复发可降到 7%。成年人 ALL 鞘注预防的次数取决于发生 CNSL 的风险大小。T-ALL、成熟 BALL、高白细胞数、血清 LDH 增高、髓外浸润明显或白血病细胞增殖旺盛的患者高风险发生 CNSL，需接受 16 次鞘注预防；而中等风险和低风险患者可分别只接受 8 次和 4 次鞘注预防。CNSL 预防不仅能降低 CNS 复发，也是提高总体疗效的重要举措。应该注意到，CNSL 发生风险也与操作者的腰穿水平有关——腰穿有可能不慎将外周血中的白血病细胞带入脑脊液中。因此腰穿应由有经验的操作者施行，并尽量在外周血白血病细胞数明显控制或消失以后执行。血小板低者在腰穿前应输血小板以防出血。

（三）特殊治疗

1. 造血干细胞移植　造血干细胞移植（SCT）是成年人 ALL 极为重要的强化治疗手段，是高危患者治愈的主要方法，也是难治、复发患者挽救性治疗的重要选择。根据干细胞的来源可分为异体（Allo-SCT，亲缘和非亲缘）和自体移植（ASCT），按预处理方案的强度可分为清髓性和非清髓性移植。Allo-SCT 可诱导移植物抗白血病（GVL）作用而降低复发，但移植并发症多，移植相关死亡（TRM）率高。ASCT 的并发症少，TRM 率低，但复发率也高。国外多项临床随机比较研究认为，成年人 ALL 自体移植的疗效并不优于常规化疗。成年人高危 ALL 采用 Allo-SCT 能取得比常规化疗更好的疗效，但对标危组能否从中获益还不太清楚。Allo-SCT 的疗效主要取决于患者的年龄和白血病缓解状态。20 岁以下患者的长期 LFS 率可这 62%，而 >20 岁者仅 48%。CRI 期移植的疗效最佳，而 2 次或以上缓解（≥CR2）的患者和难治、复发患者的移植疗效明显减低。一般认为，≥CR2 的成人 ALL 仍应推荐 Allo-SCT，如无合适的同胞或非亲缘供者，可考虑试验性非清髓移植、脐血干细胞移植或半倍体移植。

成年人 ALL 异体干细胞移植已有了相当的经验，但移植的最佳时机、最佳预处理方案和最佳程序等仍不明确。德国 GMALL 认为高危患者应于诊断后 3～4 个月内进行移植，未取得分子缓解的标危患者和复发后再次取得 CR 的成年人 ALL 也推荐移植。首选 HLA 配型相合或仅 1 个位点不相合的同胞供者移植，也可选择 HLA 配型相合或仅 1 个位点不相合的非亲缘供者移植；如无以上合适的供者，还可考虑脐血移植、半倍体移植或非清髓性移植。预处理方案多种多样，但一般都含 TBI。国际骨髓移植登记处（IBMTR）一项报道认为 VP16 联合 TBI 的预处理方案有一定优势。移植前去除 T 细胞是否有益尚无定论，应按各临床中心的自身经验来决定。

2. 难治、复发 ALL 的治疗　难治、复发的成年人 ALL 疗效很差，采用与标准诱导方案类似的方案再诱导治疗 CR 率一般不超 50%，HD－MTX、HDAC 或 MTZ 等单药诱导的再缓解率 ≤30%，而 AMSA、鬼臼毒素等则仅为 10%～15%，长生存者罕见。MRC/ECOG 分析 609 例复发成人 ALL 的疗效，发现 5 年总生存率仅 7%；年龄小（≤20 岁）、CR1 期长（≥2 年）者预后相对较好，复发后接受 SCT 的部分患者可获长期生存，而复发前的治疗对复发后治疗的疗效并无影响。法国报道 LALA－94 方案治疗后首次复发的 421 例成年人 ALL，再缓解率为 44%，中位 DFS 仅 5.2 个月，5 年 DFS 率 12%；复发后接受移植、CRI 期 ≥1 年和复发时 PLT > 100×10^9/L 的患者预后相对良好，初诊时的危险分层和复发前的治疗不影响复发后治疗的疗效。两项研究都认为成年人 ALL 复发后现行的挽救治疗疗效很差，CR1 期短和年龄偏大的患者尤其如此。Allo－SCT 挽救治疗的疗效优于联合化疗，但 CR2 患者中仅 30%～40% 能有条件移植，我国能进行移植的患者更少。为提高疗效，应积极鼓励患者进行新药临床试验。克罗拉滨（Clofara－bine）是第二代嘌呤核苷酸类似药，Ⅱ期临床研究发现治疗难治、复发儿童 ALL 的有效率为31%，CR 率可达 20%，现已被美国 FDA 批准用于成年人 ALL 复发患者的试验性治疗。奈拉滨（Nelara－bine）为脱氧鸟苷类似药，单药治疗 T－ALL 复发患者的有效率高达 50% 以上。其他新药如脂质体长春新碱、聚乙二醇化 ASP、伊马替尼和 CD20 单抗美罗华等，有望进一步提高难治、复发患者的疗效。

3. 青少年 ALL 的治疗　16～21 岁的青少年 ALL 是一组特殊患病人群。欧美一些临床研究机构回顾性比较了用儿童和成年人 ALL 治疗方案治疗这类患者的疗效，结果发现儿童方案的疗效要明显优于成人方案，两组长期生存率分别为 60%～65% 和 30%～40%。与成人方案比较，儿童方案更多地使用了糖皮质激素、ASP 和长春新碱等非骨髓抑制性药物，CNSL 的防治更早、更强，维持治疗时间也更长。此外，执行儿童方案的患者依从性较好、化疗间歇期短，亦与儿童方案取得较好的疗效有关。美国CALGB－ECOG/SWOG 为此开展了前瞻性Ⅱ期临床研究，将儿童方案用于 30 岁以下成人 ALL 的治疗，有些中心甚至推广到 50 岁以下的患者；经短期随访认为，儿童方案用于青少年甚至 50 岁以下成人 ALL治疗是可行的，长期的疗效尚待进一步观察。

4. 老年人 ALL 的治疗　老年人 ALL 的 CR 率低于 50%，中位 CR 持续时间仅 3～12 个月，总生存率不到 10%。老年患者常并发多种器官、系统疾病，骨髓和髓外组织器官的代偿能力差，对化疗耐受性差，并发症多，治疗毒性较大、治疗相关死亡率高，常需强化支持治疗，且常被迫降低化疗强度，甚至推迟化疗；另外，老年 ALL 的 t（9；22）等不良预后因素多，白血病细胞化疗敏感性差，耐药发生率高。故老年患者应积极推荐进入临床试验；一般情况好、健康评分值低（PS 评分 0～2 分）的可给予标准剂量化疗，55～65 岁的 CR 患者条件允许时也可考虑 ASCT 或非清髓移植；否则应推荐减低剂量的化疗，或者仅给予积极的支持治疗。

5. 特殊类型 ALL 的治疗

（1）成熟 B - ALL：成熟 B - ALL（Burkitt 白血病/淋巴瘤）占成人 ALL 的 5% ~9%。白血病细胞几乎都处于增殖周期，细胞培增时间短（仅 24 ~48 小时），侵袭性强，结外（CNS 和 BM）浸润多见，发病时肿瘤负荷大，易发生肿瘤溶解综合征。白血病细胞表达 CD19、CD20、CD22 和 CD79a 等全 B 细胞抗原，CD10 和 BCL -6 阳性；有特征性的 c - Myc、Ig（IgH /Igκ/Igγ）基因重排。常规化疗的 CR 率不超过 67%，长期 DFS 率低于 33%。而采用短期强化治疗和积极的 CNSL 预防后 CR 率可达 80% 以上，2 年 DFS 率为 60% ~80%。比较有代表性的方案是 MDACC 的 Hyper - CVAD/MA（Hyper - CVAD：CTX 300 mg/m² /q12h，d1 ~3，VCR 2 mg，d4、11，Adr 50 mg/m² d4，Dex 40 mg/d，d1 ~4，d11 ~14，每个疗程 21 天，第 1、3、5、7 个疗程；MA：HD - MTX 1.0 g/m²，d1，HDAC 3 g/m² /q12h，d2、3，每个疗程 2ld，第 2、4、6、8 个疗程；同时给予 MTX、Ara - C 和 Dex 预防鞘注 16 次），还有 GMALL 的 ALL - L3 治疗方案（预治疗：CTX 200 mg/m² d1 ~5，Pred 60 mg/m² d1 ~5。A 方案：VCR 2 mg d1，MTX 1.5 g/m² d1，Ifo 800 mg/m² d1 ~5，VM26 100 mg/mz d4、5，Ara - C 150 mg/m² /q12 d4、5，Dex 10 mg/m² d1 ~5；鞘注 d1、5；第 1、3、5 个疗程。B 方案：VCR 2 mg d1，MTX 1.5 g/m² d1，CTX 200 mg/m² d1 ~5，Adr 25 mg/m² d4、5，De×10 mg/m² d1 ~5；鞘注 d1；第 2、4、6 个疗程。A、B 方案间歇约 2 周）。大多数患者在 4 ~6 周内达到 CR，PR 或 NR 的患者预后很差。短期强化治疗主要毒性反应为骨髓抑制、黏膜炎和神经毒性等，少数患者不能完成全程化疗，或化疗间隔较长，使复发率增加，疗效降低，化疗方案中 CTX、MTX 和 Ara - C 的最佳剂量、高分次给予的 CTX 最佳间隔时间仍不清楚。几乎所有成熟 B - ALL 都表达 CD20。CD20 单抗与短期强化治疗联用可进一步提高疗效。例如 Thomas 等报道 23 例成熟 B - ALL 采用美罗华联合 Hyper - CVAD/MA 方案治疗 CR 率为 91%，2 年生存率为 89%，而单纯化疗的患者生存率仅 58%，有显著差异；这一差异在 60 岁以上的患者更为明显，加或不加美罗华治疗的 2 年 OS 率分别为 89% 和 19%。

现有资料表明，SCT 的疗效并不优于大剂量短期强烈化疗。CNSL 预防时取消颅脑照射并不影响疗效。我们在临床中也观察到，接受颅脑照射预防的患者常因骨髓抑制毒性而延迟化疗，从而增加了复发的机会。绝大多数成熟 B - ALL 复发发生于 1 年以内，持续 2 年 CR 者可认为"治愈"，故这类患者不需维持治疗。目前还不清楚难治、复发患者的最佳挽救治疗方案，SCT 可能提高疗效。有报道 ASCT 与 Allo - SCT 的复发率基本一致，且前者 OS 要优于后者，提示 Allo - SCT 后的 GVL 作用有限。

（2）Ph 染色体/BCR - ABL 阳性 ALL：Ph 染色体/BCR - ABL 阳性 ALL 占成人 ALL 的 20% ~30%，在 50 岁以上患者中甚至达 50% 以上。易位形成的 BCR - ABL 融合基因编码具有自主酪氨酸激酶活性的 P190 或 P210 蛋白，对白血病发病起着至关重要的作用。患者常规化疗的疗效很差，CR 率虽可达 50% ~80%，但大多于 1 年内复发，长期 DFS 率不足 10%。Allo - SCT 被认为是唯一可能治愈本病的手段。MRC/ECOG（E2993）的资料显示，CRI 期接受 Allo - SCT 和仅进行常规化疗/ASCT 的患者 5 年复发率分别为 32% 和 81%，5 年 EFS 率分别为 36% 和 17%，5 年 OS 率分别为 42% 和 19%。法国（LALA -94 方案）和日本名古屋 BMT 组也有类似的结论。然而仅少数 CR1 期患者能有条件进行 Allo - SCT。接受 HLA 配型相合的非亲缘供者移植的患者并发症较多，移植相关死亡率较高。非清髓性移植、脐血移植和半相合移植的疗效也有待进一步评价。伊马替尼是 ABL 酪氨酸激酶抑制药，治疗 t（9；22）/BCR - ABL 阳性的 CML 慢性期患者取得了满意疗效。伊马替尼（400 ~600 mg/d）单药治疗难治、复发 Ph⁺/BCRABL 阳性 ALL 的 CR 率为 29%，少数患者疗效可持续 4 周以上，中位疾病进展时间为 2.2 个月，中位生存时间可达 4.9 个月。患者很快出现耐药、复发。伊马替尼与 VCR、CTX、DNR、

Ara-C 和 VP16 联合在体外抗白血病试验中有协同作用，而与 MTX 相互拮抗。日本成年人 ALL 研究组（JALSG）将伊马替尼 600 mg/d 与 VP 方案联用治疗初治 Ph/BCR-ABL 阳性 ALL，取得 CR 后接受 4 个疗程的 HD-MTX+HDAC 和伊马替尼（600 mg/d，28 天为 1 个疗程）轮替治疗，有 HLA 配型相合的亲缘或非亲缘供者的患者接受移植，其余采用伊马替尼+VP 方案（每月 1 次）维持治疗 2 年。结果 CR 率达 96%，达 CR 中位时间为 28 天，其中 26% 的 CR 患者在诱导治疗第 28 天即取得"分子缓解"；治疗 1 年时 71% 的患者获得分子 CR，预计 2 年 EFS 率和 OS 率分别为 49% 和 58%。Thomas 等用伊马替尼联合 Hyper-CVAD/MA 方案治疗 Ph 染色体/BCR-ABL 阳性 ALL，结果 CR 率为 96%，达 CR 的中位时间为 21 天；联合治疗方案和单纯化疗的 2 年的 DFS 率分别为 87% 和 28%。现认为，伊马替尼与化疗同用疗效要优于序贯治疗。伊马替尼不增加化疗毒性，与 VP 方案甚至单与甲基泼尼松龙联用治疗老年患者即可明显改善疗效，延长生存。Allo-SCT 前应用伊马替尼可降低 MRD 水平、提高移植疗效，Allo-SCT 后继续应用可降低复发。伊马替尼耐药的可改用新的酪氨酸激酶抑制药如尼罗替尼、达沙替尼等治疗。

（3）T-ALL：T-ALL 占成年人 ALL 的 15%~20%，主要见于青年男性，初诊时多有 WBC 数增高（$\geqslant 3.0 \times 10^9$/L）、纵隔肿大和 CNS 浸润等，易有 CNS 复发。继往 TALL 的疗效很差，中位 CR 持续时间不超过 10 个月，长期生存率低于 10%。采用含 CTX、Ara-C 和 HD-MTX 的方案治疗，成年人 T-ALL 的 CR 率已达 80% 以上，LFS 率为 40%~50%。因患者白血病负荷较大，诱导治疗时需注意防治肿瘤溶解综合征。T-ALL 的中枢神经系统浸润和复发多见，应十分重视 CNSL 的防治。纵隔肿大的患者可接受纵隔照射治疗，但部分患者经照射后骨髓造血恢复较慢，可能影响到全身化疗；目前也还不能肯定纵隔照射能提高这类患者的疗效。NUP214-ABL1 基因扩增见于 5.6% 的前体 T-ALL（CD3$^+$，CD2$^+$ 和 CD7$^+$），化疗疗效较差，采用伊马替尼等酪氨酸激酶抑制药治疗有望提高疗效。也可试用奈拉滨和 CD52 单抗治疗。

6. 新的治疗方法　成年人 ALL 疗效的提高有赖于对白血病致病机制的深入研究与新药开发。多种新药已进入临床试验，包括老药新剂型、核苷酸类似药、单克隆抗体以及酪氨酸激酶抑制药等分子靶向治疗药物。

（1）老药新剂型：大肠杆菌来源的 ASP 与聚乙二醇共价结合形成 PEG-ASP，不仅降低了免疫源性，也使生物半衰期延长了 5 倍。最初是作为大肠杆菌属 ASP 发生超敏反应时的替代治疗，后被美国 FDA 批准用于初治 ALL 的治疗。与普通 ASP 相比，PEG-ASP 2 500 U/m^2/1~2 周能更快地清除骨髓原始淋巴细胞。脂质体化 Ara-C（Depocyte）鞘注后能缓慢释放入脑脊液，作用可持续 14 天以上；Ⅰ期临床研究以 25~50 mg/2 周鞘注治疗 10 例难治性 CNSL，结果 4 例 CR，3 例 PR；与全身大剂量化疗合用可增加神经毒性。脂质体化蒽环类药物和聚乙二醇化阿霉素可减低治疗毒性，增加疗效。脂质体柔红霉素已进入难治、复发 ALL 的Ⅰ期临床研究。Annamycin 是一种能克服多药耐药的脂质体化蒽环类药物，心脏毒性较阿霉素小，但可致严重粒缺，已用于难治 ALL 的试验性治疗。长春新碱脂质体化后血药半衰期由 110 分钟延长到 8 小时，组织浓度也明显升高，以 2 mg/m^2/3 周持续 1 小时输注时便秘和神经损伤等毒性轻微；以 2 mg/m^2/2 周试验性治疗 16 例难治、复发 ALL，发现 2 例有效；目前正与地塞米松联合用于难治、复发 ALL 的试验性治疗。

（2）抗叶酸代谢药：抗叶酸代谢药 MTX 在 ALL 治疗中占有很重要的地位。一些新的抗叶酸代谢药物，如二氢叶酸还原酶（DHFR）、胸苷酸合成酶和嘌呤合成酶等的抑制药亦已进入临床试验。三甲曲沙（Trimetrexate）为脂溶性非多聚谷氨酰化的 DHFR 抑制药，Ⅱ期临床研究发现 20 例伴皮肤浸润的 T

细胞淋巴瘤复发患者经三甲曲沙 200 mg/m²/2 周治疗有效率为 45%。Pralatrexate 是对还原叶酸载体（RFC）和多聚谷氨酰胺合成酶（FPGS）具有高亲和性的 DHFR 抑制药，Ⅰ/Ⅱ期临床研究发现可诱导 T 细胞淋巴瘤获得持续 CR，与吉西他宾序贯应用的疗效要明显优于 MTX + Ara – C。Talotrexin 是非多聚谷氨酰化的氨基蝶呤类似药，对 RFC 和 DHFR 具有高亲和性，可克服 MTX 耐药，目前正用于成年人难治、复发 ALL 的试验性治疗。雷替曲塞（Raltitrexed）可选择性抑制胸苷酸合成酶，阻断三磷酸胸苷合成，已用于胃癌的试验性治疗。咯美曲索（Lometrexol）和培美曲塞（Pem – etrexed）是嘌呤生物合成抑制药，后者已开始试验性应用于难治、复发白血病的治疗。

（3）新的核苷酸类似药：氯法拉宾（Clofarabine）在细胞内转变为有活性的三磷酸 Clorarabine，抑制 DNA 多聚酶和核苷酸还原酶而抑制 DNA 合成与修复，也可直接作用于线粒体诱导细胞凋亡；Ⅰ期和Ⅱ期临床试验发现不同遗传学异常的 T 和 B – 前体 ALL 均可取得部分疗效；Clofarabine 可增强 Ara – C 活性，与 VP16 和 CTX 也有协同作用，目前正在观察联合用药的疗效。Clofarabine 成年人每个疗程最大耐受剂量为 40 mg/（m² · d）×5，可逆性肝转移酶升高为其剂量限制毒性；也可引起呕吐、骨髓抑制、发热、皮疹和手 – 足综合征等。

嘌呤核苷磷酸化酶（PNP）的遗传性缺失会引起 T 细胞严重缺乏，因为 PNP 缺陷会使脱氧鸟苷的三磷酸衍生物在细胞内积聚，抑制核苷酸还原酶的活性，从而抑制 DNA 合成、引起细胞死亡；PNP 成为 T 细胞恶性肿瘤治疗的一个合理靶点。奈拉滨（Nelarabine）是可溶性 Ara – C 制剂，在细胞内经腺苷脱氨酶的作用迅速转化为 Ara – C 而竞争性抑制 PNP。Ⅰ期和Ⅱ期临床试验采用每个疗程奈拉滨 400 ~ 1 200 mg/（m² · d）×5，持续 1 小时输液；结果 79 例不伴 CNSL 的 T – ALL 有 27 例（35%）取得 CR，首次复发、二次复发和 CNS 复发的 T – ALL 再缓解率也分别达到 49%、25% 和 21%；剂量限制毒性为神经毒性，主要表现为嗜睡、震颤、肌无力、共济失调和癫痫等，未见骨髓抑制毒性。美国 FDA 已批准将奈拉滨用于 T 细胞淋巴瘤/白血病的三线治疗。Forodesine 是 PNP 的一种新的抑制药，口服生物利用度高，对 T 细胞有选择性毒性作用，已用于 T – ALL 的临床试验性治疗。

（4）单克隆抗体：CD20 表达于正常 B 细胞、成熟 BALL，也见于 40% ~ 50% 的前体 B – ALL。美罗华是这一跨膜非糖基化磷酸蛋白的单克隆抗体。美罗华联合短期强烈化疗治疗成熟 B – ALL 已获满意疗效。成年人前体 B – ALL 表达 CD20 为预后不良因素；一项研究发现，美罗华（375 mg/m²/周）联合 Hyper – CVAD/MA 治疗 CD20 阳性和 CD20 阴性的成年人前体 B – ALL，2 年 DFS 率分别为 73% 和 40%，具有显著差异。CD20 单抗与放射性核素⁹⁰钇和¹³¹碘结合可能进一步提高疗效。

依帕珠单抗（Epratuzumab）为 CD22 的人源化单抗，在侵袭性 B – NHL 中已显示较好的安全性和抗肿瘤活性。COG 率先用依帕珠单抗单药或与 VDLP 联合治疗 CD22⁺ 的儿童复发 B – ALL，证明安全、有效。依帕珠单抗联合美罗华的疗效要优于单一用药。螯合放射性核素钇 90 的依帕珠单抗高分次治疗侵袭性和隐袭性淋巴瘤的 CR 率达 25%。

CD19 是最常见的 B 细胞标记。继往 CD19 单抗治疗恶性 B 细胞疾病的疗效不太满意，目前正研究新的治疗方法，如能诱导 CTL 作用的 CD19 特异性单抗和双功能抗体等。

阿仑单抗（Alemtuzumab）是人源化的 CD52 单抗。CD52 表达于绝大多数的恶性 B 细胞和几乎所有的 T 原始细胞，而不表达于 CD34⁺造血干细胞。阿仑单抗能持久地清除外周血、骨髓和脾中的淋巴细胞，但对淋巴结和髓外的淋巴性疾病作用较弱，且易引起中性粒细胞减少，增加机会性感染。阿仑单抗 30 mg 每周 3 次治疗一例早期复发的成年人前体 B – ALL 取得 CR，而全血细胞减少亦持续 1 年以上。干细胞移植复发的 2 例成人和 1 例儿童前体 B – ALL 应用阿仑单抗后 2 例骨髓和外周血中原始细胞明显减少，1例肿大的脾明显缩小。15例难治、复发的成年人AL（AML 9例，ALL 6例）经阿仑单抗治疗后仅2例AML取得CR。CALGB现正在进行Ⅱ期临床研究，以评估阿仑单抗在清除成年人ALL微小残留病中的疗效。

Mylotarg为共价结合刺孢霉素的CD33单抗，已被批准用于CD33⁺的复发AML治疗。15%～20%的ALL亦表达CD33，可能成为合适的治疗靶点。已报道共5例儿童CD33⁺ALL经Mylotarg治疗4例取得CR。

（5）基于致病机制的分子靶向治疗：酪氨酸激酶抑制药伊马替尼能选择性抑制ABL、KIT和PDG-FR激酶的活性，显著改善了Ph⁺/BCR-ABL阳性ALL的疗效。部分携NUP214-ABL1融合基因和具有ABLI基因附加染色体扩增的T-ALL对伊马替尼也很敏感。伊马替尼单药治疗易出现耐药，ABL激酶结构域突变是发生耐药的主要原因。绝大多数伊马替尼耐药的患者应用二代酪氨酸激酶抑制药nilotinib或dasatinib（尚可抑制SRC激酶的活性）仍然有效，对ABL激酶T3151突变的患者应用aurora激酶抑制药MK-0457可有效克服耐药。

FLT3突变（ITD和TKD）主要见于AML，也见于MLL基因重排的AL、KIT（CD117）阳性的T-ALL和超二倍体ALL。来他替尼（Lestaurtinib）、米哚妥林（Midostarin）、坦度替尼（tandutinib）和苹果酸舒尼替尼（sunitinib malate）是小分子FLT3抑制药，治疗耐受性好，但易发生耐药，目前正与化疗联用以提高疗效。IMC-EB10是人源化的FLT3单抗，临床前研究发现可延长人急性淋巴细胞白血病NODSCID小鼠模型的生存期。

Ras是BCR-ABL的信号传导中介。Ras需要经法尼基化后才能正确定位到细胞内膜上，以行使正常的功能。Tipifarnib、Lonafarnib、BMS214662和L778123是法尼基转移酶抑制药，可有效阻止Ras的正确定位，实验和临床研究显示与酪氨酸激酶抑制药具有协同作用。

p73、p15和p57是细胞周期调节蛋白，编码这些蛋白的基因高度甲基化将导致这些蛋白表达显著减少，在ALL致病中起重要作用；MLL基因重排的ALL也常有肿瘤抑癌基因FHIT因高度甲基化而表达关闭。5-氮杂胞苷（Azacytidine）和地西他滨（Decitabine）为DNA甲基转移酶抑制药，可有效阻止这一过程；与组蛋白脱乙酰基转移酶（HDACs）抑制剂联用可能有协同效应。

替莫唑胺（Temozolomide）是新型烷化剂，作用机制复杂，既可使DNA甲基化，也可致DNA损伤、断裂，细胞凋亡。Ⅰ期临床试验中，1/16例成人AML和1/2例成人ALL取得CR；替莫唑胺小剂量持续应用的疗效可能更佳。

HDACs能使组蛋白上的赖氨酸残基脱乙酰基化而带正电，从而与带负电的DNA双链紧密结合，干扰了下游基因的表达，在白血病发病中起重要作用。丁酸盐、缩酚酸肽（depsipeptide）、丙戊酸（valproic acid）、vorinostat（Zolinza）和人工合成的MD-27-275是HDACs的特异性抑制药，可恢复被干扰基因的表达。已发现缩酚酸肽对T细胞淋巴瘤、CLL和AML治疗有效。体外试验中Vorinostat与伊马替尼联用能有效地促进BCRABL阳性细胞凋亡。AN-9属于丁酸盐，已发现该药在治疗柔红霉素耐药的T-ALL和伴MLL基因重排的婴儿ALL中与柔红霉素有协同作用。

人西莫罗司靶蛋白（Mammalian target of rapamycin，mTOR）是丝-苏氨酸蛋白激酶，调节蛋白翻译、细胞增殖和细胞周期进程。mTOR介导的细胞信号转导与恶性淋巴细胞的生存和化疗耐药有关。西莫罗司和Temsirolimus、Everolimus及AP-23573等第二代mTOR抑制药体外可诱导ALL细胞凋亡，阻断细胞周期，增加肿瘤细胞对细胞周期特异性药物的敏感性，且能抑制转基因鼠的前体B细胞肿瘤。mTOR抑制药安全性好，有望进入临床试验。

造血系统中 NOTCH 信号传导与 T 细胞分化密切相关。细胞内的 NOTCHI 信号持续激活可引起 T 细胞白血病。而 NOTCHI 突变激活见于 50% 以上的 T‑ALL。γ‑分泌酶在 NOTCHI 受体形成中起重要作用。γ‑分泌酶抑制药可有效抑制过度激活的 NOTCHI 途径，目前正在进行Ⅰ期和Ⅱ期临床试验，相信不久后会有相关结论。

硼替佐米（万珂）是蛋白酶体抑制药，能抑制 NF‑κB 介导的细胞内信号传导，诱导凋亡相关蛋白 BCL2 和 BCLX 磷酸化降解，抑制 MAPK 信号传导通路，使白血病细胞对化疗诱导的凋亡更为敏感。已经证明硼替佐米与地塞米松、阿糖胞苷、柔红霉素、ASP 和 VCR 等有协同作用。目前正与去甲氧柔红霉素联用，试验性治疗成年人 AML 和 MDS。

九、预后

成年人 ALL 的预后主要与年龄、初诊时白细胞数、疾病亚型、细胞遗传学特征、诱导治疗达 CR 时间和 MRD 水平等因素有关。这些临床和实验数据可用于指导 ALL 的治疗。年龄是决定预后的最重要的指标。<30 岁和 >50 岁的患者总生存率分别为 34%~57% 和 15%~17%。随着年龄增长，SCT 的疗效也逐渐降低。初诊时高 WBC 数〔（30.0~50.0）×10^9/L〕的前体 B‑ALL 治疗并发症多，复发率高，治疗上应注意根据 MRD 水平调整用药、采用试验性治疗和 SCT。但高 WBC 数对 T‑ALL 的预后影响较小。细胞免疫表型是 ALL 的独立预后因素，不同临床亚型的治疗方法和生物靶向治疗不同。胸腺（皮质）T‑ALL 约占成人 T‑ALL 的 50%，应用现代治疗 CR 率可达 85%~90%，5 年 OS 率高于 50%；而早期 T‑ALL 和成熟 T‑ALL 的预后较差，CR 率仅为 70%，长期 LFS 率为 30%。细胞遗传学异常可能是不同亚型 T‑ALL 具有不同预后的分子基础，HOX11 基因过度表达主要见于预后较好的胸腺 T‑ALL，而 HOX11L2、SIL‑TAL1、ERG 和 BAALC 等的高表达则多见于成熟 T‑ALL 和早期 T‑ALL，预后差。Notchl 激活突变见于 50% 的 T‑ALL，预后意义还不明确，其活性可被 γ‑分泌酶（γ‑secretase）抑制药所抑制。NUP214‑ABL1 表达增高的不成熟 T‑ALL 可试用伊马替尼等酪氨酸激酶抑制药治疗。成年人 Common‑B 和 Pre‑B ALL 的 CR 率可达 80% 以上，但仅 1/3 能获得长生存，少数甚至 CR 持续 5~6 年后仍有复发；高白细胞数（>30.0×10^9/L）、取得 CR 时间超过 3~4 周和 Ph/BCR‑ABL 阳性是这类患者的不良预后因素，长生存者不足 25%；伊马替尼生物靶向治疗已明显改善了 Ph/BCRABL 阳性 ALL 的预后；而无上述不良预后因素的标危患者长生存可达 50% 以上。Pro‑B 或具有 t（4；11）的成年人 ALL 预后差，但包括 HDAC 和 HD‑MTX 以及 SCT 在内的强烈治疗有望改善患者的预后，CR1 期接受 Allo‑SCT 的长期生存率甚至可达 60%。成熟 B‑ALL 经短期强化治疗、积极 CNSL 预防和 CD20 单抗治疗后疗效也有了显著提高。

治疗反应是成年人 ALL 除了年龄以外的最重要的预后因素。泼尼松治疗反应差、CR 延迟（3~4 周）或未获 CR 和 MRD 水平高的患者预后差。MRD 的检测方法主要有 PCR（融合基因和 TCR、Ig 重排）和流式细胞术。联合 TdT 和 CyCD3 单抗可检测 T‑ALL 缓解后的 MRD 水平。正常 B‑祖细胞（CD34$^+$/及 CD10$^+$）对皮质激素和其他化疗药物极为敏感，诱导治疗 2 周时在骨髓标本中用流式细胞术即不能检出。前体（pro$^-$、Common$^-$ 和 pre$^-$）B‑ALL 经治疗 2 周后，如流式细胞术仍能检出不成熟的 B 细胞，即可认为存在微小残留病变。治疗期间应动态检测 MRD，按 MRD 水平确定危险分层和实施治疗。诱导治疗早期快速取得分子 CR 的患者复发率仅 8%~10%，而巩固治疗阶段 MRD≥0.01% 的复发率高达 66%~88%，应推荐干细胞移植。此外，多药耐药蛋白（MDR1/P170）的表达也与不良预后有关。

按预后因素一般可将成年人 ALL 分为以下 3 组。

1. **低危组** 包括年龄 <30 岁，初诊时 WBC <30.0×10⁹/L、达 CR 时间 <4 周、非 pro – B 表型或无 t（4；11）的前体 B – ALL，胸腺 T – ALL 和达到分子 CR 的 ALL。这类患者宜采用多药诱导治疗，达 CR 后进行多轮巩固强化治疗，一般不推荐 CRI 期行 SCT；维持治疗给予 MM 方案共 2～2.5 年。诱导和巩固强化治疗期间给予 CNSL 预防。

2. **高危组** 包括年龄 >50～60 岁，初诊时 WBC >30.0×10⁹/L、达 CR 时间 >4 周、pro – B 表型或具有 t（4；11）的前体 B – ALL，早期 – ALL 和成熟 T – ALL，以及诱导后未达分子 CR 的 ALL。这类患者也采用多药诱导治疗，达 CR 后巩固强化治疗 1 疗程，年轻患者如有 HLA 配型相合的亲缘或非亲缘供者应首选 Allo – SCT，也给予 ASCT 或强烈巩固强化治疗，或进入临床实验。诱导和巩固强化治疗期间给予 CNSL 预防。

3. **极高危组** 是指具有 Ph 染色体/BCR – ABL 融合基因阳性的 ALL。治疗推荐伊马替尼 + 联合化疗，具体见上。

成熟 B – ALL 的预后已大为改观，不再被视为不良预后的临床亚型，治疗选择见上。

（张 璐）

第三节 慢性髓系白血病

慢性髓细胞白血病（chronic myelocytic leukemia，CML）是一种起源于多能干细胞的髓系增殖性肿瘤，具有特征性的 t（9；22）（q34；q11）或 BCR – ABL1 融合基因。

一、发病情况

CML 于 1845 年由 Gragie 等首先记载。年发病率为（1～2）/10 万。不同地区年发病率并不一致，以澳大利亚为最高，美国、日本、哥伦比亚、加拿大次之。国内资料表明 CML 发病率为 0.36/10 万，在各类白血病发病率中占第 3 位。本病可见于各年龄组，在美国以青年及中年人居多，我国以中老年人为多，其中 50～59 岁年龄组形成一高峰。男性高于女性，男女之比为 3：2。

二、发病机制

Ph 染色体是 CML 的特征性改变，它是由 Nowell 等 1960 年首次在费城发现并命名。最初发现是在 CML 患者分裂的血细胞 G 组染色体出现长臂缺失（22q），称为 Ph 染色体。20 世纪 70 年代初证实 Ph 染色体是由 22 号染色体的长臂缺失或 22 号染色体长臂与 9 号染色体长臂相互易位的结果，即 t（9；22）（q34；q11.21）。97.5% 的 Ph⁺CML 具有典型的 t（9；22）易位，其余则以变异 Ph 易位形式出现，包括简单变异易位，复杂变异易位和隐匿性 Ph 染色体。简单变异易位是 22 号染色体长臂 1 区 1 带与非 9 号染色体之外的任何染色体易位；复杂变异易位是包括 9 和 22 号染色体在内的 3 条或更多的染色体之间易位；隐匿性 Ph 染色体是通过显带技术难以鉴定的染色体易位，但分子分析仍然检测到 bcrabl 融合基因。不管存在何种变异易位，通过分子荧光原位杂交（FISH）技术和分子生物学手段总能检测到 bcrabl 融合基因。所有 Ph 染色体阳性的 CML 患者皆具相似的临床、血液学及预后特征。

与 V – abl 癌基因同源的 C – abl 原癌基因位于人类第 9 号染色体长臂 3 区 4 带上（q34.11）。C – abl 原癌基因长 230Kb，具有 12 个外显子，其中第一个外显子被一长约 200 kb 的内含子分隔成 Ⅰb 和 Ⅰa。

C-abl 编码蛋白 P145ABL 具有内在酪氨酸活性。在 CML，abl 断裂点通常位于外显子 Ib 和外显子 2 之间，Ⅰb 外显子留在 9 号染色体上。bcr 定位于 22q11，长约 135 kb，含有 23 个外显子，编码 bcr 蛋白广泛分布于人类各组织中。在 CML，bcr 断裂点的位置变异较大，常见有 3 个断裂点区域：M-bcr，m-bcr，u-bcr。其中 M-bcr 为主要断裂点簇区，跨越 bcr 第 12~16 外显子，编码 P210 融合蛋白。发生于 m-bcr 断裂点区（bcr 第 1~2 外显子）产生融合基因编码 P190 蛋白。此种形式更易出现于急性淋巴细胞白血病（ALL）中。μ-bcr 位于 M-bcr 的下游，跨越第 17~20 外显子，蛋白产物为 P230。

bcrabl 融合蛋白定位于胞浆中，具有显著增强的酪氨酸激酶的活性。可直接参与细胞向 CML 表型的转化。bcr-abl 蛋白除增加 bcr 蛋白自身磷酸化外，更重要的是改变了某些关键调节蛋白的正常磷酸化类型。而这些蛋白可能介导酪氨酸激酶的信号传导并调节基因表达，影响细胞的增殖与分化。如 Grb-2，shc，P21ras，P120GAP，Ph-p53，P160 bcr，CRKL，c-myc，c-myb，P120 CBL，bcl-2 及 PI-3 等一系列调节蛋白是假定的 bcr-abl 蛋白的作用靶点。P21ras 的活化具有生长调节作用，同时也是 CML 细胞增殖所必须的。许多上述蛋白在信号传导中均可导致 ras 原癌基因表达。如在原始纤维细胞中表达 P210 bcr-abl 可同时激活 P21ras 并抑制 GTP 酶激活蛋白 P120GAP 的活性。P210bcr-abl SH2 磷酸化域与连接蛋白 Grb2 联结，同样导致 ras 的活化。另外，Bcr-abl 导致细胞体外对化疗及其他 DNA 损伤性药物的耐药，并抑制凋亡。Bcr-abl 的表达可能影响造血细胞细胞周期的分布，损伤的 DNA 通过延迟 G_2/M 期的转换而得以修复。CML 细胞凋亡的失调可能与 bcl-2 表达增高相关，小鼠 bcr-abl 细胞可因 bcl-2 的过量表达而耐受凋亡且具致瘤性。Bcl-2 表达一旦被抑制，该细胞致瘤性消失。

造血祖细胞与基质的相互作用的异常可能是 CML 致病的核心。CML 祖细胞黏附与锚定特性的异常导致细胞成熟与增殖的紊乱。CML 细胞不能如正常干细胞一样正常黏附于基质细胞，尤其缺乏由 β-整合素介导的黏附。黏附分子淋巴活化抗原-3 在 CML 细胞上的表达也减少。P210 bcr-abl 蛋白在胞浆分布可直接参与细胞黏附功能异常，也可通过诱导整合素或其他黏附分子胞内部分的磷酸化改变其黏附特性。造血祖细胞黏附功能异常可部分解释了 CML 细胞过度增殖以及过多地从骨髓释放。骨髓微环境对造血的影响也是一个不容忽视的因素。骨髓微环境具有支持和调节造血细胞增殖与分化的功能，造血微环境的失调也可导致造血失控。尽管研究显示 CML 基质细胞分泌的造血生长因子与正常无异，且肿瘤坏死因子、细胞因子、巨噬细胞抑制蛋白-α 在 CMD 基质上清中水平显著减少，然而基质细胞的异常已经出现，如来源于 Ph（+）祖细胞的恶性基质巨噬细胞与 CML 干细胞相互接触能选择性扩增白血病细胞，而抑制正常的造血。

CML 病情进展是克隆变化的结果，在 CML 向 AML 转化过程中，基因突变发生率提高，CML 进展过程中基因表达变化涉及核糖体形成、Wnt 信号通路、核小体、糖代谢、髓细胞分化、细胞凋亡、基因组的不稳定性以及 DNA 损伤修复等过程。CML 进展期 Rb 抑癌基因、ras 基因及 p53 基因改变早有报道，新近研究发现 TET2、ASXL1、IDH1 以及 JAK2 的突变亦可见于 CML 进展期。目前认为尽管加速期是在慢性期基础上演变而来，但它是以不同于慢性期发病的新的机制起病，P210 蛋白在维持 CML 急性变中并没有显著作用。

三、临床分期

1. 慢性期

（1）临床表现：无症状或有低热、乏力、多汗、体重减轻等症状。

（2）血常规：白细胞计数增高，主要为中性晚幼和杆状核粒细胞，原始粒细胞（Ⅰ型 + Ⅱ型）≤

5%～10%，嗜酸性和嗜碱性粒细胞增多，可有少数有核红细胞。

（3）骨髓：增生明显活跃或极度活跃，以粒系增生为主，中、晚幼粒和杆状核粒细胞增多，原始粒细胞（Ⅰ型＋Ⅱ型）≤10%。

（4）染色体：有 Ph 染色体。

（5）CFU－GM 培养：集落或集簇较正常明显增加。

2. 加速期 具有下列两项者可考虑为本期。

（1）不明原因的发热、贫血、出血加重，骨骼疼痛。

（2）脾进行性增大。

（3）不是因药物引起的血小板进行性降低或增高。

（4）原粒细胞（Ⅰ型＋Ⅱ型）外周血和（或）骨髓中 10%～19%。

（5）外周血中嗜酸性粒细胞＞20%。

（6）骨髓中有明显的胶原纤维增生。

（7）出现 Ph 染色体以外的染色体核型异常。

（8）对传统的抗慢性髓细胞白血病药物治疗无效。

（9）CFU－GM 增殖和分化缺陷，集簇增多，集簇和集落的比值增高。

3. 急变期 具有下列一项可诊断本期。

（1）外周血或骨髓中的原始粒细胞（Ⅰ型－Ⅱ型）或原淋＋幼淋或原单＋幼单≥20%。

（2）外周血中原始粒＋早幼粒细胞≥30%。

（3）骨髓中原始粒＋早幼粒细胞≥50%。

（4）髓外原始细胞浸润。

（5）CFU－GM 培养呈小簇生长或不生长。

四、临床表现

CML 起病缓慢，其自然病程包括无症状期、慢性期、加速期及急变期 4 个阶段，多数患者是在症状出现之后方去就诊并得以诊断。只有极少数患者在体检和因为其他原因检验血液时才发现血液异常，此时脾脏可能已有轻度肿大或不肿大。

1. 无症状期 CML 染色体开始出现异常至出现典型症状大约为 6.3 年，称为无症状期。如以 CML 确诊后中位生存期为 3.5 年计算，整个 CML 的中位生存期约为 9.8 年。CML 疾病早期即已出现嗜碱性粒细胞绝对值升高，在白细胞计数＜20×10^9/L 时已表现出外周血中性粒细胞碱性磷酸酶活性降低，且随疾病进展加剧。在白细胞计数＞20×10^9/L 脾脏在肋下可触及，在（30～90）×10^9/L 时出现症状。

2. 慢性期（CML－CP）最早出现的自觉症状是乏力、头晕、腹部不适等表现，也可出现全身不适、耐力减低、恶心等症状。也可表现为基础代谢增高的特点，如怕热、盗汗、多汗、体重减轻、低热、心悸和精神紧张等。随疾病进展，可出现器官增大相关症状，如脾大会引起腹胀、左上腹沉重感或左上腹疼痛、食后饱胀感等。早期出血少见，后期约有 30% 出现不同程度的皮肤、黏膜及消化道出血，女性可有月经过多，颅内出血少见。骨痛、关节痛是初诊时少见的症状，可因脾周围炎或脾梗死而表现为急性左下胸或左上腹剧痛。消化道溃疡较正常发生率高，可能与组胺释放过多相关。罕见的症状为痛风性关节炎，常与高尿酸血症有关。阴茎异常勃起，可能与白血病浸润或海绵体血栓所致。最常见的体征是脾大、面色苍白、胸骨压痛。肝大、淋巴结肿大、皮肤紫癜也可见。40%～70% 患者在初诊时脾在肋下 10 cm 左右，通常无触痛。如有脾周围炎可有触痛或摩擦感。胸骨压痛常局限于胸骨体。部分患者在诊断时可触及淋巴结肿大。早期多无面色苍白，随病情加重而显著，如伴有骨髓纤维化则更为明显。晚期常伴有髓外浸润表现。实验室检查异常经常出现于症状出现之前，约有 15% 的患者是在无症状时依据实验室检查发现而确诊。白细胞计数增加是本病的显著特征，诊断时白细胞通常在（30～90）× 10^9/L，少数高达 100×10^9/L 以上。白细胞计数增加与脾肿大呈正相关性。分类以成熟粒细胞为主，可见到各阶段原始及幼稚粒细胞，以中幼粒及晚幼粒细胞为主，原始细胞＋早幼粒细胞＜10%。多数患者嗜碱性粒细胞、嗜酸性粒细胞比例增多。血红蛋白及红细胞早期可正常，血片中可以见到少量有核红细胞。网织红细胞正常或偏高。疾病发展过程中因出血、溶血、骨髓红细胞生成减少而出现血红蛋白下降。贫血多为正细胞正色素性，如伴有骨髓纤维化，红细胞可出现大小不均，呈现明显的异形性。血小板多数增高或正常，增高者可达 $1\,000 \times 10^9$/L 以上，血小板形态正常，功能多异常，血栓形成罕见；少数患者血小板可减少。

CML－CP 骨髓涂片呈明显增生或极度增生，造血细胞占骨髓细胞的 75%～90%，以粒系增生为主，红细胞及淋巴细胞相对减少，粒：红常为（10～30）：1，甚至 50：1。分类中以中、晚幼粒细胞增多为主，原粒细胞＋早幼粒＜15%，原始粒细胞（Ⅰ＋Ⅱ型）≤10%，嗜碱性粒细胞及嗜酸性粒细胞比例增多，可见幼稚阶段的嗜碱性及嗜酸性粒细胞。粒细胞可出现核浆发育不平衡，颗粒多少不一。巨核细胞数可增高也可正常，易见小巨核细胞。巨核细胞形成血小板良好，涂片中血小板不少，可成堆分布。骨髓中有时可出现类戈谢或类尼曼－皮克细胞。电子显微镜检查发现，这些细胞胞质内含物结构不同于戈谢细胞或尼曼皮克细胞内的神经节苷脂或脑苷脂，表明这类细胞是巨噬细胞演变而来。

外周血或骨髓中中性粒细胞碱性磷酸酶（ALP）水平是异常减低的，约 90% 的 CML 缺乏此酶。

CML－CP 的粒－单核细胞系或嗜酸性粒细胞集落形成（CFU－C）的大小、成熟度、细胞类型的分布是正常的，但其集簇与集落之比常低于正常，密度也较正常集落为轻。

初治 CML 通常还可发生高尿酸症，治疗过程中可因细胞迅速破坏，进一步造成大量的嘌呤的释放，导致尿酸沉淀而形成泌尿道结石，发生梗阻，一些患者还可发生痛风性关节炎或尿酸性肾病。

中性粒细胞中含有维生素 B_{12} 结合蛋白转钴Ⅰ和转钴Ⅱ。骨髓增殖性疾病患者通常具有高水平的维生素 B_{12} 结合能力，尤其在 CML 中可见到转钴Ⅰ及维生素 B_{12} 水平明显增加，常为正常的 10 倍以上，增加程度与白细胞总数成正比，治疗后明显下降。少数 CML 患者可发生恶性贫血，这是因为维生素 B_{12} 与转钴Ⅰ有高度亲和性，转钴Ⅰ升高导致血清中维生素 B_{12} 正常，而组织中维生素 B_{12} 缺乏的缘故。此外患者的血清白蛋白正常，球蛋白中度升高，偶尔有血钙升高，与骨破坏有关。

3. 加速期（CML－AP）是 CML 进入急变期（CML－BP）的过渡阶段，也是患者病情恶化的转折点，两者难以绝对分开，称为进展期。20%～25% 的患者不经加速期而直接进入急变期。加速期常以不明原因的低热、乏力、食欲缺乏、盗汗、消瘦加重为特点，伴有与白细胞不成比例的脾迅速增大伴压痛，淋巴结突然肿大，胸骨压痛明显和骨骼发生溶骨性变化而骨骼疼痛等体征，贫血常进行性加重。进入急变期，除伴有上述症状外还表现为全身骨痛，肝、脾、淋巴结肿大，髓外浸润表现如皮肤结节、睾丸浸润，阴茎异常勃起，眼眶浸润出现绿色瘤等。严重的中性粒细胞缺乏常导致难以控制的细菌、真菌感染，表现为持续高热不退，甚至发生败血症。严重的血小板缺乏引起出血趋势加重，甚至发生脑出血而死亡。

4. 急变期 血常规检查发现大多数患者外周血白细胞计数上升，少数可减低，原始细胞及幼稚细胞比例增高，嗜碱性粒细胞比例增高，血红蛋白下降，血小板计数显著减少或增多。可有小巨核细胞出现。常伴有骨髓纤维化，表现为网状纤维或胶原纤维增多。粒细胞集落生长在加速期集簇形成增多，集落形成减少，集落：集簇减低，急变期则呈现急性白血病的特征，无集落生长，可见小的集簇，个别可见以幼稚细胞为主的大集落。进展期常有新的染色体核型出现，最常见的是双 Ph 染色体、+8、i（17q）、+19、+21 等，它们可单独出现或并发出现，常于临床诊断急性变前 2～3 个月出现，有预测急性变的价值。少数患者还可并发出现急性髓细胞白血病特异的染色体异位，如 t（8；21）、t（15；17）、inv（16）、inv（3）等。急性变时额外染色体出现常具有预后价值：①只具有 Ph 染色体或双 Ph 染色体，治疗效果好，中位生存期 5.7 个月。②同时存在 Ph^+ 和额外染色体，半数患者治疗有效，中位生存期 4.9 个月。③全部为额外染色体者，疗效差，中位生存期为 2.5 个月。

CML 急性变最为常见的是急粒变，占 50%～60%；其次为急淋变，占 1/3 病例。其他少见的类型有粒单核细胞变、嗜酸粒细胞变、急性单核细胞变、巨核细胞变、幼红细胞和红白血病变、早幼粒细胞变等。CML 急淋变以 B 淋巴细胞或前 B 淋巴细胞膜抗原标志为主，T 淋巴细胞标志少见。CML 患者也可仅在身体某一部位先发生急变，而骨髓及外周血仍然显示出典型的慢性期状态，称之为局灶性急变。最常见的部位是淋巴结，皮肤和软组织，乳腺，胃肠道，泌尿道，骨骼及中枢神经系统也可发生急性变。淋巴结急性变表现为孤立性或弥散性淋巴结肿大。累及骨骼常出现骨骼疼痛、触痛及 X 线改变。中枢神经系统的急变可有头痛、恶心、呕吐、昏迷、脑神经瘫痪及视盘水肿等，脑脊液中出现细胞增多、蛋白异常及原始细胞等。局灶性急变意味着全身急变即将发生，因此应采取全身急变的治疗方案。CML 急髓变的平均病程为 2 个月，很少超过 6 个月。而急淋变的患者平均病程约 6 个月，超过 10 个月罕见。个别急变期者因缓慢的造血异常改变及髓外急性变生存期可达 1 年。

CML 除急变导致患者最终死亡外，有少数患者外周血及骨髓中并无急性变的改变，但呈现进行性衰竭，甚至为恶病质状态，或 CML 并发了第二肿瘤如恶性淋巴瘤等，这种情况均称为终末期。患者严重消瘦，多脏器功能衰竭，并发感染及出血，最终死亡。

CML 生存期受病例选择及治疗的影响差异较大。未治疗 CML 患者诊断后生存时间平均为 31 个月，随着治疗的不断改进生存期也逐渐延长，传统药物白消安或羟基脲治疗的 5 年生存率 30% 左右，干扰素治疗者达到 60%，目前靶向治疗药物伊马替尼治疗 5 年生存率高达 80% 以上。

五、鉴别诊断

典型 CML 诊断并不困难，临床表现典型并发 Ph 染色体和（或）有 bcr-abl 融合基因阳性即可确诊。CML 可分为慢性期、加速期、急变期。

（一）鉴别诊断

CML 主要须与以下疾病相鉴别。

1. 早期的慢性粒细胞白血病应与粒细胞类白血病反应相鉴别　粒细胞类白血病反应是机体受刺激而发生的类似于白血病的血常规变化。常见的原因为感染、中毒、癌肿、大出血、急性溶血、休克和外伤等。类白血病反应主要鉴别点为：①去除病因，类白血病反应会消失。②无胸骨压痛，脾不大或轻度增大。③通常无贫血及血小板减少。④白细胞增多型类白血病反应白细胞可超过 $50 \times 10^9/L$。一般在 $100 \times 10^9/L$ 以内，超过 $200 \times 10^9/L$ 罕见。⑤类白血病反应者中幼粒细胞百分率不高，原粒少见，嗜酸性粒细胞低于正常。⑥嗜酸性粒细胞类白血病中血及骨髓中成熟嗜酸性粒细胞为主。⑦胞质中有明显的中毒颗粒和空泡，缺乏白血病中细胞异型，核浆发育不平衡等特征。⑧N-ALP 活性增高。⑨无 Ph 染色体。

2. CML 与其他骨髓增殖性肿瘤的鉴别　　慢性髓细胞白血病与真性红细胞增多症（PV）、原发性骨髓纤维化（MF）及原发性血小板增多症（ET）同属于骨髓增殖性肿瘤范畴。在其发病过程及临床表现方面有着相似的临床特征，且可以相互转化，但预后明显不同。

PV 以红细胞增多为突出表现，伴有红细胞增多所致高黏血症，并多有脾肿大等临床表现；白细胞轻度增多，但一般不超过 $50 \times 10^9/L$；血小板也有轻度增加，红细胞容量明显超过正常值。中性粒细胞碱性磷酸酶升高，Ph 染色体为阴性，95% 真性红细胞增多症患者出现 JAK2V617F 突变，部分患者存在 JAK2 第十二外显子突变。

ET 以血小板增多为主同时伴有血小板功能异常。白细胞计数轻度增多，多在 $50 \times 10^9/L$ 以下；嗜酸性粒细胞、嗜碱性粒细胞不增多。脾轻度增大，中性粒细胞碱性磷酸酶增高，Ph 染色体阴性，50% 左右血小板增多症患者存在 JAK2V617F 突变，1% 患者发现 MPL W515K/L 突变。

MF 患者多有贫血，脾多大且增大程度与白细胞数不成比例。外周血中易见幼稚粒细胞及有核红细胞，原始细胞及各阶段幼粒细胞甚至比骨髓中的比例还要多。成熟红细胞形态显著异常，有泪滴样改变或月牙形及盔甲形等。Ph 染色体、BCR ABL 融合基因阴性。50% 骨髓纤维化患者存在 JAK2V617F 突变，5% 患者发现 MPL W515K/L。突变。骨髓活检有助于骨髓纤维化的诊断。根据骨髓活检可将骨髓纤维化分为细胞期、胶原形成期、纤维化期及硬化期。

3. CML 与其他慢性白血病鉴别　　CML 还应与慢性嗜中性粒细胞白血病（CNL）、慢性嗜酸性粒细胞白血病、嗜碱性粒细胞白血病、慢性粒 – 单细胞白血病相鉴别。CNL 少见，病情进展缓慢，白细胞增高以成熟中性粒细胞为主，中性粒细胞碱性磷酸酶活性增高，无 Ph 染色体，且极少发生急性变。嗜酸性、嗜碱性粒细胞白血病分别以各阶段嗜酸性或嗜碱性粒细胞增多为主要表现，且伴有嗜酸性、嗜碱性细胞形态异常。CML 急变期或加速期可发生嗜碱性粒细胞比例增多，若 CML 发生嗜酸性粒细胞或嗜碱性变时，嗜酸或嗜碱性粒细胞比例应超过 30%，且各阶段中幼粒、嗜酸性粒细胞或嗜碱性粒细胞比例增多，并伴有原始粒细胞和早幼粒细胞增多。CMML 临床特点及骨髓象极似 CML，但具有单核细胞增多的特点。前述疾病与 CML 鉴别的根本在于缺乏 Ph 染色体、BCRABL 融合基因。

4. 其他　　CML 的脾大还应与肝硬化、血吸虫病、黑热病、霍奇金病、肝糖原累积病等引起的脾大相鉴别，CML 并发脾梗死引起的左上腹剧痛应与相关急腹症相鉴别。但由于本病有特殊血常规，鉴别并不困难，脾 B 超可以鉴别。

六、治疗

CML 治疗经历了放疗、化疗、免疫治疗、骨髓移植、分子靶向治疗等一系列治疗措施，疗效逐渐提高，异基因骨髓移植使部分患者获得了治愈。随着新治疗手段的不断涌现，在过去的 20 余年里，CML 的治疗发生了巨大的变化，20 世纪 90 年代末甲磺酸伊马替尼（imatinib mesylate，IM）成功用于临床，开创了分子靶向治疗肿瘤的时代，患者生存期明显延长。作为 20 世纪 90 年代缺乏移植条件的 CML 患者治疗首选的干扰素已不再推荐为一线治疗。随着 IM 临床应用时间的延长，IM 耐药的问题逐渐显现，二代酪氨酸激酶抑制药不断问世，临床试验结果令人鼓舞，相信不久的将来会有更多的 CML 患者受益。CML 患者的生存期与治疗密切相关，治疗应以能治愈或达到细胞遗传学/分子生物学缓解为目的。

1. CML 慢性期的治疗　　CML 治疗应依据患者的自身状况、预后分析、经济条件制定相应的治疗方案。CML 患者就诊或复发时常有高尿酸血症，因此，治疗前应予别嘌呤醇 300 mg/d，分次口服，并充分补液以维持尿量，如果患者有大量细胞溶解的危险因素，应维持尿量在 150 mL/h。由于别嘌呤醇可出现过敏性皮炎，因此在白细胞数下降至正常、脾肿大明显缩小、无明显高尿酸血症后应停用。目前 CML 慢性期患者主要采用下列治疗：化疗、干扰素治疗、分子靶向药物治疗、骨髓移植与外周血干细胞移植、中药治疗等。

（1）化疗：白消安（马利兰）是第一个广泛应用于 CML 治疗的烷化剂药物，作用于早期祖细胞，对 CML 慢性期有较好疗效。白消安代谢产物排泄较慢，治疗开始白细胞下降缓慢，一旦有骨髓抑制，则持续时间较长。常规剂量为 4～6 mg/d，应连续服用。用药后先有自觉症状如乏力、腹胀、多汗等好转，2～3 周后出现白细胞下降，外周血幼稚细胞减少，最后脾回缩。白细胞降至（20～30）×10^9/L 时可暂时停药，此时白细胞有可能继续下降达正常水平。少数患者可不服药而长期维持缓解，大部分患者常在白细胞下降至最低后 1～2 个月又逐渐上升，需小剂量白消安的维持治疗。一般每日或隔日 2 mg，由于患者对白消安敏感性的不同，常可导致同一剂量出现不同疗效，因此用药初期应及时检测血常规，每周查 2 次，如白细胞下降幅度过快，应及时减量或停药。如不及时停药有可能发生骨髓抑制而危及生命。白消安主要不良反应为骨髓抑制，有时治疗后血小板明显下降而白细胞下降不显著，造成治疗困难。白消安易发生皮肤色素沉着，尤以面部、躯干、四肢为明显。发生色素沉着可能与去巯基作用有关，白消安与谷胱甘肽的巯基起反应，使角质减少，而形成黑色素。白消安还可能引起不可逆的闭经或睾丸萎缩，间质性肺纤维化等。

羟基脲是一种周期特异性抑制 DNA 合成的药物，它作用迅速，能使白细胞较快下降，但药物后作用小，没有白消安的严重骨髓抑制作用。羟基脲维持时间短，停药后复发快，故应小剂量长期维持。治疗量为每日 2～3 g，白细胞下降后逐渐减量，直至缓解。一般初始剂量为 2 g/d，白细胞降至 10×10^9/L 时，可用维持量 0.5～1.0 g/d。羟基脲不良反应轻，可有轻度的消化道反应（食欲缺乏、恶心）、脱发、皮肤丘疹、月经量多、骨髓细胞巨幼变等，对胎儿有致畸作用，骨髓抑制少，无肺纤维化。靛玉红及其衍生物甲异靛是吲哚类抗肿瘤药物，用于 CML 缩脾效果较为明显。甲异靛或靛玉红可以与羟基脲、白消安交替或联合用药。

单用环磷酰胺、6-巯基嘌呤、美法仑、苯丁酸氮介（瘤可宁）、二溴甘露醇、合 520（嘧啶苯芥）、秋水仙胺、二溴卫矛醇、卡波醌、三尖杉碱等治疗 CML 慢性期患者虽都有效，但没有一种药物疗效超过羟基脲或白消安。强烈联合化疗也不能明显延长生存期。

（2）干扰素：干扰素（IFN）是一种具有抗病毒、抑制细胞增殖、免疫调节和诱导分化作用的天然细胞因子，按生物化学结构及抗原活性可分为 α、β、γ 三大类。干扰素通过与其特异的受体结合，促使一系列的蛋白表达，其中 2'-5' 寡聚腺苷酸合成酶是已知的最重要的酶之一，它能激活 RNA 酶，从而降解了促癌基因来源的 RNA 以及编码生长因子如 TNF-α、IL-1α、IL-1β、IL-6 等基因来源的 mRNA。体外实验证明，它能抑制正常或是 CML 患者的造血干细胞的增殖。CML 来源的造血祖细胞对骨髓基质细胞的黏附作用存在缺陷，导致了外周循环中祖细胞大量增多。IFN-α 能恢复这种黏附作用，从而使循环池中的 CML 造血干细胞重新分布到骨髓中去。IFN-α 还抑制骨髓基质细胞细胞因子的过量表达，它能抑制 GM-CSF、G-CSF、转换生长因子、MIP-1α、IL-1 表达。已知 IL-1、G-CSF、TNF-α 的过量表达可能有助于恶性造血克隆的增殖，并且证实 IL-1 是 CML 进展的一个重要的细胞因子，它的过量表达既可诱导 GM-CSF 的产生，又可协同刺激早期祖细胞导致髓系造血的扩增。IFN-α 对此类因子具有分化调节作用。另外，IFN 还升高 MHCII 类抗原的表达，提高对 T 细胞细胞毒的调节作用，还可能对基因组的稳定性具有保护作用，从而延缓了 CML 的进展。IFN 还可通过上调 Fas 受体/Fas 配基系统，诱导 Fas 阳性 CML 祖细胞的凋亡。1981 年 M. D. Anderson 癌症中心应用干扰素体外研究发现，它能够无选择地抑制正常细胞及 CML 的髓系 CFU 细胞；同年天然干扰素治疗 CML 获得成功，从而为 CML 的生物治疗开辟新纪元。IFN 治疗 CML 的血液学缓解率为 61% ~ 80% （中位 64%），29% ~ 65% 的患者有不同程度的细胞遗传学缓解，主要细胞遗传学缓解 15% ~ 30%，只有极少部分患者能消除 Ph$^+$ 的克隆，并且低危组患者的疗效明显优于中高危组，早期治疗的疗效明显优于晚期治疗。对 IFN 治疗敏感的患者可获得更长的生存期。干扰素治疗 CML 获得细胞遗传学疗效的时间一般比较长，获完全细胞遗传学缓解的中位时间为 22 个月，获部分遗传学缓解的中位时间为 18 个月，获得微小细胞遗传学缓解的中位时间为 12 个月，并且获得细胞遗传学反应的程度与患者持续缓解的时间成正相关。细胞遗传学反应与疾病的分期、预后分组及干扰素的剂量相关。在 12 个月内获得任何细胞遗传学反应都会有明显的生存优势，5 年生存率约为 70%，且与 Ph 染色体阳性细胞减少程度密切相关。干扰素联合羟基脲可使病情迅速得以控制，取得更好的血液学缓解，减低干扰素的不良反应，缩短控制疾病的时间，但其遗传学反应与单用干扰素相比无改善。联合应用干扰素和小剂量阿糖胞苷可获得良好的血液学与细胞遗传学疗效。法国 CML 研究组随机将 721 例 CML 患者分为三组：干扰素、干扰素 + 羟基脲、干扰素 + 阿糖胞苷 ［20 mg/ （m^2·d），皮下注射，每月 10 天] 进行治疗。结果表明干扰素 + 阿糖胞苷组的血液学缓解率为 66%，高于其他组，治疗 12 个月，干扰素 + 阿糖胞苷组有 41% 患者获得主要细胞遗传学反应，而单用干扰素组仅有 24%。观察 24 个月，干扰素 + 阿糖胞苷组有 54% 患者获得主要细胞遗传学反应，15% 患者获得完全细胞遗传学反应，而单用干扰素组患者获得主要和完全细胞遗传学反应分别为 41% 和 9%。表明干扰素联合小剂量阿糖胞苷疗效优于单用干扰素。

目前应用的干扰素类型为 IFN – α。IFN – β 和 IFN – γ 的疗效均不及 IFN – α。干扰素使用剂量通常按体表面积计算为 ［（2 ~ 6）× 10^6 U/ （m^2·d），国外用量通常为 5 × 10^6 U/ （m^2·d）]。皮下注射或肌内注射优于静脉注射，静脉注射可使 5% 的患者产生抗体。白细胞计数明显增高的患者在 IFN 治疗前应先用羟基脲减少白细胞负荷。治疗原则是早期、大剂量及长期持续应用。初用时每日注射，获缓解后可改用隔日 1 次。

干扰素早期常见不良反应有发热、畏寒、头痛、疲乏、食欲缺乏、肌肉及骨骼疼痛，似流感样的症状，持续几天至 2 个月；晚期可有持续乏力、食欲下降、体重下降，少数患者可有贫血、血小板减少、肝肾功能损害、脱发，有时有甲状腺功能低下、忧郁等，严重者可有心绞痛、注意力不集中、记忆力减退及昏睡等神经系统毒性表现。剂量减少时以上症状可减轻或消失，给予小剂量解热镇痛药如对乙酸氨基酚等可解除上述不良反应。

（3）酪氨酸激酶抑制药：甲磺酸伊马替尼临床试验时名为 STI – 571 （Signal Transduction Inhibi – tor571），商品名 Gleevec、Glivec、格列卫，属小分子化合物，是一种酪氨酸激酶抑制药（TKI）。对体内众多酪氨酸激酶，它仅能抑制 BCR – ABL 融合基因产物 P210 和 P190，PDGFR 与 c – Kit。所以是一种特异性很强的基因产物抑制药，但并不能消除疾病基因。自 1999 末至 2001 年经过 I 期和 II 期临床试验证实了 IM 的安全性、适合剂量和有效性后，于 2001 年 5 月美国 FDA 经快通道批准 IM 用于治疗 IFN – α 失效或不耐受的慢性期和进展期 CML（我国于 2002 年获准上市）。由于国际 II 期临床试验证明了 IM 疗效与病期明显相关，对慢性期的疗效明显优于加速期，更优于急变期，使人们推测 IM 早期应用可能更具优势。遂于 2001 年开始了一项著名的国际随机 III 期临床试验（IRIS），共 1 106 例初诊未经治疗的 CML 慢性期患者根据 Sokal 评分随机分为两组，一组为 IM 400 mg/d，另一组为 IFN – α 联合

Ara - C［IFN - α 500 万 U/（d·m²）皮下注射 + Ara - C 20 mg/d 皮下注射，每月 10 天］，每组各 553 例。如果出现以下情况之一则交叉到对组：①不耐受。②失去完全血液学缓解（CHR）。③失去主要细胞遗传学缓解（MCyR）。④6 个月未达到完全血液学缓解。⑤12 个月未达到主要细胞遗传学缓解。⑥白细胞增高。

近几年来每届美国血液学年会上各学者都会从不同角度更新并分析 IRIS 的结果，可归纳如下。

1）7 年时 IM 组 60% 患者继续 IM 一线治疗，而由于不耐受、治疗效果不满意、不良反应、疾病进展等原因绝大部分 IFN - α + Ara - C 组患者转入 IM 组治疗或中断治疗，仅 1.6% 患者继续 IFN - α + Ara - C 治疗。IM 组中断治疗的原因半数与 CML 无关，包括 CML 无关死亡、撤销知情同意书和进行造血干细胞移植等，只有 8% 是由于不良反应，还有 15% 是由于缺乏疗效/疾病进展。

2）18 个月时 IM 组 95% 患者获得 CHR，85% 患者获得 MCyR，74% 患者获得完全细胞遗传学缓解（CCyR）。到 7 年时，CHR 率达 97%，MCyR 率达 89%，CCyR 率达 82%。提示 IM 治疗初治 CML 慢性期疗效持久确切，证明了缓解强度随治疗时间长而增强，反映了体内残存白血病细胞在长期治疗下可持续减少。

3）8 年时 IM 组无事件生存（EFS）率 81%，无加速急变生存（PFS）率 92%。IM 治疗 8 年中失效或进展集中在治疗后的前 3 年，而第 2 年是高峰，此后逐年递减。另外当 IM 治疗获得，CCyR 之后的第 1 年有 5.4% 失效或进展，此后逐年递减，获得 CCyR 者 3 年后加速/急变率为 0%。说明长期治疗使体内白血病负荷进一步减少，病情更为稳定，但继续长期治疗是否能达到治愈尚不能确定。

4）IM 组共 456 名患者达到 CCyR，7 年时 84% 仍为 CCyR，其中 71% 继续 IM 治疗，另外 13% 由于不良反应等原因中断 IM 治疗但仍为 CCyR。16% 患者获得 CCyR 后又失去，其中 5% 失去后再次达到 CCyR 并继续 IM 治疗，9% 中断 IM 治疗。IM 治疗 6 个月内、6～12 个月、12～18 个月、18 个月以上达到 CCyR 的比例分别为 52%、19%、7%、10%。可以看出大多数患者（71%）12 个月内获得 CCyR，不同时间达到 CCyR 的患者间 72 个月 OS、EFS 及 PFS 率无明显差异，未获得 CCyR 患者的 72 个月 OS、EFS 及 PFS 率则明显低于获得 CCyR 的患者。所有达到 CCyR 的患者持续 CCyR 时间没有明显差异，也就是说达到 CCyR 的时间不影响 CCyR 持续时间。而英国的一份报道持不同意见认为在 1 年内获得者 CCyR 者的 5 年 PFS 和 OS 均明显高于 1 年后获得 CCyR 者。治疗 12 个月获 CCyR 并获主要分子生物学缓解（MMoR）的患者在 72 个月时无一例进展，治疗 18 个月时获 CCyR 同时 MMoR 者的预期 PFS 为 100%，而仅达 CCyR 但未达 MMoR 者的预期 PFS 是 98%，而未达 CCyR 者的 PFS 为 87%，明显低于前两者。持续 CCyR 与 MMoR 是保证患者长期存活的要素。同时反映了即使疾病基因不被清除，也可获得较长久的无病存活。IM 问世前 CML 5 年死亡率 15%～20%，中位生存期 3～4 年。历史资料显示 CML 的 4 年存活率为 43%，IFN - α 时代的 5 年 OS 率为 68%～70%，进一步证明 IM 超过了以往的任何药物疗效。

5）Kantarjian 等分析了 IRIS 试验中 106 例（占 20%）因未获预期疗效而增加 IM 量至 600～800 mg/d 者 36 个月的疗效。中位加量时间 22 个月，PFS 89%，OS 84%。他们提出未获预期疗效者应首选增加 IM 量。但有学者提出应先检测是否存在 BCR - ABL 区点突变，若有突变应考虑更换二代酪氨酸激酶抑制药（TKIs）。

6）351 例患者在服用 IM 400 mg/d 的第 29 天检测 IM 血浆谷浓度，一半的患者（178 例，50.7%）的浓度为 647～1 170 ng/mL，87 例（24.8%）低于 647 ng/mL，86 例（24.5%）高于 1 170 ng/mL，IM 血浆谷浓度与细胞遗传学和分子学反应率正相关。

鉴于 IM 的显著疗效，2008 年国际上已公认 IM 是 CML 慢性期的一线治疗。2008 NCCN CML 治疗指南 1 类推荐 IM 400 mg/d 为 CML 的一线治疗，干扰素不再推荐作为 CML 的主要治疗选择，删去 2007 NCCN 关于异基因造血干细胞移植作为 CML 一线治疗的推荐，达沙替尼、尼洛替尼作为 CML 二线治疗的选择。2007 年欧洲白血病网（ELN）专家治疗推荐中 IM 由一线可选择治疗改为一线治疗，并建议 IM 治疗失败时进行突变检测；异基因移植由一线可选择治疗改为 IM 治疗失败的二线治疗。除非患者高疾病风险，低移植风险，否则药物优于移植；干扰素仅在 IM 不耐受时可选，患者生活质量降低是其临床应用的主要缺点；达沙替尼和尼洛替尼作为二线治疗。

IM 治疗开始最初 2 个月每周测定血常规 1 次，血常规受抑时缩短测定间隔，血常规稳定后可每月查 1 次，达 CCyR 后可 1~3 个月复查 1 次。每 3 个月复查骨髓包括形态学，染色体核型，实时定量 PCR（RQ-PCR）测定 BCR-ABL mRNA 连续两年。达 CCyR 者两年后可每 6 个月复查骨髓。定期监测的目的是及时发现是否治疗失败或疗效不理想，2008 NCCN CML 治疗指南中推荐如果出现治疗失败，并且耐药不是因为出现了对 IM 高度不敏感的突变，在患者能够耐受的情况下应增加 IM 剂量至 600~800 mg/d；若出现了 IM 高度不敏感的突变如 Y253，E255，则应该换用二代酪氨酸激酶抑制药（TKIs）如达沙替尼或尼洛替尼；若为对伊马替尼和其他 TKI 都耐药的 T315I 突变则进行造血干细胞移植（HSCT）。如果出现疗效不理想，在患者能够耐受的情况下应增加 IM 剂量至 600~800 mg/d，若为高疾病危险、低移植风险患者可进行异基因 HSCT。2010 NCCN CML 治疗指南中对于 IM 治疗失败的患者强调了对患者依从性、药物相互作用的评价，并推荐考虑突变分析。ELN2007 专家推荐中特别警告对那些诊断时属于高危组或者有 Del 9q$^+$ 或者 Ph$^+$ 细胞出现附加染色体异常（ACA）的患者，以及 IM 治疗 12 个月未获得 MMoR 或者任何时间出现任何的转录水平升高或在 Ph 细胞中出现其他染色体异常的患者更应严密的监测，并检查患者治疗依从性。

分子学反应监测是评估治疗反应和微小残留病灶/复发监测的重要手段，bcr/abl mRNA 水平降低的水平和时间影响无进展生存，达到 MMoR 后仍可能丧失 MMoR，丧失 MMoR 或 bcr/abl mRNA 水平增高提示复发，丧失 MMoR 更常见于 BCR/ABL 转录水平没有持续下降的和无 CMoR 患者，获得 CMoR 是新的目标。临床前研究和 I 期研究的资料显示 IM 治疗存在剂量-疗效关系，有几个试验证实初治 CML 慢性期患者使用较高剂量 IM 治疗可获得更早更高的细胞遗传学和分子学反应。上述结果虽可证明高剂量 IM 可提高和加速疗效，但观察时间尚短，病例数不多，早获 CCyR 或 MMoR 者是否肯定能提高长期 OS/PFS，减少抗药发生率等尚有待于长期观察。现今治疗 CML 慢性期的常规剂量仍为 IM 400 mg/d，疗效不满意时可增量至 600~800 mg/d，2010 NCCN CML 治疗指南推荐在可耐受的情况下直接增量至 800 mg/d，或改用二代 TKIs 或其他治疗。在 2008 NCCN CML 治疗指南中 2A 类推荐更高剂量 IM 为初治 CML 慢性期患者的治疗剂量，尤其是高危患者。

IM 虽然疗效突出，仍有 15%~20% 患者治疗失效。2003 年 Apperley 的报告中提出了抗药分为原发性和继发性（获得性）。Hochhaus 及 Hughes 指出抗药可分为血液学抗药、遗传学抗药和分子学抗药。治疗反应失败的时间点判定不能等同于 IM 耐药，因为部分患者达 CCyR 时间较晚，并且 IRIS 试验 72 个月的结果显示较晚达到 CCyR 患者生存预后与较早达到者无明显差异。

IM 耐药主要有两方面，白血病细胞以外的因素和白血病细胞因素，前者如由于口服生物利用度不同导致 IM 血药浓度个体差异大、血清蛋白与 IM 的高度亲和力影响 IM 作用于靶细胞、细胞对 IM 的摄入和排出影响细胞内 IM 药物暴露；后者又分为 bcr-abl 相关因素，如基因突变、不规则扩增、转录和 bcr-abl 非依赖因素，如克隆演变、DNA 修复功能缺陷、磷酸酶活性减低、干细胞休眠等。为了尽可能地预防 IM 耐药，应在慢性期早期开始 IM 治疗：疾病处于越早阶段，治疗后 Ph⁺ 细胞的清除率越高，并且 IM 必须从 ≥400 mg/d 的剂量开始，低于治疗剂量的 IM 初始剂量可以导致耐药。迅速减少肿瘤负荷以及最大限度抑制 bcr-abl 激酶活性可能减少治疗中突变风险，使用大剂量 IM 或多种 TKI 联合使用可能减少治疗中突变发生。维持有效血药浓度和细胞内伊马替尼浓度是保证治疗效果、克服耐药的重要途径，对 IM 治疗反应不佳的患者，有必要检测血药浓度，对达不到有效血药浓度患者，应加量保证达到最佳疗效。及时、积极处理不良反应，保证有效剂量治疗。密切监测治疗反应，及时地剂量递增使对标准剂量伊马替尼治疗失败或反应次优患者生存获益。依据细胞遗传学和分子学资料作出治疗决策，如换用二代 TKIs、进行异基因 HSCT 或 T315I 抑制药试验等。

IM 常见的不良反应是水肿，胃肠道反应，皮疹等过敏反应，肌痉挛，骨痛和血细胞减少等。多出现于治疗初期，以 1 级和 2 级居多，多可耐受或可控制。严重不良反应 5%。在治疗 2 年后新发生的3/4级毒性少见，心力衰竭发生率 <1%。说明 IM 不良反应并不因为长期治疗而增加，未见积蓄毒性。IM 治疗 CML 的血液学不良反应多在 IM 应用早期或疾病进展时出现，应与疾病进展本身引起外周血细胞减少区别，可以给予成分输血支持和应用粒系集落刺激因子，但是 FDA 指南不支持红系集落刺激因子在髓性恶性疾病中应用。NCCN 2010 对于非血液学不良反应的具体策略如下。腹泻：支持治疗；水肿：利尿、支持治疗；体液潴留严重：利尿、支持治疗，减量、暂停或中断治疗，考虑超声心动图检测左心室射血分数；恶心：服药同时进食，大杯饮水；肌肉痉挛：补钙、奎宁水；皮疹：激素治疗，减量、暂停或中断治疗。合理处理不良反应是坚持 IM 治疗取得最佳疗效的保证，因不良反应减量后的剂量应不低于 300 mg/d。

IM 半衰期 18~22 小时，食物对 IM 吸收影响甚小，IM 谷水平与性别、年龄、体重和体表面积不相关，不需依据年龄和体表面积调整剂量。但受多种药物干扰，所以 IM 治疗期间若患者有其他并发症时应注意药物的配伍。IM 对中枢神经系统白血病无预防和治疗作用。细胞色素氧化酶（CY）P450 是一组结构和功能相关的超家族基因编码的同工酶，500 多种产物，74 个家族，至少 14 个家族与人类有关，许多药物通过 CYP450 进行代谢，因此存在相互作用。IM 可能会引起 CYP2D6 和 CYP3A4/5 底物的血药浓度升高。NCCN 2010 CML 治疗指南简略列出了 IM 与其他常见药物的相互作用和应对策略。

如果治疗有效，IM 应继续应用多久，目前仍无定论。迄今为止所发表的最大的系列研究中，12 例 CML 慢性期患者获得 CMoR 后停止 IM 治疗，其中 6 例在停药 5 个月内出现了分子生物学水平复发，但是另外 6 例在 15 个月的中位随访期内依然处于完全分子生物学缓解状态。体外研究表明，"静态"白血病干细胞对 IM 高度耐药，即使获得完全的分子生物学缓解，部分患者体内的白血病干细胞仍可长期存活。总之，在前瞻性的研究提示其他结果之前，对于治疗有效的患者，IM 应用多久仍无定论。NCCN 2010 CML 治疗指南中对于 IM 治疗有效的患者依旧不推荐停药。

尼洛替尼（Nilotinib）是第二代 TKI，临床试验时名为 AMN107，商品名 Tasigna，是一种高选择性、强效 BCR-ABL 抑制药，与 ABL 的非活化区结合，较 IM 强 25 倍，靶点高亲合力是其治疗 IM 耐药且 BCR-ABL 突变患者有效的原因，能够抑制除 T315I 外的 32 种 IM 耐药 BCR-ABL 突变，抑制效应与突变的 icso 相关但其 IC50 和 IM 不同，说明两药的细胞摄入途径不同。尼洛替尼不能诱导 CML、CD34⁺、CD38⁻ 细胞凋亡，也不能抑制其磷酸化的 CKRL。尼洛替尼的 I 期临床试验结果示绝大多数抗 IM 的慢性期患者可达 CHR，约 1/3 以上加速/急变期患者可获血液学和遗传学反应。常见不良反应是骨髓抑制，胆红素增高、血糖升高、脂肪酶增高和皮疹等。II 期临床试验共研究 320 例对 IM 抗药和（或）不耐受的 CML 慢性期患者，服用尼洛替尼后 77% 可达 CHR，57% 获得 MCyR，41% 获 CCyR，达 CHR 中位时间 1 个月，达 MCyR 中位时间 2.8 个月。3/4 级血小板和中性粒细胞减少占 29%。另一项 II 期临床试验共研究 119 例对 IM 抗药和（或）不耐受的 CML 加速期患者，服用尼洛替尼后 54% 可获得确认的 HR，31% 获得 MCyR，19% 获 CCyR，达 MCyR 中位时间 2 个月，达 CCyR 中位时间 3.3 个月。严重非血液学不良反应少，治疗对 IM 不耐受的患者很少出现交叉不耐受。除了对 IM 抗药和（或）不耐受的患者有良好效果之外，尼洛替尼用于初治 CML 慢性期患者取得了更加突出的疗效，一项临床试验以尼洛替尼 400 mg q12h 治疗了 32 例初治 CML 慢性期患者，3 个月时 95% 患者获得了 CCyR、14% 获得 MMoR，6 个月时 100% 患者达 CCyR、54% 获得 MMoR。在欧美已被批准用于既往治疗失败或不耐受（包括 IM）的慢性期和加速期 CML，推荐剂量是 400 mg q12h，中国已于 2009 年上市。

第二代 TKI 达沙替尼（Dasatinib）由施贵宝公司研发，临床试验时名为 BSM – 354825，商品名 SpryceIR，按研发的化学家 Jagabandhu Das 命名为 Dasatinib。是一个口服的多种酪氨酸蛋白激酶抑制药，可以特异性抑制 Bcr – abl、SRC 家族、c – KIT、EPHA2 和 PDGFRβ。对 BCR – ABL 激酶的抑制能力是 IM 的 325 倍。它可以作用于 BCR – ABL 的活性和非活性两种构象，所以可克服 P – Coop，BCRABL 活化环和羧基末端的点突变，体外实验显示对 19 种 IM 耐药突变有效，但同样不能抑制 T315I 突变，不能诱导静止期原始 CML 干细胞死亡。口服生物利用度 14% ~ 34%，同样被 CYP3A4 代谢。疗效与突变类型的 icso 相关。START – C 是一项观察达沙替尼 70 mg q12h 治疗 IM 治疗失败/不耐受 CML 慢性期的 II 期临床研究，共 387 例患者，6 个月时 90% 获 CHR、45% 达 MCyR、33% 达 CCyR，8 个月时 90% 获 CHR、52% 达 MCyR、39% 达 CCyR，15.2 个月时 91% 获 CHR、59% 达 MCyR、49% 达 CCyR，24 个月时 62% 达 MCyR、53% 达 CCyR。中位随访 15.2 个月，PFS90%，OS96%。获 MCyR 的 230 例中进展率为 3%。骨髓抑制较重，大约一半的患者出现 3/4 级中性粒细胞减少和血小板减少，并且同时出现血小板功能障碍。常见的非血液学不良反应主要有腹泻、皮疹、头痛、水肿、出血、肌痛、乏力、神经病变、记忆力损伤、眩晕等，比较突出的是 35% 的患者出现了胸腔积液，其中 9% 为 3/4 级；另外有 4% 出现充血性心力衰竭，其中 3% 为 3/4 级。START – A 是一项观察达沙替尼 70 mg q12h 治疗 IM 治疗失败/不耐受 CML 加速期的 II 期临床研究，8 个月时 39% 获 CHR、33% 达 MCyR、24% 达 CCyR，24 个月时 50% 获 CHR、40% 达 MCyR、33% 达 CCyR。骨髓抑制较慢性期患者更重，约 3/4 的患者出现 3/4 级血液学毒性，其中 82% 的患者出现 3/4 级血小板减少。非血液学毒性与慢性期患者类似，但是消化道出血较突出，11% 的患者出现了 3/4 级消化道出血。一项 III 期临床试验共观察了 670 例 IM 耐药和（或）不耐受的 CML 慢性期患者，比较达沙替尼 100 mg qd，50 mg q12h，140 mg qd 和 70 mg q12h 的疗效。中位随访 8 个月，CHR 86% ~ 92%，MCyR 54% ~ 59%，CCyR 41% ~ 45%，4 组达遗传学缓解时间相同，100 mg qd 与 70 mg q12h 2 组出现胸腔积液的比率分别为 7%、16%（P = 0.024），3/4 级血小板减少发生率分别为 22%、37%（P = 0.004），需减量的比率分别为 30%、55%，停药率分别为 16%、23%。由此证明了达沙替尼 100 mg qd 既可保持药效又可减少不良反应，从而推荐 CML 慢性期用量为 100 mg qd。一项临床试验以达沙替尼 100 mg qd 治疗了 37 例初治 CML 慢性期患者，3 个月时 79% 患者获得了 CCyR，6 个月时 94% 患者达 CCyR，12 个月时 100% 获得 CCyR。达沙替尼治疗 IM 耐药的 CML 加速、急变期或 Ph+ 急性淋巴细胞白血病的疗效并不理想，仅半数以下患者可获血液缓解，30% ~ 40% 获 MCyR，几乎全部的急淋变患者和 Ph+ 急淋患者在半年内复发。该药已在欧美各国上市。关于达沙替尼易出现胸腔积液的原因尚不清楚，目前经单中心回顾性分析提出有 3 个独立的预测因素：既往使用达沙替尼出现皮疹；有自身免疫疾病病史；高胆固醇血症。另一个比较特殊的毒性是血小板功能障碍，由于可在血小板计数正常时发生，因此接受达沙替尼治疗的患者应避免同时使用其他抑制血小板功能的药物。

达沙替尼与尼洛替尼均可使 IM 耐药的 CML 慢性期患者获得 CHR，但仅 50% 可获得 CCyR。提示这些患者最终会 TKIs 治疗失败，失效原因或许与等待时间长有关。达沙替尼和尼洛替尼均可致新突变。有报道证明尼洛替尼耐药的 CML 患者对达沙替尼有效，或达沙替尼耐药的 CML 患者用尼洛替尼有效。应该如何选择二代 TKIs？从疾病分期考虑，如为疾病晚期——急变期时，首先考虑达沙替尼；病情相对稳定时，可能会首先考虑毒副反应相对轻的尼洛替尼。从药物不良反应方面考虑，患者有胰腺炎病史或年轻肥胖易患胰腺炎时，首先考虑达沙替尼，老年人有充血性心力衰竭病史的患者首先考虑尼洛替尼。从基因突变方面考虑，如为 Y253F/H 突变选择达沙替尼，V299L 突变选择尼洛替尼。总之，应依据医生经验，患者特点，中止 IM 的原因，突变类型，可能发生的药物不良反应等，个体化治疗。

伯舒替尼（Bosutinib）由惠氏公司研制成功，临床试验时名为 SKI-606，是 ABL 和 SRC 的强效双相激酶抑制药，但不抑制 PDGFR 和 C-kit，可下调 VEGF 介导的血管通透性和肿瘤细胞的外渗物，可克服除 T315I 外多数 ABL 点突变。Ⅱ 期临床试验观察 115 例 IM 耐药和（或）不耐受或曾用过达沙替尼或尼洛替尼的 CML 慢性期患者，用量为 500 mg/d，中位治疗 5 个月，89% 获得 CHR，41% 达 MCyR，30% 达 CCyR，33% 达 MMoR，19% 达 CMoR。有/无突变者有效率相同。耐受性好，3/4 级血小板减少发生率 14%，3/4 级中性粒细胞减少发生率 19%，有少数患者发生水潴留或胸腔积液。消化道不良反应是最常见的非血液学不良事件，68% 患者出现腹泻（7% 为 3~4 级）。另有报道伯舒替尼治疗 57 例 IM 耐药和二代 TKI 耐药的 CML 加速/急变患者，中位治疗 2.7 个月，约 1/3 患者达 CHR 和 MCyR，达 MCyR 时间为 8.9~12 周，维持 MCyR 已 18 周。19 例接受分子学检测者中有 4 例获 MMoR，3 例获 CMoR。证明了此药对已上市的 TKIs 抗药的各期 CML 均有一定的疗效，欧美国家有望在短期内获准上市。

INNO-406（CNS-9，NS-187）与尼洛替尼相似，是 IM 的衍生物，对 T315I 突变体无效。试管内实验证明其对 BCR-ABL 激酶的抑制能力是 IM 的 55 倍，靶向 BCR-ABL 及 Lyn 激酶（但对其他 SRC 家族成员不抑制）。可克服除 T315I 外大部 ABL 点突变。耐受性好，可致转氨酶升高。其特点为可以通过血脑屏障，在 Ph⁺ 急淋中有一定优势。

近年来有关二代 TKIs 用于治疗 IM 耐药/不耐受的各期 CML 患者的 Ⅰ 期和（或）Ⅱ 期临床试验非常多，主要是上述前 3 种。

（4）造血干细胞移植（HSCT）：Allo-HSCT 是目前唯一可以使 CML 患者达到治愈的方法。受年龄和供者的限制，并非所有 CML 患者均可采用。另外 HSCT 存在移植相关死亡和远期并发症的风险，移植前又难以预测。以 IM 为代表的酪氨酸激酶抑制药治疗 CML 的巨大成功，撼动了 HSCT 治疗 CML 的绝对地位，使得 1999 年以后 CML 移植患者的数量显著下降。IRIS 试验的 7 年杰出疗效更使得"伊马替尼作为几乎所有初发 CML 患者的一线治疗"这一观点得到了广泛的认同。自 2008 年始，NCCN 指南上推荐将 HSCT 用于 IM 治疗无效的慢性期患者，或加速期、急变期的患者。另外对已发生 BCR-ABL 区点突变的患者特别是达沙替尼和尼洛替尼所不能控制的突变是 HSCT 的适应证。目前移植的现状是多数 CML 患者移植前曾使用过 IM。为了解移植前 IM 的应用对移植结果的影响，美国西雅图一组学者报道 145 例在移植前用 IM 至少 3 个月的 CML 患者与历史对照 1999—2004 年移植前未用过 IM 的 231 例患者进行比较，认为移植前应用 IM 不增加肝毒性或延缓植活，IM 不影响 OS、无疾病存活率、复发及无复发死亡率。但 IM 疗效欠佳或失效者较获得 CCyR/MCyR 者的预后差。IM 对 CML 慢性期、加速期和二次慢性期总体生存无影响，可增加急变期移植总体生存率。国际血液和骨髓移植登记研究中心（CIB-

MTR）82 中心 1999—2004 年的资料进行回顾分析，移植前应用 IM 组（IM + 组）共 409 例，移植前无 IM 应用组（IM－组）共 900 例，配对分析结果显示第 1 次慢性期 CML 患者移植前应用 IM 可提高生存率（RR：0.48，P＝0.001），除外第 1 次慢性期的其他 CML 患者（如加速期）IM 应用未增加移植后并发症和移植相关死亡率。对无白血病事件生存和急性移植物抗宿主病（aGVHD）无明显差异。

在移植方式的选择上，是异基因移植还是自体移植？是清髓性还是非清髓性 Allo－HSCT？是骨髓移植还是外周血 HSCT 或者脐血移植？CML 慢性期患者进行 HLA 匹配的同胞供者骨髓移植的 3 年存活率 55% ~ 70%，复发率约 20%，20% ~ 30% 患者死于骨髓移植的相关并发症，通常为感染和 GVHD。影响骨髓移植疗效的因素可能与组织配型的相容性、病期、供者与受者的年龄性别、预处理方案、GVHD 程度、移植前治疗、T 细胞去除等因素相关，欧洲骨髓移植组提出了移植风险评分以更好的判断预后。有一组单中心资料的回顾性分析显示非清髓性 Allo－HSCT 在总生存方面优于清髓性 Allo－HSCT，但其复发率高于清髓性组，急性 GVHD 两组相似，慢性 GVHD 在非清髓性组高于清髓性组。异基因外周血 HSCT 与异基因骨髓移植相比，前者造血重建和免疫重建更快，两者近期疗效相似，但 GVHD 发生率增多，远期疗效尚待确定。HLA 配型相合的同胞一直是异基因 HSCT 的最佳供者，但在同胞中，HLA 完全相合的概率仅为 25%，而随着我国独生子女家庭的普及，HLA 相合的同胞供者将逐年减少，如何跨越 HLA 的免疫屏障，使 HLA 配型不合的移植成为常规一直是人们的理想。随着移植技术的不断进步，HLA 相合的非血缘供者移植、单倍体血缘供者 HSCT 以及脐血移植越来越多，相信移植技术的完善将最终解决供者来源的问题。GVHD、感染一直是移植最常见的并发症，随着对并发症的认识不断深入、诊断技术的发展、新型药物的推出以及经验性治疗的早期应用等，移植相关死亡率逐渐降低。IM 问世前 CML 患者自体移植与药物治疗组相比，无生存优势。伊马替尼应用达 CCyR 患者可成功动员 bcr－abl 阴性 CD34⁺ 细胞，对 CML 进展无影响。伊马替尼体内净化后自体移植，可能是 TKI 失败和异基因移植后挽救治疗的可行性方式。

强烈的移植前预处理方案并不能完全清除 CML 患者体内的白血病克隆。移植后 bcr－abl 阳性细胞的数量变化预示着疾病的转归，连续增高的 bcr－abl 转录水平预示着疾病的复发，因此移植后应密切监测微小残留病（MRD）的变化。CML 患者移植后长期生存依赖移植后异体反应诱导的移植物抗白血病（GVL）效应，这也是移植后复发患者进行供者淋巴细胞输注（DLI）治疗的理论依据，目的是诱发 GVL，DLI 可使约 75% 复发患者再次获得 CR。

尽管上面已经提到现在 CML 慢性期的治疗进入了分子靶向治疗时代，但在我国 TRI 高昂的费用是个实际问题，而且我国 Allo－HSCT 治疗 CML 的疗效好，长期生存可以达到 75% 以上，因此对于年轻的第 1 次慢性期患者具有配型相合的亲缘供者时仍可首选 Allo－HSCT，若无 HLA 相合供者，则首选格列卫；非亲缘及 HLA 不合 HSCT 最好推迟至疾病有进展时进行。一方面医生应该严格地掌握移植的适应证，制定个体化移植方案，选择合适的供者、适当的移植时机以及适宜的移植方式。另一方面应该努力改进移植技术，提高 CML 慢性期患者移植的生存率，提高生存质量，比如改良预处理方案，用 IM 联合非清髓性预处理；通过 CD34⁺ 细胞移植联合 DLI 减少 GVHD；加强 MRD 监测，及时应用 DLI、IM 进行干预治疗。

（5）脾切除术：20 世纪 70 年代国内外较推崇，但后来的研究证实此法不能延长慢性期或生存期、不能提高生存质量，已少用。只有在少数情况下如巨脾引起不适、脾梗死、脾破裂、出现脾功能亢进症状时才考虑切脾治疗。

（6）新的治疗措施

1）VX680：也称 MK－0457，极光激酶抑制药（Aurora Kinase inhibitor），可抑制 T315I 突变和 JAK2。Ⅰ期临床试验治疗 15 例 CML，其中 11 例为 T315I 突变。经 8～40 mg/（m²·h）持续静脉点滴 5 天。8/9 例有效，1 例获 CCyR，2 例获 PCyR，1 例获小部分 CyR。骨髓抑制较重，未见 4 级毒性，可发生黏膜炎。

2）PHA－739358：靶向 BCRABL 和 Aurora 激酶 A－C，抑制组蛋白 H3，CKRL 磷酸化和 Aurora B 活力。对 BCR－ABL 阳性（包括 T315I 突变）和阴性细胞具有抗增殖和抗凋亡作用。对未治 CML－CD34⁺细胞有强烈抗增殖作用。

3）AP23464：为嘌呤类似物，抑制 SRC 和 ABL 激酶，在细胞株实验中抗增殖，阻断细胞周期，促凋亡。AP23846 可抑制 T315I，但有非细胞毒作用。

4）Virinostat：为一种组蛋白脱乙酰基酶抑制药（hydroxamic acid inhibitor，HDACI）。临床前实验证明它可激活外源与内源性细胞凋亡，诱导氧化损伤，诱导自体吞噬的细胞死亡和衰老。通过抑制 Class Ⅱ HDAC6 导致乙酰化和伴侣蛋白 Hsp90 的失功能，它防止了包括 BCR－ABL 等蛋白的复合物形成、聚泛素化和蛋白水解。可增强 IM 及其他 TKIs 的作用，可与极光激酶抑制药干扰有丝分裂。以 Virinostat 加 MK－0457 可抑制原代 CML－34⁺细胞，T315I、E255K、K351T 突变的 BaF3 细胞和 IM 耐药的 K562（BCRABL 不依赖性，Lyn 依赖性）细胞，使野生型和突变 BCR－ABL 失活和下调。

5）反义寡核苷酸：以 BCR/ABL 为靶标设计的反义寡核苷酸可以降低 BCR/ABL 的转录水平和体外培养的 CML 细胞的增长（可能通过诱导凋亡），现主要用作 CML 自身干细胞移植的"净化"。已有用 BCR/ABL 和 C－MYB 反义寡核苷酸体外净化后骨髓成功植活和获部分细胞遗传学缓解的初步报道。反义寡核苷酸联合化疗药物方案现已在 SCID 小鼠动物实验证实可显著延缓白血病的发生。

6）基因治疗：已有用反转录病毒载体构建的 BCR/ABL 反义基因联合一个 MTX 耐药基因的所谓"双基因治疗策略"的报道，体外实验结果表明该方法可用于 CML 自身干细胞移植体外净化和移植后化疗，以进一步根除微小残留病。

7）免疫调节治疗：现已有具有免疫源性的 P210 BCR/ABL 融合片段和结合主要组织相容性Ⅰ类抗原等位基因复合物多肽的报道，亦已建立识别 BCR/ABL 表达细胞的肽特异性 CD4⁺T 细胞系，体外实验证实利用肽特异性 CD4⁻T 细胞可以使 P210 b3a2 产物降解。这些结果提示可以用人 T 细胞介导的肿瘤相关抗原的识别来进行 CML 的治疗。此外，有治疗潜能的还有白介素－2 激活 NK 细胞和细胞毒 T 细胞。CML 患者自身 NK 细胞能抑制 CML 祖细胞生长，因此，可利用自身激活的 NK 细胞经体外扩增后用于自身干细胞移植净化和 CML 免疫治疗。最近，又有实验发现 CML 患者骨髓体外培养获得的树突状细胞能刺激自身细胞，并具有抗增殖作用，而抗正常骨髓活性极低，提示该方法可用于 CML 的过继免疫治疗。

8）法尼基转移酶抑制药（Tipifarnib）：PI3K/AKT 信号传导调接抑制药 LY294002，rapamycin 以及 bcrabl P210 蛋白疫苗等均在试验中。

（7）治疗策略的选择：应根据患者具体情况制定出一个最佳的个体化治疗方案。欧美国家每年都在更新 CML 的治疗指南。目前国际上已公认 IM 为 CML 慢性期一线治疗，但是在我国 IM 高昂的费用成为限制其广泛应用的瓶颈。Allo－HSCT 在国内仍作为 CML 的一线治疗，但是 Allo－HSCT 受年龄、供者以及医疗费的限制，同样不能使中国的大部分 CML 患者受益。中国还有很大一部分初治 CML 慢性期患者在接受干扰素治疗，甚至仅仅接受羟基脲治疗。作为中国的血液学工作者应该向 CML 患者细致的介绍 CML 的自然病程以及几种可选治疗方案的优缺点，再根据患者的年龄、有无合适供者、疾病危险分层以及经济状况等因素与患者共同商讨出最适合的个体化治疗方案，使我国的 CML 患者得到最佳的治疗方案。

2. CML 加速期和急变期的治疗　加速、急变期 CML 预后极差，髓系急变的中位生存期约 5 个月，淋系急变的中位生存期约 12 个月，故应尽早进行恰当的治疗。急髓变患者一般采用类似急性髓细胞白血病的治疗方案，如 DA、HAD，但缓解率很低、生存期很短。急淋变（仅占 CML 急变的 1/3 左右）的患者采用急性淋巴细胞白血病的治疗方案，如 VDCLP，约 1/3 的患者可达血液学缓解或回到慢性期。传统化疗总体血液学反应 20%～50%，不良反应多，且血液学反应短暂。IM 对部分加速急变期患者依然有效，CHR 可达 40% 左右，CCyR 可达 20%。如果从没有接受过 IM 治疗，应该先接受 IM 至少 600 mg/d 治疗；如果慢性期接受过 IM，考虑为 IM 耐药的患者可以选择二代 TKI。尽管 TKIs 的血液学反应率相对高，但持续反应时间也很短并且不可治愈 CML，易复发，事实上每个急变期患者以及大部分加速期患者在 IM 治疗 5 年内都会复发。所以加速/急变期患者无论是通过 TKIs 治疗还是细胞毒药物联合化疗获得血液学缓解或回到慢性期后，无论 HLA 配型相合或不相合都应尽早选择 Allo-HSCT，3 年无病生存率 15%～20%，少数患者可长生存。

IM 联合化疗具有协同作用，可提高加速/急变期患者的诱导缓解率，MD Anderson 癌症中心 2002—2004 年 19 例 CML 急变期患者，中位年龄 54 岁，84%（17/19）既往接受 IM 为基础的治疗，接受 IM 600 mg/d 联合阿糖胞苷和去甲氧柔红霉素诱导治疗，血液学反应 74%（14/19），其中 47% 达 CHR，26% 回到二次慢性期，中位反应持续时间 10 周，16%（3/19）获得 CCyR。其中既往 IM 治疗失败的 17 例患者有 82% 获得血液学反应，46% 达 CHR。耐受性好，绝大多数为 1～2 级非血液学不良反应。

CML 急变期应采用清髓性 Allo-HSCT 方式，对于移植后是否需要常规使用 IM 预防复发目前尚有争议，实时定量 PCR 用于密切监测 MRD，有望使免疫抑制药应用个体化，并指导抢先治疗，以减少临床复发。如果 Allo-HSCT 复发，可以将免疫抑制药减量或停用，也可进行 DLI 或者在 DLI 的同时联合应用 TKIs。美国 NIH 1993—2004 年 101 例 CML 移植后 39 例患者复发，37 例可评价，13 例患者接受了 DLI，9 例接受 IM 治疗，11 例接受 DLI 联合 IM 治疗，30 例（81%）患者有效，其中 26 例（70%）获得分子学缓解，复发后中位随访 1 226 天（249～3 257 天），总生存率（80.6±6.7）%，无白血病生存率（69.1±7.7）%。

并发骨髓纤维化的加速期患者，可考虑配合 1，25-二羟维生素 D_3 及活血化瘀的中药，如白细胞增加可服用小剂量化疗药物，但不宜应用强烈化疗。

总之，CML 的治疗应从整体着手，既要考虑到不同病期采取不同的治疗方案，还要根据不同的预后分组及患者经济情况采用相应的治疗，体现出个体化治疗原则。治疗应以能治愈或达到细胞遗传学/分子生物学缓解为目的，延长患者生存期，提高生存质量。随着治疗手段越来越多，CML 患者的治疗选择趋于复杂，规范治疗显得尤其必要。

七、预后

有许多因素影响着 CML 的慢性期及生存期。早在 10 年以前，许多作者已发现年龄、白细胞数、嗜酸性粒细胞数、肝脾大小、贫血程度、血小板数等因素与预后密切相关，至 1984 年 Sokal 等根据 COX 模型将影响预后因素进行分级，才使预后评估更具实际意义，随后许多作者通过较大系列的临床研究，提出许多预后相关因素。目前仍以 Sokal 的预后积分公式更为实用，2 个大系列的前瞻性研究证实了该分级的可靠性。其公式表述如下：

相对危险 = exp ｛0.011 6 × （年龄 - 43.4） + 0.034 5 （脾大小 - 7.15） + ［0.118 （血小板数/700)² - 0.056 3］ + 0.087 （原始细胞百分数 - 2.10)｝

对 46 岁以下的患者采用下列公式：

相对危险 = exp ｛0.025 （脾大小 - 8.14） + 0.032 4 （原始细胞百分数 - 2.22） + 0.102 5 ［ （血小板数/700)² - 0.627］ - 0.017 3 （血细胞比容 - 34.2） - 0.268 2 （性别 - 0.40)｝

男性为 1，女性为 2。

血小板计数 （×10⁹/L），红细胞压积以% 计算，年龄为岁数，脾大小为肋下厘米数。按上述公式计算相对危险值，将 CML 分为低危组 （<0.8）；中危组 （0.8 ~ 1.2）；高危组 （>1.2）。1988 年意大利 CML 协作组应用该分级将 508 例 CML 进行分组，2 年生存率分别为低危组 93% （87% ~ 98%），中危 <80% （72% ~ 87%），高危组 70% （59% ~ 81%）。依据不同的治疗再进行分类，应用白消安或羟基脲治疗，中位生存期分别为低危组 53 个月，中危组 34 个月，高危组 15 个月；用强烈化疗，生存期分别为 55 个月、58 个月、33 个月；以干扰素治疗，2 年生存率分别为低危组 100%，高危组 42%，中危组 75%。1992 年 Hehlmann 等对 450 例 Ph （+） CML 进行前瞻性研究，以 Sokal 预后分组将患者分为三组，其中位生存期分别为低危组 70 个月，中危组 51 个月，高危组 39 个月。与 Sokal 初始公布的数字 （低危组 60 个月、中危组 44 个月、高危组 32 个月） 相符，证实其实用价值。

近 10 年来，由于 CML 的分子靶向药物伊马替尼的研究成功，并得到了临床广泛应用，使 CML 患者的预后得到了显著改善。一组最新 IRIS 72 个月的研究数据表明，伊马替尼治疗 72 个月时，患者的总体生存率可以达到 88%，其中 CML 相关的死亡只有 5%，无事件生存率为 83%，无加速/急变的生存率为 93%。如果能够达到 CCR，第 3 年后加速/急变率几乎为 0。若疾病进展，这些患者增加伊马替尼剂量还会有部分患者达到 CCR。

除了伊马替尼外，目前还研究生产了第二代的酪氨酸激酶抑制药的 CML 分子靶向药物，如尼罗替尼、达沙替尼、Bosutinib 等，显著地影响着 CML 患者的生存期。所以 Sokal 等预后影响因素不一定完全合适，经过研究观察将会得到新的预后评估指标。

（谭　鹏）

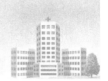

第五章　淋巴瘤

第一节　弥漫大 B 细胞淋巴瘤

弥漫大 B 细胞淋巴瘤（diffuse large B - cell lymphoma，DLBCL）是非霍奇金淋巴瘤（NHL）中最常见的类型，占成人 NHL 的 30% ~40%，属于侵袭性 NHL。DLBCL 通常为原发性，但也可由相对惰性的淋巴瘤，如慢性淋巴细胞白血病/小淋巴细胞淋巴瘤、滤泡淋巴瘤、边缘带淋巴瘤或结节性淋巴细胞为主型的霍奇金淋巴瘤（HL）发展或转化而来。DLBCL 的病因尚不知。免疫缺陷是重要的危险因素，在免疫缺陷的患者中，EB 病毒阳性的患者显著多于无明显免疫缺陷者，可能与 DLBCL 的发病有关。

一、病理

顾名思义，DLBCL 的主要病理特征是大的恶性 B 淋巴细胞呈弥漫性生长并伴有正常淋巴结结构的完全消失。DLBCL 表达 B 细胞抗原，如 CD19、CD20、CD22、CD79α 等。10% 的 DLBCL 表达 CD5，CD10 的阳性率为 25% ~50%。50% ~70% 的病例表达包膜或胞质免疫球蛋白，伴浆细胞分化者胞质免疫球蛋白常为阳性。CD30 阳性主要见于间变大 B 细胞淋巴瘤，但也偶见于其他亚型。Ki - 67 增殖指数一般大于 40%，部分病例可高达 90% 以上。bcl - 2 阳性率约为 50% ~80%，bcl - 6 约 50% ~70%。

DLBCL 是一组在病理组织学形态、基因表型和临床表现上存在很大异质性的大 B 细胞增生性病变。虽然早期的淋巴瘤病理分类中已经发现 DLBCL 中存在多种亚型，并且描述了多个形态学上的变异型，如中心母细胞型、免疫母细胞型、间变大细胞型、浆母细胞型、富于 T 细胞型和间变淋巴瘤激酶（anaplastic lymphoma kinase，ALK）阳性型等，也在世界卫生组织（WHO）的分类中进行了描述，但是没有证据显示这些组织形态学分型可以代表相应独立的临床疾病。

近年来，随着分子生物学技术的进步，特别是基因芯片的应用，使肿瘤基因表达谱的分析成为可能，也推进了对大 B 细胞淋巴瘤发生的基因及分子机制的深入理解。基因表达谱的研究显示，DLBCL 确实可以来源于不同发育阶段的 B 细胞。2000 年，Alizadeh 等应用 cDNA 微阵列方法，将 DLBCL 分为两个在生物学上不同的亚型，其中一个亚型的基因表达谱与生发中心 B 细胞类似，称为生发中心 B 细胞样 DLBCL（germinal centre B - cell - like DLBCL，GCB）；另一个亚型表达的基因通常在外周血 B 细胞体外活化时诱导产生，称为活化 B 细胞样 DLBCL（activated B - cell - like DLBCL，ABC）。其后，淋巴瘤/白血病分子谱型计划（the Lymphoma/Leukemia Molecular Profiling Project，LLMPP）运用 17 个基因作为，生存率的分子预测指标，将 DLBCL 分为 3 个亚型，即 GCB 样 DLBCL、ABC 样 DLBCL 以及第 3 型 DLBCL。第 3 型基因表达特征与前两型有别，是另一个异质性亚群，预后与 ABC 型相似。研究显示，

GCB 样 DLBCL 患者的预后显著优于 ABC 样，且是独立的预后因素，不受国际预后指数（international prognostic index，IPI）的影响。从 B 细胞分化的角度分析，因 GCB 样 DLBCL 的恶性细胞存在免疫球蛋白（immunoglobulin，Ig）基因克隆间的异质性，应来源于生发中心细胞；而 ABC 样 DLBCL 的细胞不存在 Ig 基因克隆间的异质性，则应来源于生发中心后细胞。GCB 样和 ABC 样 DLBCL 不仅细胞来源不同，发病机制亦有别。bcl-2 基因的重排 t（14；18）（q32；q21）几乎均发生于 GCB 样；而细胞核转录因子 NF-KB 靶基因的高表达仅出现于 ABC 样。另外基因分型与形态变异型间亦存在一定的关联。比如 GCB 样 DLBCL 所对应的形态学表型一般为中心母细胞型，而 ABC 样则一般对应为免疫母细胞型。

由于基因表达谱分析在临床诊断中存在实际的操作性困难，多项研究试图通过免疫组化的方法区分 GCB 样和 ABC 样 DLBCL。多数研究采用 CD10 和 bcl-6 作为生发中心来源细胞的标记物，而 MUM1/IRF4（multiple myeloma oncogene 1，interferon regulatory factor 4）是非生发中心来源 B 细胞的标记物。CD10 除表达于生发中心细胞外，还可以特征性的表达于淋巴母细胞、Burkitt 淋巴瘤和滤泡淋巴瘤。bcl-6在生发中心形成中具有重要的作用，其下调可以导致 B 细胞的凋亡或分化。MUM1/IRF4 是 IRF 家族的转录因子之一，在干扰素和其他细胞因子的基因调控中具有重要作用。绝大多数的生发中心 B 细胞 MUM1/IRF4 阴性。在正常 B 细胞发育过程中，bcl-6 与 MUM1/IRF4 的表达是相互排斥的，但某些 DLBCL 细胞，bcl-6 与 MUM1/IRF4 有时可同时表达。采用免疫组织化学的方法区分 GCB 样和非 GCB 样 DLBCL 的方法目前尚存在争议，Hans 等的研究显示，仅通过应用 CD10、bcl-6 和 MUM-1 三个分子标记物即可区分，但其他研究没能证实其结果。

另外多项研究显示，DLBCL 的原发部位与不同分化阶段 B 细胞、临床表现及预后亦有相关，故在 2008 年 WHO 的分类中列出了特殊原发部位的 DLBCL，作为独特亚型，如原发中枢的 DLBCL、原发皮肤的 DLBCL，腿型、原发纵隔的 DLBCL 等。其中原发皮肤的 DLBCL，腿型，主要发生于老年，特别是女性患者。病变往往先发生于腿部皮肤，随后发展至其他部位皮肤，如头和躯干。临床表现为侵袭性行为，常扩散至皮肤外脏器，基因表达谱则类似于 ABC 样 DLBCL。原发中枢的 DLBCL 亦主要为 ABC 样 DLBCL 的免疫表型。原发纵隔的 DLBCL 具有独特的基因表型，与经典的 HL 的基因表型具有相似性。

二、治疗

DLBCL 的治疗模式是化疗、生物免疫治疗与放疗联合的综合治疗。作为侵袭性淋巴瘤中最多见的病理类型，DLBCL 具有易于全身播散的特点，因此治疗以化疗为主，放疗主要用于局限期和有巨大肿块的患者。近年来生物靶向治疗，尤其是利妥昔单抗的应用，显著提高了 DLBCL 患者的治愈率。

1. DLBCL 的一线化疗方案 从 20 世纪 70 年代开始，就对侵袭性淋巴瘤的化疗方案进行了不懈的探索和改进，相继出现了多种化疗方案，通常被划分为第一、二、三代方案，但三代方案间的差异更多体现在治疗观念的变化，并未出现实际的疗效改善和生存期的延长。

CHOP（环磷酰胺、多柔比星、长春新碱和泼尼松）为第一代方案的代表，CR 率为 40%～50%，长期无病生存率（DFS）30%～35%。第二代化疗方案的设计旨在解决第一代方案中存在的两方面的问题：化疗间歇期的肿瘤再增殖和中枢神经系统受侵。因此在方案中加入了新的药物，如抗瘤活性较强的 VP-16、骨髓毒性较低的博来霉素（BLM）、可以透过血脑屏障的氨甲蝶呤（MTX）和阿糖胞苷（AraC）等。第三代方案的设计主要是基于两点考虑：其一，交替使用不同的药物以减少耐药；其二，调整药物剂量和治疗周期时间，以提高剂量强度。

第二、三代方案在初期报告时曾取得了优于一代方案的疗效，但随后难以得到理想的可重复结果。

同时第二、三代方案的毒性明显增加，主要包括骨髓抑制、感染、黏膜炎、血栓形成等。以后的多项研究比较了 CHOP 方案与新方案（如 m – BACOD、ProMACE – CytaBOM 等）的疗效，但多数研究显示新方案在缓解率、无病生存和总生存方面均无优势，且毒性增加。由此，CHOP 方案成为侵袭性 NHL，特别是 DLBCL 的首选化疗方案。

2. 利妥昔单抗联合 CHOP 一线治疗 DLBCL　利妥昔单抗（rituximab，R）是人鼠嵌合型 CD20 单抗，与化疗联合显著提高了 DLBCL 患者的生存率，这是 1970 年以来 DLBCL 患者疗效的首次提高。已有多项大型随机对照研究证明利妥昔单抗联合 CHOP 方案（R – CHOP）治疗 DLBCL 的效果优于 CHOP 方案，目前 R – CHOP 已成为 DLBCL 的标准一线治疗方案。

3. 局限期 DLBCL 的治疗　局限期一般指 I/II 期，但 II 期有大肿块患者的预后与 III/IV 期相似，应按 III/IV 期进行治疗。有多项临床研究探讨了局限期患者，单纯化疗和化放疗联合治疗的优劣。研究认为，在 6~8 周期的化疗后，局部放疗可以延长无病生存时间（DFS）和提高局部控制率，但长期随访不能延长 OS。对于有不良预后因素的患者，缩短化疗周期数至 3~4 周期联合受累野放疗（involved field radiotherapy，IFRT），有可能导致远期复发率增高。而对于无不良预后因素的局限期患者，3~4 周期的化疗联合 IFRT 可能已经足够。

ECOG 1484 研究入组的是具有不良预后因素的局限期患者，即 I 期有大肿块和 II 期。患者接受 8 周期 CHOP 方案化疗后评价疗效，其中 CR 的患者再随机分为观察和 30 Gy 受累野放疗组；PR 的患者给予 40 Gy 受累野放疗。结果表明，在 CR 的患者中，低剂量放疗显著延长了 6 年 DFS 率，放疗与单纯化疗组分别为 69% 和 53%（P = 0.04），但在随访 10 年时，两组间 OS 率无显著差异，分别为 68% 和 65%。SWOG 8736 研究比较了短疗程化疗联合 IFRT 对比单纯化疗的疗效。在这项研究中，放化疗组先接受 3 周期 CHOP 方案化疗，再行 IFRT；单纯化疗组采用 CHOP 方案 8 个周期。中位随访 4.4 年时，放化疗组和单纯化疗组的 5 年的 OS 率分别为 82% 和 72%（P = 0.02），但 10 年 OS 率已无明显差别。这项研究试图通过联合放疗而减少化疗周期数，但长期随访结果提示，即使是在局限期的低风险患者中，3 周期的 CHOP 方案化疗可能并不足够，因患者 5 年后的治疗失败率增高。

GELA LNH 93 – 4 和 GELA LNH 93 – 1 研究提示对于局限期患者，联合放疗并未提高患者的生存率，基于这两项研究的结果，GELA 已不推荐对局限期的侵袭性 NHL 患者进行受累野放疗。GELA LNH 93 – 4 研究共入组了 576 例 IPI = 0 的老年患者，一组接受 CHOP 化疗 4 周期，一组为 CHOP 4 周期后联合受累野放疗，结果显示，7 年 DFS 在两组患者间无显著差异。LNH 93 – 1 试验纳入了 647 例年龄调整 IPI = 0 的侵袭性淋巴瘤患者，其中 DLBCL 约占 80%，患者年龄为 15~61 岁。单纯化疗组采用的是 ACVBP 方案，而放化疗组采用的是 3 周期 CHOP 方案联合受累野放疗。结果显示化疗组和放化疗组的 5 年无事件生存（EFS）率分别为 82% 和 74%（P < 0.001）；5 年 OS 率分别为 90% 和 81%（P = 0.001）；在针对 DLBCL 进行的亚组分析中，OS 和 EFS 的差异也具有统计学意义。该研究包括了约 10% 的大肿块患者，亚组分析的结果表明，无论对于有大肿块的患者还是无大肿块的患者，生存率的差异都是显著的。在该项研究中，ACVBP 组患者化疗的剂量强度是 3 周期 CHOP 组患者的 150%，研究显示，虽然 3 周期 CHOP 组患者进行了 IFRT，但是仍不足以克服由于缩短化疗周期数导致的远期复发率增加。

虽然 SWOG 8736 和 GELA LNH 93 – 1 研究经常被引用来说明放疗在局部侵袭性 NHL 中的作用并不确定，且放疗并不能用来替代化疗周期数的减少。但是，对于某些分期调整的 IPI（年龄 > 60 岁、LDH > 正常、一般状体评分 ≥2 和 II 期患者）评分 0 分的患者，3 周期 CHOP 联合放疗可能已经足够。在对 SWOG 8736 的进一步分析后发现，对于分期调整的 IPI = 0 的患者，接受 3 周期 CHOP + 放疗，5 年

OS 率为 94%；但对于分期调整的 IPI≥1 的患者，相同治疗的 5 年 OS 率仅为 70%。这一结果与 Shenkier 等报道的结果相似，在这项研究中，局限期侵袭性 NHL 患者接受 3 周期 CHOP 样方案化疗后进行 IFRT。在这组患者中，分期调整的 IPI = 0 的患者 5 年和 10 年 OS 率分别为 97% 和 90%。

以上 4 项研究均应用 CHOP 方案。如要进一步明确联合利妥昔单抗治疗后，放疗在局限期 DLBCL 中的作用，还需要进行 R - CHOP 方案化疗后联合或不联合放疗的随机对照研究。由于无不良预后因素的局限期 DLBCL 患者的 5 年 OS 率已可达到近 95%，且没有随机对照的Ⅲ期临床研究结果，含有利妥昔单抗的 R - CHOP 方案治疗无预后不良因素的局限期 DLBCL 的证据依然不足。

4. 晚期高危患者一线化疗方案研究进展 目前 R - CHOP 6 ~ 8 周期是治疗晚期 DLBCL 的标准治疗方案，但对于年龄调整的 IPI≥2 的患者，因 RCHOP 方案治疗的疗效仍不理想，尚无标准的治疗方案。晚期 DLBCL 化疗的治疗水平经过长时间的停滞之后，近年来有了一些新的进展，主要表现为以高剂量强度与剂量密集型方案为代表的治疗。

2004 年，德国高度恶性非霍奇金淋巴瘤研究组（German High - Grade Non - Hodgkin's Lymphoma Study Group，DSHNHL）发表了其 B1 和 B2 研究的结果。两个研究旨在评价在 CHOP 方案上加入 VP - 16（CHOEP 方案）或将化疗周期由三周缩短到两周能否提高疗效。两个试验的研究设计相似，比较 CHOP 三周（CHOP - 21）方案、CHOP 双周（CHOP - 14）方案、CHOEP 三周（CHOEP - 21）方案以及 CHOEP 双周（CHOEP - 14）方案的疗效和安全性。其中 B1 研究是针对≤60 岁和乳酸脱氢酶（LDH）正常的患者，B2 研究是针对 61 ~ 75 岁的老年患者。各组分别化疗 6 周期，对大肿块和结外累及者给予 36 Gy 放疗。两个研究的中位随访期均为 58 个月。在 B1 研究中，纳入了 710 例患者，CHOEP 方案较 CHOP 方案 CR 率（87.6% 和 79.4%），P = 0.003）更高，5 年 EFS 率（69.2% 和 57.6%；P = 0.004）更高；而双周方案与三周方案相比，OS 率有所提高（P = 0.05）。尽管 CHOEP 方案骨髓抑制严重，但仍能较好耐受。B2 研究纳入了 689 例患者，CHOP - 21、CHOEP - 21、CHOP - 14 和 CHOEP - 14 组的 CR 率分别为 60.1%、70%、76.1% 和 71.6%。CHOP - 21 的 5 年 EFS 率和 OS 率分别为 32.5% 和 40.6%，而 CHOP - 14 的分别为 43.8% 和 53.3%。CHOP - 14 方案与 CHOP - 21 方案相比，EFS 率与 OS 率均显著提高，并且是 3 个强化方案中唯一对 EFS、OS、CR 率都有改善的方案。CHOP - 14 与 CHOP - 21 的毒性相似，但含 VP - 16 的方案，尤其是 CHOEP - 14 方案毒性更大。这两项研究的化疗方案与二、三代方案相比，用相对简捷的方法提高了疗效，很大程度上应归功于支持治疗（如 rhG - CSF）的进步。

GELA 研究比较了 ACVBP 方案与标准 CHOP 方案治疗预后不良的老年侵袭性淋巴瘤的疗效和安全性。入组患者年龄 61 ~ 69 岁，至少有 IPI 中的一个不良预后因素。结果 ACVBP 与 CHOP 组的 CR 率分别为 58% 和 56%（P = 0.5）；治疗相关死亡率分别为 13% 和 7%（P = 0.14）；5 年 EFS 率分别为 39% 和 29%（P = 0.005），5 年 OS 率分别为 46% 和 38%（P = 0.036）。CHOP 组的中枢神经系统进展率和复发率更高（P = 0.004）。ACVBP 组的毒性更高，尤其是在 65 岁以上的患者中。另有 GELA - LNH87 - 1 研究对比了 ACVBP 方案与 m - BACOD（环磷酰胺，多柔比星，长春新碱，氨甲蝶呤，地塞米松）方案治疗低危侵袭性淋巴瘤。研究共入组 752 例中度恶性或高度恶性淋巴瘤患者，不具有以下任一不良预后因素：ECOG 评分 2 ~ 4、两个以上的结外累及、肿瘤最大径 > 10 cm、骨髓或 CNS 受侵、Burkitt 或淋巴母细胞淋巴瘤。结果两组患者的 CR 率、5 年无治疗失败生存率、5 年 OS 率相同。ACVBP 组的感染更重，但肺毒性更轻；治疗相关死亡率两组无差异。

Wilson 等采用持续静滴的改良 EPOCH（持续 96 小时静滴的依托泊苷、长春新碱和多柔比星 + 快速静滴的环磷酰胺和口服泼尼松）方案治疗 DLBCL。设计采用持续静滴的给药方式，是基于 CHOP 对于增殖迅速的肿瘤（Ki - 67 > 80%）疗效不理想，而持续静脉给药方式具有血药浓度稳定和药物作用时间延长的优势，有可能克服肿瘤细胞迅速增殖的问题。该研究共入组 49 例患者，44% 的患者 IPI≥3。结果 92% 的患者达到 CR，中位随访 62 个月时，PFS 率和 OS 率分别为 70% 和 73%。进一步的研究显示，改良的 EPOCH 方案与利妥昔单抗联合可以进一步提高 PFS 率和 OS 率约 10%，在中位随访 28 个月时，PFS 率和 OS 率分别为 82% 和 83%。

5. 复发或耐药患者的解救治疗　侵袭性淋巴瘤患者复发或耐药后的中位自然生存期仅有 3~4 个月。传统的用于 DLBCL 的解救方案有 MINE（美司钠，异环磷酰胺，米托蒽醌，依托泊苷）、DHAP（地塞米松，阿糖胞苷，顺铂）、ESHAP（依托泊苷，甲泼尼龙，阿糖胞苷，顺铂）、MINE - ESHAP（美司钠，异环磷酰胺，米托蒽醌，依托泊苷，甲泼尼龙，阿糖胞苷，顺铂）、DICE（地塞米松，异环磷酰胺，顺铂，依托泊苷）、ICE（异环磷酰胺，卡铂，依托泊苷）、EPOCH（依托泊苷，泼尼松，长春新碱，环磷酰胺，多柔比星）、mini - BEAM（卡莫司汀，依托泊苷，阿糖胞苷，美法仑）等，这些方案或是使用与初程治疗无交叉耐药的药物如顺铂、卡铂、依托泊苷、异环磷酰胺、阿糖胞苷等，或是采用持续静脉滴注的给药方式，有效率约为 20%~80%，CR 率多数在 20%~30% 之间，长期 DFS 率不足 10%。

新的细胞毒类药物，如紫杉类、吉西他滨、长春瑞滨、拓扑替康、奥沙利铂等用于复发或难治性 DL - BCL 的治疗也有一定疗效。一项 Ⅱ 期临床研究的结果，采用利妥昔单抗联合 GemOx（吉西他滨，奥沙利铂）方案治疗复发和耐药的不适合接受造血干细胞移植的 B - NHL 患者，其中 72% 为 DLBCL。在 46 例患者中，8 周期的 R - GemOx 治疗后，CR/CRu 达 65%，中位随访 28 个月时的 2 年 EFS 率和 OS 率分别为 43% 和 66%。

基于多项 Ⅱ 期临床研究和 PARMA 对照研究的结果，对于化疗敏感的复发性侵袭性淋巴瘤，高剂量化疗联合造血干细胞移植已成为标准治疗。具体内容详见造血干细胞移植部分。

三、预后

DLBCL 的预后因素可以分为临床预后因素、分子预后因素以及肿瘤起源细胞和病理类型相关的预后因素等。

IPI 指数在利妥昔单抗成为标准治疗后进行了修订，因为最初的 IPI 预后指数是在 CHOP 为标准治疗的基础上制定的。Sehn 等对 DLBCL 患者接受 R - CHOP 治疗后进行了回顾性分析，结果有了 R - IPI 预后指数。R - IPI 分为 3 个预后组，预后非常良好组（IPI = 0）、良好组（IPI = 1~2）和预后不良组（IPI = 3~5），4 年 OS 率分别为 92%、82% 和 58%。

近年来通过不同 DLBCL 基因表达谱的研究，可以进一步区分出 DLBCL 的不同起源细胞。如前所述，Alizadeh 等应用 cDNA 芯片技术将 DLBCL 划分为生发中心 B 细胞样 DLBCL 和活化 B 样，前者的预后明显优于后者，5 年总生存率分别为 76% 和 16%（P < 0.01）。如果可以通过更加简单易行的方法区分生发中心型和活化型 DLBCL，结合 IPI 预后指数，能更好地预测患者的预后。

一些分子的表达，如 bcl - 2 阳性、p53 突变、cyclin D1 阳性以及细胞增殖指数 Ki - 67 增高等可能与预后差相关，而 bcl - 6 阳性者可能预后较好。但由于分子标记的检测方法、诊断标准的不统一以及分子影响机制的复杂性，尚不能明确某单一分子对预后的影响。

（王　臣）

第二节 滤泡淋巴瘤

滤泡淋巴瘤（follicular lymphoma，FL）是惰性 NHL 中最常见类型，在欧美地区约占 NHL 的 20%，而在亚洲地区的发病率显著降低。FL 在病理上定义为滤泡中心 B 细胞淋巴瘤，组织学形态上要求至少形成部分滤泡样结构。其特征性的分子特点是 1（14；18）（q32；q21）的染色体异位，致使免疫球蛋白重链基因的启动子异位至 bcl - 2 基因邻近，导致 bcl - 2 蛋白的过度表达和细胞凋亡的抑制，结果表现为一种低度增殖性肿瘤细胞的缓慢积累。因为恶性细胞的增殖并不迅速，传统细胞毒类的化疗药物对 FL 的治疗并不成功，除了少数局限期患者外，如采用标准的治疗方法，FL 至今仍被认为是不可治愈的肿瘤。FL 患者的中位生存时间长达 7 ~ 10 年。利妥昔单抗的应用，是近年来 FL 治疗中最大的进展，虽然目前研究的随访期相对于 FL 仍较短，但已有趋势显示，利妥昔单抗有可能改变 FL 的自然病程和延长患者的 OS。

一、病理

FL 为小核裂或生发中心型淋巴瘤，生长类型应至少部分为滤泡性，有时可见弥漫性区域生长。病理分级采用 Berard 细胞计数法分为 3 级。Ⅰ级：0 ~ 5 个中心母细胞/高倍视野；Ⅱ级：6 ~ 15 个中心母细胞/高倍视野；Ⅲ级：> 15 个中心母细胞/高倍视野，Ⅲa 级，> 15 个中心母细胞，但仍有滤泡中心细胞，Ⅲb 级，中心母细胞形成瘤片，无残留中心细胞。如果在细胞弥漫性生长区域内，包含有以母细胞为主或均为母细胞的区域，应同时诊断为 DLBCL。病理类型为滤泡Ⅰ和Ⅱ级病例的临床特点和预后相似，而滤泡Ⅲ级与 DLBCL 相似，应按照 DLBCL 治疗。

FL 表达 B 细胞相关分子 CD19、CD20、CD22、CD79a 和生发中心相关标记分子 CD10 和 bcl - 6，bcl - 2 在 85% ~ 90% 的滤泡Ⅰ/Ⅱ级和 50% 的滤泡Ⅲ级病例中阳性，其中部分阴性病例是由于 bcl - 2 基因突变后导致抗体所识别的抗原决定簇改变所致。bcl - 2 的表达与否可用于鉴别滤泡淋巴瘤和滤泡反应性增生。

二、临床表现

临床上大多表现为无痛性的淋巴结逐渐增大，最常累及颈淋巴结，其次为腹股沟和腋下淋巴结，也可累及韦氏环、脾脏、骨髓以及皮肤、软组织、胃肠道。可在少数病例原发起源于结外器官，包括皮肤、胃肠道，特别是十二指肠、眼睛附属器官、乳腺和睾丸。FL 患者在诊断时一般病变广泛，40% ~ 70% 的患者有骨髓受侵；局限期患者占 30% 左右，约 30% 可发展为更加侵袭性的淋巴瘤。

三、治疗

因 FL 患者的中位生存时间长，一些患者的治疗时间可能持续 20 年。FL 的治疗方案选择多种多样，并越来越高度个体化。对于某些局限期（Ⅰ/Ⅱ期）患者，放疗是合适的选择。其他的局限期或Ⅲ/Ⅳ期患者的一线治疗选择包括观察等待、参加临床研究、单药或多药联合治疗。一线治疗既可以选择单药利妥昔单抗、烷化剂、放射免疫治疗，也可考虑联合方案化疗如 CHOP + 利妥昔单抗、CVP + 利妥昔单抗、FND（氟达拉滨，米托蒽醌，地塞米松）+ 利妥昔单抗、氟达拉滨 + 利妥昔单抗。对于复发的病例，某些情况下，可以重复一线治疗方案、放射免疫治疗或造血干细胞移植。

利妥昔单抗治疗 FL 是近年来的主要进展。对于初治的 FL，利妥昔单药的客观缓解率（objective remission rate，ORR）为 67%，复治患者为 46%。多项研究显示，利妥昔单抗联合化疗可以提高 PFS。在一项 Ⅱ 期临床研究中，Hiddemann 等评价了 CHOP 对比 R – CHOP 的疗效，结果 R – CHOP 可以显著延长 PFS（P < 0.001）和提高 ORR 率（96% : 90%，P = 0.011），同时 R – CHOP 组患者的 3 年 OS 率亦显著提高（P = 0.016）。另一项研究对比了 CVP 与 RCVP，结果同样显示利妥昔单抗可以显著提高 ORR（81% : 57%，P < 0.000 1）和 CR 率（41% : 10%，P < 0.000 1），且 R – CVP 组的 TTP 显著延长（34 个月 : 15 个月，P < 0.001）。虽然有研究显示，利妥昔单抗维持治疗无论在初治还是复发 FL 均可延长 PFS，但利妥昔单抗维持治疗和进展后再治疗两者间是否存在缓解期和 OS 的差异尚无定论。

对于利妥昔单抗耐药的患者，仅有少数的标准治疗选择：放射免疫治疗和自体或异基因造血干细胞移植。放射免疫治疗的两种药物[90]Y – ibritumomab 和[131]I – tositumomab，在几项小型的临床研究中，均显示具有较高的缓解率。研究显示，在接受过多重化疗的患者中，放射免疫治疗的 ORR 在 47% ~ 68% 之间，CR 率为 20% ~ 38%，且并发症的发生率低。但是对于大多数患者，缓解时间相对较短，约 1 年左右。在一项研究中，[131]I – tositumomb 治疗复发或耐药的 FL，结果 2 年 PFS 率为 21%，5 年为 17%。

正在进行临床研究的新的治疗 FL 的药物主要有苯达莫司汀（bendamustine）、蛋白酶体抑制剂硼替佐咪、雷利度胺、抗 CD22 单抗以及作用于 bcl – 2 分子的药物等。一项 Ⅱ 期临床研究显示，单药苯达莫司汀治疗经多重化疗后且利妥昔单抗耐药的 FL 患者，结果 ORR 高达 77%，中位缓解时间 6.7 个月。

四、预后

FL 的国际预后指数（Follicular Lymphoma International Prognostic Index，FLIPI）是在 IPI 的基础上发展起来的。研究发现，采用 IPI 预测滤泡淋巴瘤的预后时，属于高危组的患者很少，因为多数 FL 患者的一般状态较好，且少有 > 1 处的结外受侵。FLIPI 用血红蛋白 < 120 g/L 和 ≥5 个淋巴结区受累替代了 IPI 中的一般状态评分和结外受侵作为预后因素。结果显示 FLIPI 能够更好地预测 FL 患者的预后。采用 FLIPI，可以将患者分为 3 组，即 FLIPI 0 ~ 1、2 和 ≥3 的患者。低危、中危和高危患者大约各占 1/3，10 年生存率分别为 71%、51% 和 36%。虽然，FLIPI 是在无利妥昔单抗治疗的基础上总结的，但是最近的研究显示，FLIPI 对于接受利妥昔单抗治疗者仍然具有预测预后的价值。

（李宝婷）

第三节　套细胞淋巴瘤

套细胞淋巴瘤（mantle cell lymphoma，MCL）是在 REAL 分类（Revised European – American Lymphoma Classification）和 WHO 2001 分类中才独立划分的 NHL 类型，占 NHL 发病率的 3% ~ 10%。MCL 具有独特的临床病理学特点，一方面按其侵袭性的生物学行为和自然史应归为侵袭性 NHL，另一方面，MCL 对治疗的反应类似惰性淋巴瘤，多药联合化疗的生存时间为 3 ~ 5 年，目前属于不可治愈的 NHL。

MCL 起源于生发中心前的 B 细胞。MCL 的分子遗传学特点是存在 t（11；14）（q13；q32）染色体异位，该异位致使 14 号染色体上免疫球蛋白重链基因上游的启动子异位到 11 号染色体的 bcl – 1（B – cell lymphoma – 1）基因的毗邻，导致 bcl – 1 蛋白的过度表达。bcl – 1 基因编码细胞周期蛋白 cyclin D1，故 cyclin D1 的过表达是 MCL 的特征性分子标记。由于 cyclin D1 的过表达，可促使细胞进入细胞周期和细胞分裂，结果发生一种生存期相对短的侵袭性淋巴瘤。但仅有 cyclin D1 的过表达并不能导致 MCL 的发生，还需同时存在细胞周期调控的紊乱和 DNA 的损伤，如存在 p53 相关的细胞周期调控失常或 ATM（ataxia teleangiectasia mutated）基因突变等。

一、病理

MCL 细胞的病理学形态为：形态一致的小至中等大的淋巴样细胞，非转化型的细胞形态与滤泡中心细胞相似，而转化型的肿瘤细胞与中心母细胞或免疫母细胞相似，同时增殖中心消失。MCL 的生长形态有多种，包括套带性、结节性、弥漫性和母细胞样变。一些研究认为细胞体积小，生长形态为套带性和结节性者生存预后较好，而诊断时细胞形态为母细胞样、多形性或疾病过程中出现母细胞样转化者提示明显的生存预后不良。

MCL 细胞的免疫表型为 CD20$^+$、CD5$^+$、CD43$^+$、胞膜 IgM/IgD$^+$、bcl－2$^+$，而 CD10$^-$、bcl－6$^-$、CD23$^-$。几乎所有病例均表达 cyclin D1，可以有少数病例为 CD5。有很少的病例在各种特征上与 MCL 均相似，有 cyclin D2 或 cyclin D3 高表达，但 cyclin D1 阴性。对于 cyclin D1 阴性病例诊断为套细胞淋巴瘤需非常小心，因可有多种淋巴瘤与 MCL 有相似之处。

二、临床表现与预后

MCL 多见于老年男性，男女发病比例约为 2 ：1，中位发病年龄 60 岁。发病时通常即为晚期（Ⅲ或Ⅳ期），最常累及淋巴结，其次为脾和骨髓。其他较常见的受侵部位包括胃肠道和韦氏环。在胃肠道病变中，典型的表现为淋巴瘤性息肉病。患者外周血中常能找到肿瘤细胞，如果采用流式检测方法，几乎可以在所有患者中检测到肿瘤细胞。中枢神经系统受侵通常发生于复发且分期晚的白血病期患者。MCL 的中位生存时间为 3~5 年，特征性表现是不断下行的生存曲线，约 15% 的患者可获得长期生存。

有研究显示，适用于 DLBCL 的 IPI 预后指数和 FL 的 FLIPI 预后指数并不能很好地预测 MCL 患者的预后。目前认为与不良预后相关的临床特点包括分期晚、B 症状和一般状态差。而年龄 <65 岁、LDH 正常和 β$_2$ 微球蛋白正常似乎与预后好相关。细胞增殖能力对预后的影响已被一项大型的前瞻性临床研究证实。该研究结果显示，细胞增殖能力对预后具有核心性的影响，重要性超过组织形态学分型和其他的临床指标。另外，自体移植后是否存在微小病变也是提示预后的重要指标。其他可能与预后不良相关的分子特征有 p27 丢失和 p53 突变。

三、治疗

因绝大多数 MCL 具有侵袭性和预后不良的临床特点，通常不采取观察等待的治疗策略。传统的单药或多药联合的化疗并不能长期控制疾病，目前 MCL 是不可治愈的。

MCL 的一线化疗方案仍未确定，尚无标准的治疗选择，可选择的方案包括 R－CHOP、R－Hyper CVAD/MA（分割剂量的环磷酰胺、长春新碱、多柔比星和地塞米松与大剂量氨甲蝶呤与阿糖胞苷交替）和 R－EPOCH 等。二线治疗方案包括 FCR（氟达拉滨、环磷酰胺和利妥昔单抗）、FCMR（氟达拉滨、环磷酰胺、米托蒽醌和利妥昔单抗）、PCR（喷司他丁，环磷酰胺，利妥昔单抗）和沙利度胺联合利妥昔单抗等。蛋白酶体抑制剂硼替佐咪、temsirolimus 和沙利度胺等分子靶向药物在 MCL 治疗中显示了较好的疗效。

多项研究显示，单药利妥昔单抗治疗 MCL 的疗效不如 FL。在一项较大型的临床研究中，利妥昔单抗单药的 ORR 为 27%。利妥昔单抗联合化疗的疗效有多项Ⅱ期和Ⅲ期临床研究。一项随机对照的临床研究比较了 R – CHOP 与 CHOP 治疗初治的 MCL，结果 R – CHOP 在缓解率上明显优于 CHOP，ORR 分别为 94% 和 75%（P = 0.005 4），CR 率分别为 34% 和 7%（P = 0.000 24），在疾病缓解时间上也有优势，治疗失败时间（time to failure，TTF）分别为 21 个月和 14 个月（P = 0.013 1）。在复发患者中，含有氟达拉滨方案的 FCM 与 R – FCM 方案比较，接受利妥昔单抗治疗组患者的 ORR 和 CR 率也显著提高。

R – CHOP 方案对于初治的 MCL 虽然缓解率较高，但是不能维持疾病的长期缓解。几项研究报道了含有高剂量阿糖胞苷方案治疗 MCL 的结果。在一项法国的临床研究中，对 CHOP 方案化疗 4 周期后未达 CR 的患者，采用 DHAP（地塞米松、高剂量阿糖胞苷和顺铂）方案作为解救治疗，结果 25 例患者中，CR 率达到 84%。另一项单中心的临床研究，采用利妥昔单抗联合强化剂量的 Hyper CVAD/MA 方案治疗了 97 例初治的 MCL，结果全组患者 ORR 97%，CRu/CR 率达 87%，中位随访 40 个月时，3 年 FFS 率和 OS 率分别为 64% 和 82%。然而，这一结果在后来的一项多中心临床研究中未能重复，该研究的 ORR 为 88%，2 年的 PFS 率为 64%。

有研究显示，自体造血干细胞移植在一线巩固治疗中可以延长 PFS。欧洲套细胞淋巴瘤协作组的一项前瞻性随机对照研究结果提示，对于初治缓解的 MCL，清髓性放化疗联合自体造血干细胞移植与单纯干扰素维持治疗相比，明显延长了无进展生存期。该项研究共入组了 122 例晚期 MCL 患者，均为采用 CHOP 样方案诱导化疗后达 CR 或部分缓解（PR），再随机分为移植组（采用含全身照射的预处理方案）和干扰素维持组（分组后再化疗 2 周期）。结果移植组移植后的 CR 率由 35% 提高到 81%，中位 PFS 也明显延长，两组分别是 39 个月和 17 个月（P = 0.010 8），但 3 年 OS 率未改善，分别是 83% 和 77%（P = 0.18），长期结果仍在随访中。目前认为，自体造血干细胞移植作为初治缓解后的巩固治疗的效果较好，而且使用含全身照射的预处理方案的疗效更好。

有两项 II 期临床研究探讨了放射免疫药物⁹⁰Y – ibritumomab 单药治疗复发和耐药的 MCL 的疗效。两项研究的缓解率为 30% ~40%，但令人失望的是，缓解的持续时间短暂。ECOG 1499 的一项研究，在 4 周期 R – CHOP 方案化疗后，采用⁹⁰Y – ibritumomab 作为巩固治疗。结果显示⁹⁰Y – ibriuHiorriab 可以进一步提高缓解率并延长中位缓解时间至 27 个月，但是仍不能形成生存曲线上的平台期。

目前已有多种靶向药物显示了对 MCL 的较好疗效。蛋白酶体抑制剂硼替佐咪已在美国批准用于治疗复发和耐药的 MCL 患者。对于复发和耐药的 MCL，硼替佐咪的 ORR 可达 45%，但 CR 率较低，中位缓解时间相对较短。在一项入组了 114 例复发和耐药的 MCL 患者的研究中，硼替佐咪单药的中位缓解时间为 9.2 个月，中位 TTP 为 6.2 个月。

沙利度胺具有影响血管生成和改变细胞微环境的作用。在一项小型的 II 期临床研究中，16 例复发或耐药的 MCL 患者，接受沙利度胺联合利妥昔单抗治疗的 ORR 为 81%，CR 率为 31%，中位的无进展生存时间为 20.4 个月。另一项研究，应用沙利度胺的第二代雷利度胺单药治疗在复发和耐药的 MCL 患者的有效率可以达到 53%。

temsirolimus（又称为 CCI – 779），是哺乳动物细胞西罗莫司靶点（mTOR）的抑制剂，后者可以调节 cyclin D1 的转录。在一项 II 期临床研究中，单药 ORR 为 38%，中位持续缓解时间为 6.9 个月，中位 TTP 6.5 个月，与硼替佐咪的疗效相似。

新型烷化剂苯达莫司汀在 FL 和 MCL 中均显示了很好的疗效。在一项 II 期临床研究中，苯达莫司汀与利妥昔单抗联合治疗 16 例复发和耐药的 MCL，结果 ORR 为 75%，CR 率为 50%。

（林　琳）

第四节 黏膜相关淋巴组织淋巴瘤

黏膜相关淋巴组织淋巴瘤（mucosa – associated lymphoid tissue lymphoma，MALT 淋巴瘤）占所有 B – NHL 的 7% ~8%，为淋巴结外器官起源，其中原发于胃的约占 50% 以上。黏膜相关淋巴瘤顾名思义起源于黏膜相关淋巴组织（MALT）。所谓黏膜相关淋巴组织，正常情况下是存在于特定器官并起保护作用的含有淋巴组织的特化黏膜。天然的 MALT 仅存在于少数器官，主要指呼吸道、胃肠道及泌尿生殖道黏膜固有层和上皮细胞下散在的无被膜淋巴组织以及某些带有生发中心的器官化的淋巴组织，如扁桃体、小肠的派氏集合淋巴结、阑尾等。非天然存在的 MALT，称为获得性 MALT。获得性 MALT 的淋巴组织是在慢性炎症或自身免疫反应等病理情况下发生的，如幽门螺旋杆菌性胃炎和桥本甲状腺炎等。在慢性炎症的病理状态下，淋巴细胞因长期受到刺激反复增生，衍生出病理性克隆，替代了正常的淋巴组织，最终导致 MALT 淋巴瘤的发生。

MALT 淋巴瘤最早在 1983 年由 Isaacson 和 Write 两位英国病理学家描述，通常发生于获得性 MALT 部位。在 2001 年的 WHO 分类中，MALT 淋巴瘤作为一个独立类型被称为 MALT 型结外边缘区 B 细胞淋巴瘤（extranodal marginal zone B – cell lymphoma，MALT type）。

一、病理

形态学上，MALT 淋巴瘤为小淋巴细胞，含有丰富胞质、胞核清晰。MALT 淋巴瘤的一个主要特征是淋巴上皮灶，这是由上皮组织中淋巴瘤细胞聚集而形成的灶状浸润，淋巴上皮灶是淋巴瘤细胞向上，皮组织定向移动的体现。

MALT 淋巴瘤的免疫表型与正常边缘带 B 细胞几乎完全一致：$CD19^+$、$CD20^+$、$CD79a^+$，边缘带细胞抗原 $CD21^+$、$CD35^+$；而 $CD5^-$、$CD10^-$、$CD23^-$、cyclin $D1^-$。可表达细胞表面免疫球蛋白，胞质中也可有少量表达，大部分为 IgM 型。部分 MALT 淋巴瘤在诊断时存在大细胞转化，表现为大细胞数量增加，融合成簇状或片状结构。

二、细胞遗传学特点

MALT 淋巴瘤相关的染色体异位包括 t（11；18）（q21；q21）、t（1，14）（p22；q32）和 t（3；14）（p14；q32），这些异位可以导致融合蛋白（AP12 – MALT1）的产生或转录失调（bcl – 10、MALT1、FOXP1）。t（11；18）（q21；q21）染色体易位主要见于肺和胃原发的 MALT 淋巴瘤，涉及的基因称为 MALT。MALT1 蛋白可能具有抗凋亡作用，类似滤泡淋巴瘤中 bcl – 2 蛋白的作用。另外，在 56% ~85% 的 MALT 淋巴瘤中可以检测到 3 号染色体三体。t（1；14）（p22；q32）染色体异位相对少见，该异位导致与凋亡相关的 bcl – 10 蛋白在胞核中的过表达。MALT1 和 bcl – 10 蛋白均可能导致 NF – κB 通路的激活，而 NF – κB 通路与细胞增殖、凋亡及血管形成等相关。其他的基因突变包括：c – myc 基因和 p53 基因突变等，有研究显示，p53 基因的突变与 MALT 淋巴瘤的大细胞转化有关。

三、临床表现

MALT 淋巴瘤的生物学行为表现为惰性，通常病情进展缓慢，中位发病年龄约 60 岁，男女比例相近。MALT 淋巴瘤病变多局限于原发部位，可发生于各种器官和组织，最常见部位是胃肠道，约占

MALT 淋巴瘤的 50%。非胃肠道部位包括涎腺、甲状腺、眼眶、结膜、肺、皮肤、肾、肝、前列腺、颅内脑膜和乳腺等，几乎遍及全身。少数病例（2%~20%）可以有骨髓受侵，多见于原发于肺和眼附属器官的 MALT 淋巴瘤。MALT 淋巴瘤的预后较好，5 年生存率可达 80%。少数患者病变进展后，病理类型可向弥漫大 B 细胞淋巴瘤转化。

四、治疗

MALT 淋巴瘤的治疗依其分期和原发部位而不同。早期病例可以采用手术切除或局部放疗，预后良好，胃 MALT 淋巴瘤还可采用抗幽门螺旋杆菌治疗。晚期病例则与其他惰性淋巴瘤相似，应以化疗为主。

MALT 淋巴瘤对放疗敏感，Richard 等报道了 103 例 MALT 淋巴瘤的治疗结果，其中原发胃 17 例，眼眶 31 例，涎腺 24 例，甲状腺 13 例，其他部位 18 例。93 例接受放疗，中位照射剂量 30 Gy。结果单纯受累野放疗的 85 例中 84 例获 CR，14 例复发，复发部位多仍在原发部位，5 年 OS 率 98%，DFS 率 75%。

化疗在 MALT 淋巴瘤治疗中的作用并没有进行过严格的评价，一般用于早期 MALT 淋巴瘤术后或放疗后的辅助治疗，以及晚期和复发后患者的治疗。通常采用惰性淋巴瘤的化疗方案。近年来也有应用利妥昔单抗的报道。一项 Ⅱ 期临床研究评价了利妥昔单抗单药对于初治及复发 MALT 淋巴瘤的疗效。共 35 例患者，其中原发胃者 15 例，其他部位 20 例，初治 24 例。结果 ORR 73%，15 例 CR，10 例 PR。初治者的有效率明显高于复发者，分别为 87% 和 45%。全组中位缓解期 10.5 个月，中位 TTF 14.2 个月。

1. 胃 MALT 淋巴瘤　胃肠道是 MALT 淋巴瘤的最常见原发部位，约占总发病率的 50%，其中以胃原发最多见，约占 85%。多发生于老年人，中位发病年龄 67~69 岁。胃 MALT 淋巴瘤早期主要表现为非特异性消化不良的症状，如胃部不适、恶心、呕吐等，进展期可出现厌食、上腹痛、消瘦、消化道出血及贫血，可触及上腹部包块。偶尔也会以胃出血或穿孔为首发症状。

胃 MALT 淋巴瘤呈浸润性生长，以多灶性、多形性及弥漫性病变为特征。病变广泛浸润时可形成"皮革胃"样改变，内镜下难以和胃癌相鉴别。早期多局限于黏膜层内，随着病程的进展，瘤细胞向浅肌层、深肌层甚至浆膜层侵犯。晚期瘤细胞可侵犯出胃壁，扩散到局部淋巴结及远隔部位。

早期胃 MALT 淋巴瘤的预后较好，5 年生存率 80%~95%。传统的治疗方法是全胃切除，因胃 MALT 淋巴瘤在胃内扩散非常广泛，部分胃切除的治疗并不适合。但近年来，手术治疗已不再是胃 MALT 淋巴瘤的主要治疗手段，目前仅限于肿瘤合并胃穿孔或急性出血等急症情况。

胃 MALT 淋巴瘤之所以引人关注，原因之一是它的发病与细菌感染相关。正如 Isaacson 提到的，胃成为 MALT 淋巴瘤最常见的部位是不寻常的，因为正常情况下胃不含有任何淋巴组织。然而，感染幽门螺杆菌（helicobacter pylori，HP）后，可引起后天获得性胃黏膜相关淋巴组织的形成。患胃 MALT 淋巴瘤的人群中，超过 90% 的患者伴有 HP 感染，能够说明 HP 感染是胃 MALT 淋巴瘤病因的最有力的证据是用抗生素清除 HP 后能够引发淋巴瘤的消退。

考虑到大多数胃 MALT 淋巴瘤与 HP 感染有关，HP 根除应为首选治疗方案。目前认为，不管是否检测到 HP，均可采用 HP 根除疗法，因为三联药物治疗只需一周，且活检标本未找到 HP，未必不存在感染。ⅠE 期的胃 MALT 淋巴瘤，HP 阳性时，如抗 HP 治疗有效，CR 率可为 60%~100%，大部分病例在治疗后 12 个月内达 CR。ⅡE 期或 ⅡE 期以上的胃 MALT 淋巴瘤抗 HP 治疗的 CR 率低，仅为 0~

60%。约有 20% 的 HP 阳性患者在成功清除 HP 后肿瘤不能消退，而 t（11；18）（q21；q21）和 t（1；14）（p22；q32）染色体异位与抗 HP 治疗无效有关。这类患者应采用放疗或放化疗联合治疗，还可选择利妥昔单抗单药治疗。

2. 眼眶及眼附属结构 MALT 淋巴瘤　眼眶及眼附属结构为 MALT 淋巴瘤的第二常见原发部位。最近的研究认为，其发病可能与鹦鹉热衣原体有关。有研究报道，清除衣原体感染可以致眼附属器 MALT 淋巴瘤的消退，但是目前仍存在争议。

临床病程表现为惰性，播散的发生率低。患者可表现为无痛性的结膜水肿和畏光，类似于过敏性结膜炎。检查后可发现橘红或粉红色肿物，通常为多中心性或双侧。

放疗是标准的治疗。Uno 等报道治疗了 50 例眼附属器 MALT 淋巴瘤患者，照射的剂量为 30～40 Gy。结果治疗的 CR 率和 PR 率分别为 52% 和 40%，5 年 OS 率 91%。其中 6 例患者出现白内障，2 例出现了放疗所致的视网膜并发症，包括 1 例放射性视网膜病变和 1 例轻度的视网膜出血。

意大利的一项研究报道了抗鹦鹉热衣原体治疗的结果。9 例眼附属器 MALT 淋巴瘤患者（5 例为复发或耐药）接受口服多西环素 100 mg，2 次/天，共 21 天的治疗，结果 ORR 44.4%。

3. 唾液腺 MALT 淋巴瘤　唾液腺正常情况下没有淋巴组织。各种原因的慢性炎症导致唾液腺的淋巴组织聚集，结果形成良性淋巴上皮灶即肌上皮唾液腺炎（myoepithelial sialoadenitis，MESA），它是一种获得性的 MALT。唾液腺通常在 MESA 的背景中发生 MALT 淋巴瘤。MESA 与干燥综合征有关，特点是干性角膜结膜炎、黏膜干燥、面部毛细血管扩张和双侧腮腺增大。干燥综合征的患者淋巴瘤的发生率明显增加，在美国国立卫生研究院的研究中，有干燥症状的女性淋巴瘤发生率是同龄人的 43.8 倍。

任何部位的唾液腺都可能发生 MALT 淋巴瘤，但最常见的是腮腺。多表现为腮腺部位逐渐增大的团块，双侧受侵并不少见，多数有干燥综合征病史。有效的治疗包括放疗、化疗和综合治疗。在一项随机研究中，39 例腮腺的 Ⅰ、Ⅱ 期 MALT 淋巴瘤患者接受了单纯放疗或放疗联合化疗。放疗组完全缓解率 100%，90% 的患者 5 年无复发。而加用化疗未能获益。

4. 肺 MALT 淋巴瘤的治疗　原发肺的淋巴瘤不常见，约占结外淋巴瘤的 1.1%，最常见的组织学类型是 MALT 淋巴瘤。大部分无症状，常由于胸部 X 线片筛查而检出。部分患者出现的症状包括咳嗽、呼吸困难、胸痛、咯血。影像学检查显示边缘清晰的结节或团块，多数为实性，5%～10% 为多结节性。

肺 MALT 淋巴瘤的治疗方法还有待确定，手术切除、化疗、放疗均有采用。Zinzani 等报道 19 例患者采用以上多种方法治疗，CR 率为 79%。对双侧病变而无症状者仅做观察即可。

5. 其他部位 MALT 淋巴瘤的治疗　甲状腺、乳腺、皮肤均可发生 MALT 淋巴瘤，MALT 淋巴瘤在上消化道少见，但在上呼吸道如鼻咽、喉和气管可见到，其他少见部位是胸腺、膀胱和直肠。治疗选择与前面讨论的类似，包括手术切除、放疗、化疗。放疗有效且能够保留组织器官，避免了广泛切除。

（张　红）

第五节　伯基特淋巴瘤

伯基特淋巴瘤（Burkitt's lymphoma）最先由 Dennis Burkitt 于 1958 年报道，后来因此而得名。Burkitt 淋巴瘤是一种来源于滤泡生发中心细胞的高度侵袭性 B 细胞 NHL，发病率低，儿童常见，占全部 NHL 发病率的 3%～5%，占儿童 NHL 的 40%。其特点是细胞呈指数增长，细胞的增殖率非常高。从 Burkitt 淋巴瘤的定义角度，该病几乎均与 c－myc 基因异位有关，最常见的基因异位型是 t（8；14） （q24；q32），较少见的包括 t（2；8）（p12；q24）和 t（8；22）（q24；q11）。

一、流行病学、分型及临床表现

目前 Burkitt 淋巴瘤可以分为三种主要的临床类型：①地方性 Burkitt 淋巴瘤，主要分布于非洲赤道地区，是该地区儿童中最常见恶性肿瘤。发病高峰年龄在 4~7 岁，几乎所有的地方性的 Burkitt 淋巴瘤在肿瘤细胞内均可找到 EB 病毒。患病的儿童通常同时患有慢性疟疾，目前认为慢性疟疾感染可导致机体抵御 EB 病毒的能力下降或疟疾病原体作为慢性抗原刺激促使 EB 病毒感染的永生化 B 细胞活化。此型的临床特点是最常见累及颌面骨，另外网膜、卵巢等也是常见累及的器官。②散发型 Burkitt 淋巴瘤，是指发生于非洲以外的 Burkitt 淋巴瘤，主要见于欧美地区。病因认为亦可能与免疫系统损伤后的 EB 病毒感染扩散有关。这一型 Burkitt 淋巴瘤，与地方性型相比，较少累及颌面骨，多数病例表现为腹部肿块，空肠和回肠是最常见的累及部位，其次较常见的累及部位为肾脏、卵巢和乳腺。乳腺受侵一般为双侧乳腺弥漫性增大；往往发生于青春期、妊娠和哺乳期。③免疫缺陷相关型，这一类型通常与 HIV 感染有关，或发生于移植后服用免疫抑制药物的患者。Burkitt 淋巴瘤占艾滋病相关淋巴瘤的 35%~40%，可以是艾滋病的首发表现。这一类型的 Burkitt 淋巴瘤，通常累及淋巴结和骨髓。各亚型 Burkitt 淋巴瘤间的区别详见表 5-1。

表 5-1 Burkitt 淋巴瘤不同亚型的特点

	地方型	散发型	HIV 相关型
发病率	（5~15）/100 000	（2~3）/1 000 000	6/1 000 AIDS 病例
流行性	非洲赤道地区	欧洲	欧洲，美国
年龄	儿童	年龄偏大儿童，成人	成人
性别比例	男=女	男>女	男>女
病变部位	颌面骨、性腺、肠系膜	腹腔、骨髓、卵巢、肾脏、乳腺	淋巴结、骨髓
骨髓受侵	10%	30%	30%~60%
T（8；14）异位断点	c-myc 基因上游	c-myc 基因内	c-myc 基因内
EB 病毒感染	95%	15%~20%	25%~50%

二、病理特点、免疫表型及遗传学特点

Burkitt 淋巴瘤的形态学特点是弥漫性生长、形态均一的中等大小的细胞。胞质少，呈嗜碱性，胞核较大，圆或椭圆形，染色质细，常有 2~3 个明显的核仁，核分裂象多见。肿瘤细胞常见凋亡、坏死。瘤细胞间散在吞噬各种细胞碎屑的巨噬细胞，形成所谓"星空"现象。

Burkitt 淋巴瘤可能起源于早期生发中心 B 细胞。典型的免疫表型为 $CD10^+$、$CD19^+$、$CD20^+$、$CD22^+$、$bcl-6^+$ 和 $bcl-2^-$。Burkitt 淋巴瘤细胞的增殖比例非常高，近乎 100%，Ki-67 阳性率 >95%。

Burkitt 淋巴瘤的典型染色体异位是 t（8；14）（q24；q32），发生率约占 80%；另外两种较常见的变异型是 t（8；22）（q24；q11）和 t（2；8）（p12；q24）。多种染色体异位共同导致位于 8q24 染色体上的原癌基因 c-myc 异常过度表达。c-myc 基因编码细胞核内的一个转录因子，其下游靶基因的作用包括调控细胞增殖、分裂、凋亡、代谢、黏附和运动，与提高细胞的增殖、凋亡和代谢能力有关，c-myc 基因的持续表达，可以阻止细胞分化。

三、治疗

化疗是 Burkitt 淋巴瘤的主要治疗手段，放疗和手术在治疗中的作用有限。由于肿瘤细胞增殖迅速，化疗必须在诊断后尽早开始，在充分预防肿瘤溶解综合征的基础上，尽可能迅速降低肿瘤负荷。强烈的联合化疗方案可以治愈约 90% 以上分期较早和 60% ~80% 分期晚的患者。

Burkitt 淋巴瘤的化疗早期采用 CHOP 样方案，虽然对经典的地区型儿童 Burkitt 淋巴瘤的效果较好，但对成人患者的治愈率仅约 50%，疗效并不理想。以后在儿童患者采用急性淋巴细胞白血病样方案治疗，获得了更好的疗效，晚期儿童 Burkitt 淋巴瘤的 2 年 DFS 率达到 75% ~89%。基于儿童 Burkitt 淋巴瘤治疗的成功经验，几个儿童 Burkitt 淋巴瘤的治疗方案经修改后应用于成人，结果取得了与儿童相似的疗效。这些方案包括法国的 LMB 系列方案、德国的 BFM 方案、美国 NCI 的 89 - C -41 方案、斯坦福（Stanford）方案、Hyper CVAD 方案以及 CALGB9251 方案等。这些方案包括的药物主要有环磷酰胺、多柔比星、长春新碱、氨甲蝶呤、阿糖胞苷、依托泊苷和异环磷酰胺等，方案设计采用了儿童 Burkitt 淋巴瘤的策略，特别是高强度、短疗程以及中枢预防性鞘内注射。美国 NCI 的 89 - C -41 研究，采用 CODOX - M/IVAC 方案（表 5 -2）治疗 41 例初治 Burkitt 淋巴瘤。该方案将单个非腹部肿块或腹部病变已切除、LDH 正常的病例归为低危组，其他病例归为高危组（包括骨髓或中枢神经系统受侵）。低危组患者接受 3 周期 CODOX - M 方案，高危组接受 CODOX - M 和 IVAC 交替的方案，共 4 个周期。结果 2 年总 EFS 率为 92%，其中 I、II、III 期患者为 97%，IV 期也达到 80%，且儿童与成人的疗效相似。法国的 LMB89 方案以及德国的 BFM86 方案也取得了类似的结果。另外，法国的研究比较了 LMB89 方案治疗 4 个月和 7 个月的疗效，发现两者之间无明显差别。而 NCI 的 89 - C -41 方案，总疗程仅 3 个月，即使高危患者最多的化疗周期数为 4 个，患者的 2 年 EFS 率可达 92%。以上研究结果说明，Burkitt 淋巴瘤的治疗应高强度，但可以缩短治疗周期数。上述方案常见的毒性为骨髓抑制和感染。CODOX - M/IVAC 方案的治疗相关死亡率为 4.5%，毒性主要包括近 100% 的 IV 度骨髓抑制，化脓性感染发生率 20%，CODOX - M 方案 III ~ IV 度胃炎发生率为 58%，另有外周神经和中枢神经系统毒性等。但相对于突出的疗效，毒性尚可接受。

表 5 -2　CODOX - M/IVAC 方案

方案 A：CODOX - M	方案 B：IVAC
CTX　800 mg/m² 　d1	IFO　1 500 mg/m² 　d1 ~5
200 mg/m² 　d2 ~5	VP -16　60 mg/m² 　d1 ~5
ADM　40 mg/m² 　d1	Ara - C　2 g/m² 　q12h ×4 次
VCR　1.5 mg/m² 　d1、8	MTX　12 mg/m² 　鞘注 d5
MTX　1 200 mg/m² 　1h	
240 mg/（m²·h）　2 ~24 小时　d10	
CF 解救　d11 ~14	
Ara - C　70 mg 鞘注 d1、3	
MTX　12 mg 鞘注 d15	

造血干细胞移植治疗 Burkitt 淋巴瘤的价值尚无结论。由于难治或复发患者无明确解救治疗措施，推荐进行高剂量治疗联合造血干细胞移植治疗的临床研究。

总之，关于 Burkitt 淋巴瘤的化疗，目前取得的共识有以下几点：①根据 Burkitt 淋巴瘤的生物学特点，化疗应采用高强度、减少化疗周期数的治疗策略，剂量强度与预后相关。②如采用与儿童化疗方案相似的治疗策略，成人和儿童的疗效相当。③应用高剂量的、特别是可透过血脑屏障的药物如 Ara – C 和 MTX，结合预防性鞘内注射，可以提高患者的治愈率。④即使晚期患者，包括骨髓和中枢神经受累的病例，采用大剂量化疗也可能治愈。⑤Burkitt 淋巴瘤复发常发生在诊断后的一年内，2 年不复发可视为治愈。

尽管初治 Burkitt 淋巴瘤的化疗已取得了相当好的疗效，然而对于具有明显不良预后因素、初治未 CR 和复发难治的患者，疗效并不理想。利妥昔单抗对 Burkitt 淋巴瘤的作用尚待研究。一项研究采用利妥昔单抗联合 Hyper CVAD（R – Hyper CVAD）方案治疗成人 Burkitt 淋巴瘤，结果20 例患者的 CR 率达89%，其中80% 为 Ann Arbor 分期Ⅲ、Ⅳ期，1 年 DFS 率为86%。最近的一项小型的临床研究，采用利妥昔单抗联合持续静脉滴注的剂量调整的 EPOCH 方案（DA – EPOCH – R）治疗 19 例 Burkitt 淋巴瘤患者。其中 HIV 阴性患者接受 6 个周期的 DA – EPOCH – R 治疗，HIV 阳性患者接受 3 ~ 6 周期化疗，CR 后再进行 1 周期的巩固治疗，最少的化疗周期数为 3 周期，所有患者均接受同等的 MTX 预防性鞘注。结果全组患者 CR 率 100%，并且在中位随访 28 个月时均维持缓解状态。

四、预后

预后主要与肿瘤负荷和患者一般状态有关。有大肿块、LDH 增高、骨髓和中枢神经系统受侵的患者预后差。儿童的预后优于成人。

（杨　涛）

第六节　成熟 T 细胞和 NK 细胞淋巴瘤

成熟 T 细胞肿瘤（mature T – cell neoplasms）是起源于成熟 T 细胞的恶性肿瘤，NK 细胞的免疫表型和功能都与 T 细胞有相似之处，因此在 REAL 分类和 WHO 分类中，将 NK 细胞淋巴瘤和 T 细胞淋巴瘤放在一起讨论。

成熟 T 细胞淋巴瘤亦常被称为"外周 T 细胞淋巴瘤"（peripheral T – cell lymphoma，PTCL）。广义上的 PTCL 包括除 T 细胞淋巴母细胞淋巴瘤以外的所有 T 细胞 NHL。WHO 2008 年关于 NHL 的分类中，按照不同的临床和病理学特征，将外周 T/NK 细胞淋巴瘤分为 5 类：白血病类、原发皮肤、原发结外、原发结内和 2008 年 WHO 分类中单列出的慢性 NK 细胞增殖性疾病和儿童系统性 EBV 阳性 T 细胞淋巴增殖性疾病等。

一、发病情况

成熟 T/NK 细胞淋巴瘤较成熟 B 细胞淋巴瘤少见。在一项大型的国际研究中，成熟 T/NK 细胞淋巴瘤占全部 NHL 的 7%，在该项研究中，外周 T 细胞非特指型（peripheral T cell lymphoma unspecified，PTCL – U）约占所有 NHL 发病率的 4%，血管中心型 1.4%，血管免疫母细胞型（angioimmunoblastic T – cell lymphoma，AITL）1.2%，而小肠 T 细胞、肝脾 T 细胞和成人 T 细胞白血病/淋巴瘤（adult T – cell leukaemia/lymphoma，ATLL）共占不到 1%。

外周 T 细胞淋巴瘤的发病具有鲜明的地域和种族特征，在欧美约占 NHL 发病率的 10% ~ 15%，而在东方人中则占 20% ~ 30%。日本的一组大宗病理分析中，成熟 T 细胞和 NK 细胞淋巴瘤占 NHL 的 24.5%。我国台湾省的一组 600 例的单中心报告中，T 细胞淋巴瘤占 12.3%，而 T/NK 细胞淋巴瘤在大陆地区两组较大宗的病理统计中，分别占 39.1% 和 29.8%。

二、病理特点、免疫表型和遗传学特点

成熟 T 细胞一般表达膜 CD2、CD3、CD4 或 CD8、CD7、CD56 和 CD57。NK 细胞不表达膜 CD3，但可在胞质中表达 CD3 的 ε 链。NK 细胞除表达 CD2、CD7、CD8、CD56 和 CD57 外；还通常表达 CD160 与 B 细胞淋巴瘤不同的是，不同病理类型的 PTCL 至今尚未明确找到可以对应的正常 T 细胞。而淋巴结内不同功能的 T 细胞亚群所在的位置也未确定。

成熟 T 细胞在发育成熟过程中，可以根据不同的分化阶段以及分类标准划分为多种亚型。

如果按照 T 细胞接触抗原后被活化的过程，可以分为童贞 T 细胞、中心记忆细胞和效应记忆细胞等。未接触到抗原的童贞 T 细胞的分子表型特点是：CD45RA$^+$/CD45RO$^-$/CD27$^+$/CCR7$^+$；当 T 细胞遇到相应抗原后，CD45RA 的表达被 CD45RO 所取代，T 细胞进一步可以分化为中心记忆细胞表型 CD45RA$^-$/CD45RO$^+$/CD27$^+$/CCR7$^+$，或效应记忆细胞表型 CD45RA$^-$/CD45RO$^+$/CD27$^-$/CCR7$^-$。免疫组织学分析显示，AILT 和 ALCL 均具有效应记忆细胞表型（CD45 RA$^-$/CD45RO$^+$/CD27$^-$）。

如果按照 T 细胞受体（T cell receptor，TCR）的分子组成不同，T 细胞可以分为 αβT 细胞和 γδ6T 细胞。T 细胞占 T 细胞总数的 95% 以上，主要与特异性 T 细胞免疫有关；γδT 细胞仅占约 5%，多分布于脾的红髓、小肠上皮和其他结外部位，它们亦是 γδT 细胞淋巴瘤的好发部位。γδT 细胞淋巴瘤的免疫表型一般为 CD4$^-$CD8$^-$CD5$^-$，少数可以为 CD8$^+$。γδT 细胞介导的免疫反应是非 MHC 限制性的，属于较初期的、非特异性的免疫反应。

αT 细胞如果按细胞功能和免疫表型，可以大致分为两型：CD4$^+$CD8$^-$ 的辅助性 T 细胞和 CD4$^-$CD8$^+$ 的细胞毒 T 细胞。辅助性 T 细胞（helper T cell，Th）可以分泌多种细胞因子，主要的作用是调节免疫反应；细胞毒 T 细胞可以表达细胞毒性蛋白，包括穿孔素（perform）、颗粒酶 B（granzyme B，GramB）和 T 细胞胞内抗原 - 1（T - cell intracellular antigen，TIA - 1），具有杀伤细胞的作用。CD4$^+$T 细胞一直以来基于所分泌细胞因子的不同，被分为 2 个主要亚型。Th1：分泌 IL - 2 和 γ 干扰素，可调节其他 T 细胞和巨噬细胞的功能，是细胞内免疫的必要细胞；Th2：分泌 IL - 4、IL - 5、IL - 6 和 IL - 10，主要是调节 B 细胞功能，在细胞外免疫中发挥重要作用。最近的研究又定义了另外几种 T 细胞类型，如 Th17 亚型，主要是分泌 IL - 17 的 CD4$^+$T 细胞，与 Th1 或 Th2 不同，Th17 细胞在诱导自身免疫损伤方面发挥重要作用；CD4$^+$ CD25$^+$ Fox P3$^+$T 细胞（regulatory T - cells，Tregs），对于维持自身免疫耐受非常重要；CD57$^+$ 滤泡 B 细胞辅助性 T 细胞或生发中心 Th 细胞（germinal centre Th cells，GC - Th），位于生发中心内并分泌 IL - 10，可促进 B 细胞生产 IgG 和 IgA。目前的研究认为，Tregs 细胞可能与某些皮肤 T 细胞淋巴瘤有关，而 ATLL 可能是由 HTLV1 感染的 Tregs 细胞恶变而来，生发中心的 T 辅助细胞可能是 AILT 的发生细胞。而 Th17 所对应的 PTCL 尚无报道。

NK 细胞和细胞毒 T 细胞均表达穿孔素、GramB 和 TIA - 1。值得注意的是，具有细胞毒性 T 细胞或 NK 细胞的表型的淋巴瘤中，常见肿瘤细胞凋亡、坏死和血管侵犯，并且噬血综合征的发生率增高。

最近的研究尝试将 T/NK 细胞淋巴瘤的病理和临床特点与其分泌的细胞因子或趋化因子相联系。比如成人 T 细胞淋巴瘤/白血病的高钙血症可能与肿瘤细胞分泌的破骨细胞激活因子有关。而在某些 T 和 NK 细胞淋巴瘤中常见的嗜血综合征则与具有细胞溶解功能的细胞因子和趋化因子有关。同样血管免疫母细胞淋巴瘤常见的多克隆免疫球蛋白血症，则可能与肿瘤细胞起源的滤泡中心 T 细胞所分泌的 CX-CL13 等细胞因子所具有的促进生发中心 B 细胞增殖的作用有关。

在 B 细胞淋巴瘤的发病机制中已发现多种肿瘤相关性基因异位，如滤泡淋巴瘤的 t（14；18）异位、套细胞淋巴瘤的 t（11；14）和 Burkitt 淋巴瘤中的 c－myc 基因异位等。但与 B 细胞淋巴瘤不同，目前在外周 T/NK 细胞淋巴瘤中，除发现 ALK 阳性的 ALCL 中的 t（2；5）异位外，还没有发现其他可重复发生的特异性细胞遗传学改变。

三、临床表现

PTCL－U 最常见的临床表现是淋巴结肿大以及结外受侵的表现等，通常累及的结外器官有脾、肝脏、骨髓和皮肤。B 症状常见。常见轻度贫血、血小板减少、LDH 升高以及嗜酸性粒细胞增多和瘙痒。如出现严重贫血或嗜血综合征，常需警惕为 T 细胞淋巴瘤，但并不能提示 PTCL 的病理类型。一些患者可能仅表现为全身症状或肝功能异常。PTCL 的许多症状与肿瘤细胞所分泌的细胞因子引发的副癌综合征有关。

四、治疗

成熟 T/NK 细胞淋巴瘤的标准治疗目前仍不确定，这主要是由于该病发病率低、病理诊断困难、临床病程多变，可能会出现多种少见的临床综合征以及缺少随机对照的临床研究等。事实上，目前 T 细胞淋巴瘤正在成为淋巴瘤治疗中最具前沿性和挑战性的研究领域。

与 B 细胞淋巴瘤不同，在过去的 20 年中，PTCL 患者的生存并未得到改善。20 世纪 90 年代一项大型的随机对照研究显示，侵袭性淋巴瘤中，第二、三代化疗方案并不优于 CHOP 方案。但该研究采用的是工作分类，并不清楚研究的结论是否适用于 T 细胞淋巴瘤。从该研究得出的推论，CHOP 方案是治疗大细胞淋巴瘤的最优的方案，PTCL 的治疗与 B 细胞淋巴瘤并无不同。这种推论近期受到了质疑，因为不能假设对 B 细胞淋巴瘤有效的药物或方案会同样对 T 细胞淋巴瘤有效，也没有理由认为不同 T 细胞淋巴瘤亚型在采用相同药物治疗时的疗效相同。但实际上至今为止，各型 PTCL 的治疗方案仍基本相同。一个例外是 NK/T 细胞淋巴瘤，有研究报道，对于某些非常局限的病变，初治首选放疗可以获得更好的疗效，但对于晚期和复发 NK/T 细胞淋巴瘤患者的治疗仍是一个难题。

实际上，CHOP 方案在治疗 PTCL 中的疗效令人失望，提示以蒽环类为主的化疗方案的疗效并不理想，继而引发了对新的药物组合的探索。相关研究包括采用以顺铂为基础的 ESHAP 方案和高剂量强度的 Hyper CVAD 方案等。GELA 研究组报道了 58 例、＞60 岁的 PTCL 患者采用 ESHAP 方案联合顺式维甲酸治疗的结果，但 CR 率仅为 33%。在另一项 GELA 的 II 期临床研究中，＜60 岁的患者，采用类似治疗儿童 Burkitt 淋巴瘤的剂量强化方案治疗，结果 CR 率 51%，中位 EFS 仅 6 个月。MDACC 的一组回顾性研究中，对比强化治疗方案，包括 Hyper CHOP、Hyper CVAD/MA 和骨髓移植等的疗效并不优于 CHOP 方案。由此可见，PTCL 的治疗方案的选择仍然是一个挑战，还需要新的药物加盟和随机对照临床研究的检验。

由于 PTCL 治疗的疗效并不理想，多种新的细胞毒类和靶向药物正在进行临床研究，有些已显示了具有希望的前景，主要包括以下几类：

1. 嘌呤类似物　几项小型的临床研究评价了嘌呤类似物喷司他丁、氟达拉滨和吉西他滨等在 PTCL 中的疗效。研究所报道的喷司他丁治疗 PTCL－U 的有效率在 15%～100%。近期的几项研究，显示了吉西他滨在血液系统肿瘤中的疗效。一个单中心的临床研究显示，吉西他滨单药治疗复发和耐药 T 细胞 NHL 的有效率为 60%。还有研究报道其在 MF 患者有效。一项 II 期临床研究治疗了 44 例复发的 MF

或 PTCL 患者，结果 ORR 为 70%，CR 患者的中位缓解时间达到 15 个月，PR 为 10 个月。

2. 叶酸类似物　新型叶酸类似物 pralatrexate，在 PTCL 中显示了颇有前景的疗效。在一项 I／II 期临床研究中，pralatrexate 治疗多种类型的复发或耐药的 NHL，共入组 54 例患者。pralatrexate 在 22 例 T 细胞 NHL 患者中的 ORR 为 45%，6 例 CR，4 例 PR。而在 B 细胞 NHL 中，ORR 仅为 10%。

3. 单克隆抗体和免疫毒素　在 T 细胞 NHL 中，已发现多种表面分子可以作为单克隆抗体或免疫毒素的治疗靶点，这些分子包括：CD2、CD4、CD5、CD7、CD25、CD30 和 CD52 等。除 CD52 外，其他表面抗原分子在不同 PTCL 亚型的表达可存在明显差异，使得针对这些靶点的单克隆抗体的治疗更加具有选择性和低毒性。

阿伦单抗（alemtuzumab）是人源化的抗 CD52 单抗。CD52 抗原存在于多数 T 细胞 NHL 细胞的表面，但亦在正常 T 细胞、B 细胞、单核细胞和巨噬细胞表面表达，所以阿伦单抗可以导致 T 细胞、B 细胞、单核细胞和巨噬细胞的全面缺乏，诱发严重的免疫抑制。在一项最早的欧洲的临床研究中，阿伦单抗单药治疗多重治疗后复发和耐药 PTCL 的缓解率为 36%，然而却引发了严重血液学毒性和感染。另一项研究，采用阿伦单抗联合 FCD 方案（氟达拉滨、环磷酰胺和多柔比星）治疗 PTCL，其中 9 例初治患者中 7 例 CR，9 例复发患者中 1 例 CR，3 例 PR。但 81% 的患者出现 III/IV 度不良反应，56% 发生巨细胞病毒重新激活。该研究表明，虽然联合化疗后疗效提高，但毒性不容忽视。

zanolimumab 是一个全人源化的抗 CD4 单克隆抗体。在一项 II 期研究中，治疗了 47 例 MF/SS（Sezar syndrome）患者，结果显示 zanolimumab 的耐受性良好，ORR 为 36%，在 MF 患者中有效率优于 SS。约 50% 的非皮肤原发 T 细胞淋巴瘤表达 CD4，一项 II 期临床研究治疗复发和耐药的非皮肤原发的 CD4$^+$ T 细胞淋巴瘤，结果在 15 例患者中，2 例 CR，2 例 PR。无明显严重的不良反应。

CD30 抗原是一个颇有吸引力的治疗靶点，一方面 CD30 在 ALCL 和某些 PTCL－U 中高表达。另一方面其在正常细胞中仅有微弱表达。SGN－30 是抗 CD30 的嵌合型的单克隆抗体，MDX－060 是人源化的抗 CD30 的单克隆抗体。在一项 II 期临床研究中，SGN－30 治疗 CD30$^+$ 的复发和耐药的 ALCL，结果 20% 的患者治疗有效，其中包括 2 例 CR。在一项 I／II 期临床研究中，人源化的 MDX－060 抗体治疗复发的 ALCL，在 7 例患者中，2 例获得 CR。

IL－2 受体（IL－2R）是 T 细胞分化的一个标记物，人的 IL－2R 存在三种结构形式，低亲和力受体（CD25）、中等亲和力受体（CD122/CD132）和高亲和力受体（CD25/CD122/CD132）。IL－2 受体的亚基 CD25 在某些 T 细胞淋巴瘤和白血病细胞中表达，包括皮肤 T 细胞淋巴瘤（cutaneous T cell lymphoma，CTCL）、PTCL－U 和 CD30$^+$ ALCL。地尼白介素（denileukin diftitox）是白喉毒素（diphtheria toxin）和 IL－2 的融合蛋白，可以直接选择性的导致白喉毒素对靶细胞的杀伤。在一项 II 期临床研究中，地尼白介素治疗 27 例复发和耐药的 T 细胞 NHL 患者的 ORR 为 48%，在 13 例 CD25$^+$ 病例中，ORR 61.5%，中位的 TTP 时间为 6 个月。毒性依然是重要的限制其单药和与其他治疗联合的因素。

4. 组蛋白去乙酰化酶抑制剂　组蛋白去乙酰化酶抑制剂（histone deacetylase inhibitors，HDIs），是一类新型的抗肿瘤药物，可以通过提高组蛋白的乙酰化程度诱导细胞分化、凋亡和降低细胞增殖能力。HDIs 在 MF/SS 中的疗效较好，在一项多中心的 II 期临床研究中，共入组 39 例复发和耐药的患者，其中 CTCL 患者的 ORR 为 50%，缓解持续时间 6～34 个月；在 17 例其他 PTCL 患者中，4 例（24%）获得 PR，缓解时间还在观察之中，分别为 4 个月、4 个月、9 个月和 12 个月。

五、预后

对淋巴瘤的 T、B 细胞表型认识后不久，研究者就在临床工作中意识到具有 T 细胞表型的淋巴瘤似乎治疗有效率低、生存期短。从 20 世纪 70 年代起，已有多组研究探讨 T 细胞和 B 细胞表型的侵袭性淋巴瘤是否具有不同的预后，结果不尽一致。在早期的研究中，B 细胞来源者生存期比 T 细胞或裸细胞者更长，但因 T 细胞标记阳性的病例数较少，难以将 T 细胞淋巴瘤和 B 细胞淋巴瘤进行统计学分析。并且在这些研究中裸细胞型的病例数较多，可能反映了早期的免疫组化技术并不成熟，T 细胞来源者有一部分混杂在裸细胞型中。其后的研究中，T 细胞淋巴瘤的比例增大，裸细胞型的比例减小，研究也集中于 T 细胞型和 B 细胞型的比较。这些研究的病例选择有所差异，病理检查多采用工作分类，应用的化疗方案多为含蒽环类的方案，但方案的强度各不相同。一些研究表明，T 细胞的预后比 B 细胞淋巴瘤差，但亦有研究认为二者预后相似。结果差异可能与病例选择有关，例如一些研究中包括了预后较好的间变大细胞淋巴瘤。此外，诊断的准确性也是影响因素之一，在较早的研究中，富于 T 细胞的 B 细胞淋巴瘤常被诊断为 T 细胞淋巴瘤。在一些研究中，T 细胞淋巴瘤具有病期晚、B 症状发生率高等不良因素，可以部分解释在这些研究中 T 细胞淋巴瘤较差的预后。至于 T 细胞表型是否是影响预后的独立因素，多数研究病例数少，未进行多因素分析。美国 MDACC 和欧洲 GELA 的大宗研究都表明 T 细胞淋巴瘤或至少是非间变大细胞型的外周 T 细胞淋巴瘤是独立的不良预后因素。目前一般认为外周 T 细胞淋巴瘤的预后比 B 细胞来源者差，但由于外周 T 细胞淋巴瘤是一个异质性的群体，对不同类型分别进行分析，并结合其他预后因素综合判断是很有必要的。

总体来说，成熟 T/NK 细胞淋巴瘤是一组侵袭性的疾病，但不同类型具有不同的临床特点。就病程和预后而言，各病种也有差异。如蕈样霉菌病（mycosis fungoides，MF）呈惰性的病程。此外，间变大细胞淋巴瘤的预后也较好。一项 120 例的单中心回顾性研究分析 ALCL、AILT、PTCL - U 和小肠 T 细胞淋巴瘤（intestinal T - cell lymphoma，ITCL）。ALCL 组的中位总生存时间为 7.05 年，显著高于其他各组。ALCL、PTCL - U、AILT 和 ITCL 的 5 年预期生存率分别为 60%、40%、30% 和 25%。另一项 66 例的研究比较 PTCL、ALCL、淋巴母细胞淋巴瘤（lymphoblastic lymphoma，LBL）和 AILT，发现 4 组间中位 OS 有显著差异。ALCL、LBL、PTCL 和 AILT 的平均总生存期分别为 11.05 ± 1.55 年（95% CI 8.00 ~ 14.09）、7.09 ± 1.40 年（95% CI 4.33 ~ 9.84）、6.62 ± 1.17 年（95% CI 4.33 ~ 8.90）和 1.54 ± 0.44 年（95% CI 0.67 ~ 2.40）。

由于 PTCL 是一组具有异质性的疾病，许多研究都探讨了其预后因素，结果不尽相同。在不同的研究中观察到的预后因素包括：老年、一般状况差、分期晚、大肿块、B 症状、结外累及、血 β_2 微球蛋白升高、血 LDH 升高、病理类型不是间变大细胞淋巴瘤、骨髓受侵、IPI 高等。

（杨　铭）

第七节　T 细胞淋巴母细胞淋巴瘤

T 细胞淋巴母细胞淋巴瘤（T cell lymphoblastic lymphoma，T - LBL）属于高度侵袭性淋巴瘤，其发病率占成人 NHL 的 2% ~ 4%，占儿童 NHL 的 40% 左右，男性多于女性。LBL 可以分为 T 细胞淋巴母细胞淋巴瘤（T - LBL）和 B 细胞淋巴母细胞淋巴瘤（B - LBL）。其中 T - LBL 淋巴瘤约占 80%，B - LBL 约占 20%。在 WHO 淋巴造血系统恶性肿瘤的分类中，LBL 与 ALL 被认为是具有不同临床表现和属于不同疾病发展阶段的同一种疾病，故将其归入同一类疾病，并人为将骨髓中幼稚淋巴细胞比率小于25％的定义为 LBL，而幼稚淋巴细胞比率大于25％的定义为 ALL。

一、形态学、免疫表型及遗传学特点

在细胞形态上 LBL 主要表现为中等大小的细胞，胞质呈淡嗜碱性，核膜明显而形态不规则，染色质分布均匀而纤细，典型的表现为小而圆形的核仁呈轮辐状排列，核分裂象多见，生长方式为弥漫性生长。

T－LBL 来源于不成熟的前体 T 细胞。不同分化阶段的前体 T 细胞可根据其在胸腺内的分布区域和标记分子的不同进行区分，大致可分为4个分化阶段，即早－T－前体细胞、不成熟胸腺细胞、普通胸腺细胞和成熟胸腺细胞等。不同成熟阶段的 T 细胞均可在发生恶性转化后演变为 T－LBL，所以不同的T－LBL 的免疫分子标记也因其相应正常起源细胞的成熟阶段不同而有所区别。由于前体淋巴母细胞淋巴瘤来源于不成熟阶段的淋巴细胞，有时可出现肿瘤细胞同时表达 B 或 T 细胞的标记，甚至表达自然杀伤细胞（NK）或髓系细胞的分子标记。LBL 演变为髓性白血病的个案早有报道，而 Hashimoto 等报道在 T－LBL 淋巴瘤中甚至有高达52％的肿瘤细胞表达 B 细胞相关的表面分子 CD79a。

在细胞遗传学改变上，LBL 和 ALL 没有明显区别，这也是两者被认为是同一类疾病的原因。不同文献报道的 T－LBL 淋巴瘤细胞遗传学改变在50％～90％之间。染色体的异常多数与 T 细胞受体（T cell receptor，TCR）重组有关。此种基因异位导致 TCR 基因的强启动子和增强子异位到某些与细胞增殖或凋亡相关的基因附近，启动了细胞的异常增殖或凋亡抑制。最常见的染色体异位涉及的基因包括 HOX11，可见于7％的儿童 T－ALL 和30％的成人 T－ALL；HOX11－L2 可发生于20％的儿童和10％～15％的成人患者。染色体缺失在 T－ALL 中亦常见，最重要的是 del（9p），发生率约为30％，可以导致抑癌基因 CDKN2A（CDK4 抑制因子）的丢失。另外，有50％的病例可有 Notch1 基因的激活性突变，Notch1 基因在 T 细胞早期的发育中具有重要的作用，其下游靶点可能是 c－myc 基因。在30％的病例中可有 hCDC 4 基因的突变，而该基因是 Notch1 基因的负向调控因子，这些突变可以导致 Notch1 蛋白的半衰期延长。

二、临床特点和预后

T－LBL 的典型临床表现为上纵隔增宽，患者常主诉咳嗽，气短，往往由＞10 cm 的前纵隔巨大肿块所致，可以伴有胸腔积液。其中50％的患者在就诊时已有骨髓受侵，20％有中枢神经系统受侵，如果疾病进展为 T－ALL，则其临床表现与 ALL 没有区别，是疾病发展的终末事件。

影响 LBL 预后的因素往往由于不同研究的分组标准不同和研究病例数偏少等原因，得出的结果有所差异。但多数研究认为与预后不良相关的因素有年纪大、分期晚、骨髓受侵、中枢神经系统受侵、乳酸脱氢酶增高、B 症状和获得完全缓解的时间长等。

三、治疗

在化疗作为治疗选择之前，T－LBL 单纯行纵隔放疗的长期生存率小于10％，大部分患者很快出现疾病扩散，其中最常见的为中枢神经系统受侵，并最终发展为 T－ALL。从20世纪70年代开始应用类ALL 方案联合中枢神经系统预防治疗儿童 LBL，取得了令人鼓舞的结果。Ⅰ／Ⅱ期患者的长期生存可达85％～90％，但因治疗伴随着明显的近期和远期毒性，随后对治疗的强度和时间进行了调整，同样取得了相似的疗效。虽然由此早期患儿的疗效有了明显的改善，但Ⅲ/Ⅳ期患儿的生存率仍小于40%，这促使了新的强化治疗方案的出现。Wollner等应用十种药物组成的 LSA$_2$L$_2$ 方案，联合 MTX 鞘内预防性注射和3年维持治疗的策略，治疗了17例晚期患儿，结果5年生存率达到61%。Dahl等在既往 ALL 方案中加入依托泊苷和阿糖胞苷，结果4年的无病生存率达到73%。新的治疗方案的出现，使得Ⅲ/Ⅳ期患儿的无病生存率达到60%~70%。正因儿童 LBL 治疗取得的成功，由此开始了应用 ALL 方案治疗成人患者的尝试，但成人的疗效仍不如儿童。

在成人患者中应用传统的治疗 NHL 的 CHOP 样方案联合门冬酰氨酶的 CR 率在不同报道为40%~70%，DFS 率在20%~50%。而 ALL 方案的 CR 率在77%~100%，DFS 率在45%~67%。故目前认为 ALL 方案优于传统的 NHL 方案，T-LBL 的治疗建议采用 ALL 方案。

Hyper CVAD 方案最早用于治疗成人 Burkitt 淋巴瘤，后来开始治疗 LBL 和 ALL。这个方案的特点是采用无交叉耐药的多个药物组成联合方案，并针对 LBL 细胞增殖分裂快的特点，采用分割并加大 CTX 的用量；在激素的应用上以地塞米松替代泼尼松，因地塞米松在中枢神经系统内的半衰期较泼尼松长，可以更好地预防中枢神经系统的受侵或复发，同时体外实验显示地塞米松对淋巴细胞的毒性比泼尼松大几倍至十几倍；而大剂量的 MTX、Ara-C 可以更有效、更快速地杀伤肿瘤细胞，使患者尽快地达到完全缓解，从而避免耐药细胞的产生，降低复发率，同时又加强预防了中枢神经系统的受侵或复发。Thomas 等报告了一组应用共8个周期 Hyper CVAD/MTX-Ara-C 方案，联合鞘内注射和两年 POMP（巯嘌呤50 mg，3次/日，d1~14；长春新碱2 mg，1次/月，氨甲蝶呤20 mg/m^2，1次/周，泼尼松200 mg，d1~5；28天一周期）维持治疗，治疗 LBL 患者的48个月随访结果。共33例患者，中位年龄26岁，其中80%为 T-LBL，70%有纵隔肿物，70%为Ⅲ~Ⅳ期，9%有中枢神经系统受累。治疗结果为 CR 率91%，治疗相关死亡率9%，预计3年 DFS 率66%，OS 率70%。

在 T-LBL 的治疗中，有几个问题一直存在争议：①是否应做中枢神经系统预防性治疗。文献报道应用 NHL 方案而不做中枢神经系统预防性治疗患者的中枢神经系统复发率为42%~100%，而给予预防性鞘注患者的复发率为3%~42%，鞘内注射联合放疗的复发率则为3%~15%。有报道显示早期预防性鞘内注射与鞘注联合放疗的疗效相当。②是否应做维持治疗。Kobayashi 等报道了应用非交叉耐药方案治疗成人 T-ALL 和 LBL 但无维持治疗的结果，78%的患者达 CR，但其中72%复发，7年生存率仅15%。目前是否应行维持治疗以及维持治疗的持续时间仍存争议。③是否应做纵隔巩固性放疗。研究显示在儿童患者中巩固性放疗并未获益，相反却增加了治疗的相关毒性，包括心脏毒性、肺纤维化和第二肿瘤的发生等，而低剂量（15 Gy）照射不能提高纵隔的局部控制率。在成人，这是一个尚存争议的问题。Dabaja 等做了一个回顾性的研究来评价纵隔放疗对于 CR 患者的作用。

目前治疗 LBL 有下列几点共识：①无论是Ⅰ期还是Ⅳ期患者，类 ALL 的，强烈化疗方案疗效优于 NHL 方案。②短期化疗后若不进行维持治疗，复发的危险性增高。③强化的鞘内注射可以减少中枢神经系统复发率。

（张铁山）

参考文献

［1］黄晓军，黄河，胡豫．血液内科学［M］．3 版．北京：人民卫生出版社，2020．

［2］王建祥．血液系统疾病诊疗规范［M］．2 版．北京：中国协和医科大学出版社，2020．

［3］毛飞，许文荣．临床血液检验学［M］．北京：科学出版社，2020．

［4］程涛．基础血液学［M］．北京：科学出版社，2019．

［5］黄晓军，吴德沛．内科学：血液内科分册［M］．2 版．北京：人民卫生出版社，2022．

［6］阮长耿，沈志祥，黄晓军．血液病学高级教程［M］．北京：中华医学电子音像出版社，2021．

［7］沈悌，赵永强．血液病诊断及疗效标准［M］．北京：科学出版社，2018．

［8］王建祥，肖志坚，沈志祥，等．邓家栋临床血液学［M］．2 版．上海：上海科学技术出版
社，2020．

［9］路瑾．血液内科诊疗常规［M］．北京：中国医药科技出版社，2020．

［10］霍军生，孙静．缺铁性贫血防控及铁强化酱油营养干预评估［M］．北京：人民卫生出版
社，2022．

［11］付斌．再生障碍性贫血临床医师诊疗手册［M］．上海：世界图书出版公司，2018．

［12］刘必成．肾性贫血疑难病例治疗集萃［M］．北京：中华医学电子音像出版社，2022．

［13］曹剑，华潞．血栓性疾病国内外诊断治疗学［M］．郑州：河南科学技术出版社，2021．

［14］王学锋，吴竞生，胡豫，等．临床出血与血栓性疾病［M］．北京：人民卫生出版社，2018．

［15］王树叶．白血病简明诊疗策略［M］．北京：人民卫生出版社，2021．

［16］朱军．淋巴瘤诊疗规范［M］．北京：化学工业出版社，2020．

［17］林桐榆，朱军，高子芬．恶性淋巴瘤诊断治疗学［M］．2 版．北京：人民卫生出版社，2022．

［18］程志，姚宇红，石琳，等．现代中西医血液病学［M］．郑州：郑州大学出版社，2020．

［19］林善锬．慢性肾脏病贫血［M］．北京：中国协和医科大学出版社，2019．

［20］黄晓军．实用造血干细胞移植［M］．2 版．北京：人民卫生出版社，2019．